Geleitwort

Die aus der Chirurgie hervorgegangene moderne Anästhesie hat sich im Laufe des letzten Jahrzehnts zu einem verbindenden Glied zwischen allen operativ tätigen Disziplinen entwickelt. Das Arbeitsgebiet des Anästhesisten ist nicht mehr ausschließlich der Operationssaal: Intensivpflege, Dauerbeatmung und Wiederbelebung erfordern den Einsatz seiner Spezialkenntnisse und klinischen Erfahrungen.

Es ist daher erwünscht, daß Medizinal-Praktikanten und junge Ärzte während ihrer klinischen Ausbildung wenigstens einige Monate in einer Anästhesie-Abteilung tätig sind, um sich das Rüstzeug zur Beherrschung akuter Notfallsituationen anzueignen und Kenntnisse zu sammeln, die nicht nur operativ tätigen Klinikern später von großem Nutzen sind.

Möge die hier vorliegende Einführung in die Anästhesie-Praxis dieses Interesse wecken und Anregungen und Erfahrungen vermitteln.

KARL KREMER
**Direktor der Chirurgischen Klinik und
Poliklinik, Düsseldorf**

Vorwort zur 4. Auflage

Während der letzten Jahre wurde das Inhalationsanästhetikum Enflurane (Ethrane) sowie die intravenösen Narkose-Einleitungsmittel aus der Gruppe der Steroide (Hydroxydion = Presuren bzw. Viadril sowie Althesin = CT 1341) und das Etomidate (Janssen R 2694) in die Klinik eingeführt. Diese den Anästhesisten interessierende Pharmaka wurden an den entsprechenden Stellen besprochen. Eingeführt wurde die blutige arterielle Druckmessung nach perkutaner Punktion der A. radialis.

Mitteilungen über tubuläre Nierenschädigungen führten zur Einschränkung der klinischen Anwendung von Methoxyflurane (Penthrane).

Die Anästhesieführung bei Patienten mit Asthma bronchiale und chronischer Bronchitis erfuhr durch die Berücksichtigung regionaler Leitungsblockaden eine differenzierte Betrachtung. Die Therapievorschläge bei Tetanus wurden den letzten Empfehlungen der Deutschen Gesellschaft für Chirurgie angepaßt.

Essen, im Oktober 1975   L. Stöcker

Vorwort zur 1. Auflage

Die Vorteile moderner Narkoseverfahren haben im Verlauf von nur zwei Jahrzehnten zu einem zunehmenden Bedarf an ausgebildeten Anästhesisten in allen operativ tätigen Fächern geführt. Es soll die Aufgabe dieser Einführung sein, unter den Medizinstudenten Interesse für dieses junge Fachgebiet zu wecken und klinisch wie praktisch tätigen Ärzten anwendbares Grundwissen der derzeit gebräuchlichen Anästhesiemittel und -techniken zu vermitteln. Neben einem kurzgefaßten Abriß der pharmakologischen Wirkungen der Anästhetika und Narkosehilfsmittel und der klinisch faßbaren Kriterien für die jeweilige Narkosetiefe wurde auf die Vermittlung physiologischer Grundlagen der künstlichen Beatmung besonderer Wert gelegt. Für die Behandlung akuter Notfallsituationen wurden Leitlinien aufgestellt, deren Kenntnis, z. B. bei der Wiederbelebung von Herz- und Kreislaufstillständen, von großer allgemeinärztlicher Bedeutung ist.

Es besteht kein Zweifel, daß bei aller theoretischen Vorbildung die Beachtung von Detailfragen für eine störungsfreie Narkoseführung oft entscheidend wird.

Diese können häufig nur im alltäglichen Arbeiten vom Anfänger dem Fortgeschrittenen „abgesehen" werden und müssen im Gespräch von Person zu Person demonstriert und diskutiert werden.

Es bleibt zu hoffen, daß das einmal geweckte Interesse zum Studium der weiterführenden Literatur führt, deren Zusammenstellung keinen Anspruch auf Vollständigkeit erheben kann.

Essen, im Mai 1967   LUDWIG STÖCKER

Inhaltsverzeichnis

Narkosevisite

Jeder einer Operation unterworfene Patient soll am Tage vor dem geplanten Eingriff von seinem Anästhesisten besucht werden. Pathophysiologische und anatomische Besonderheiten, Allgemeinzustand und Auswirkungen der Erkrankung, insbesondere auf Atmung und Kreislauf, sind nicht nur für die Auswahl des Anästhesieverfahrens von Bedeutung, sie erfordern u. U. vom Narkosearzt spezielle instrumentelle und apparative Vorbereitung. Dem Besuch wird ein kurzes Studium der Krankengeschichte und der bereits erhobenen klinischen Befunde vorausgeschickt. Vermerkt werden auf dem Narkoseprotokoll insbesondere Vorerkrankungen des Patienten wie Diabetes, Hepatitis, Asthma bronchiale oder Herz- und Lungenerkrankungen, damit ggf. auch ein tagsdarauf einspringender Kollege sich schnell orientieren kann.

Häufig sind Sorge und Angst des Patienten vor der Narkose größer als die vor der Operation. Einige aufklärende Worte, etwas Ausstrahlung von Sicherheit und zwischenmenschlichem Verstehen, Eingehen auf Sorgen und Wünsche bewirken eine bessere Einstimmung auf Anästhesie und Operation als eine routinemäßige, ausschließlich medikamentöse Vorbereitung. In einigen Fällen wird eine zusätzliche körperliche Untersuchung erforderlich, z. B. wenn Verdacht auf einen frischen respiratorischen Infekt oder eine Herzinsuffizienz mit Dekompensation oder ungenügender Digitalisierung besteht. Die klinische Untersuchung von Herz und Lungen und das Messen des Blutdrucks soll jeder Allgemeinnarkose, zumindest bei Notfalleingriffen, vorausgehen.

Prä- und postoperativ vermeide man im Gespräch Dinge zu streifen, die in das Gebiet des Chirurgen fallen. Die Kenntnis einer präoperativen Medikation mit Hypnotika, Sedativa, Digitaloiden, Steroiden, Antihypertensiva, Antikoagulantien und Insulin ist für den Anästhesisten von besonderem Interesse. Reaktionen des Patienten auf frühere Narkosen oder, soweit bekannt, spezielle Anästhesiemittel werden festgehalten, ferner interne Untersuchungsbefunde, die von der Norm abweichen. Vermerkt werden die Bestimmungen von Hämoglobin, Hämatokrit, Blutgruppenfaktoren, Elektrolyten, Bilirubin, Rest-N bzw. Harnstoff-N im Serum etc. Erscheinen im Einzelfall zusätzliche Untersuchungen (Überprüfung der Lungenfunktion, Elektrokardiogramm, Bestimmung des zirkulierenden Blutvolumens) angezeigt, so sollen diese nach Rücksprache mit dem Stationsarzt oder Chirurgen veranlaßt werden.

Schließlich ist die Höhe des intraoperativ möglichen Blutverlustes abzuschätzen und eine ausreichende Zahl transfusionsbereiter Konserven bereitzustellen.

Prämedikation

Am Abend vor der
Operation per os:
Hypnotikum, Sedativum
Am Operationstag i. m.
oder i. v.:
Sedativum, Analgetikum,
Vagolytikum

Die medikamentöse Vorbereitung ist auf Konstitution und persön-
liche Erfordernisse des Patienten ebenso wie auf das in Anwendung
kommende Anästhetikum abzustimmen. Sie wird am Vortag schrift-
lich im Narkoseprotokoll festgelegt und beginnt bei Erwachsenen
und Jugendlichen am Vorabend mit der Sicherstellung eines ruhigen,
präoperativen Nachtschlafes. Der „overhang" von Langzeitbarbituraten (Luminal 0,2 bzw. 0,3) ist bei der Narkoseeinleitung, besonders
bei ängstlich labilen und hyperthyreoten Patienten erwünscht, verzögert dagegen die Aufwachphase nach Kurznarkosen für diagnostische oder ambulante Eingriffe. Da ältere, arteriosklerotische Patienten auf Barbiturate gelegentlich mit Unruhe und Desorientiertheit
reagieren, empfiehlt sich in diesen Fällen die Verordnung von Mepro-
bamaten (Cyrpon, Aneural, Miltaun) 200 bzw. 400 mg oder Glutar-
säureimiden (Doriden, Doriden forte) 250 mg bzw. 400 mg oder
Valium 2—5 mg per os.

Eine abendliche Sedierung von Kindern erübrigt sich fast immer. Hier
empfiehlt sich 30—60 Min. vor dem Operationstermin die *rektale Gabe*
von Barbituraten (Allional-Supp. pro inf. oder Thiopental-Suspen-
sion, 15—25 mg/kg Körpergewicht).

Die Bereitstellung handlicher Rektiolen hat diese Form der Operationsvorbereitung in letzter Zeit wesentlich erleichtert.

Die gezielte medikamentöse Vorbereitung am Operationstag soll den
Patienten psychisch sedieren, ihm ggf. eine zusätzliche postoperative
Analgesie sichern, die Narkoseeinleitung erleichtern, den Narkose-
mittelverbrauch herabsetzen, die Reflexe, insbesondere vagovagale
Reize, dämpfen, die Sekretion von Speichel und Bronchialsekret hem-
men und eine antiemetische Schutzwirkung ausüben.

Langjährige Erfahrung hat gezeigt, daß zur Erfüllung obiger Anforderungen eine Kombination von einem sedativ wirkenden Pheno-
thiazinpräparat mit einem Vagolytikum und ggf. einem Analgetikum
geeignet ist. Ein routinemäßig angewandtes Prämedikationsschema
kann einer Vielzahl von Patienten mit pathophysiologischen Besonderheiten nicht gerecht werden. Die eingehende pharmakologische

Kenntnis der Wirkungen und Nebenwirkungen der verwendeten Substanzen ist daher notwendig. Die Dosierung richtet sich unter Einschätzung der Stoffwechselaktivität nach dem Körpergewicht. Erregung, Fieber, Hyperthyreose bedingen eine Erhöhung, hohes Alter, Kachexie oder invalidisierende Erkrankungen eine Reduzierung der Normaldosis.

Die Prämedikation muß *zeitgerecht* vor der Operation erfolgen. Es vergehen etwa 30—60 Min. bei s. c., 10—30 Min. bei i. m. und 2—5 Min. bei i. v. Injektion, bis das Pharmakon resorbiert, über den Blutstrom an das ZNS herantransportiert und dort wirksam wird. Ist bei Vorverlegung des Operationstermins die i. m. Gabe nicht zeitgerecht möglich, so sollen die Medikamente in halber Dosierung vom Anästhesisten vor der Narkoseeinleitung i. v. verabreicht werden. Die Verabfolgung von Atropin wird als Minimum einer Narkosevorbereitung in der Regel erwartet und ist forensisch nach Zwischenfällen für viele Begutachter ein Gradmesser der getroffenen Vorsorge.

In der folgenden Übersicht werden die wichtigsten z. Z. gebräuchlichen Prämedikationsmittel mit ihrer Dosierung angegeben:

Phenothiazin-Derivate

Sie wirken entsprechend der vielseitigen chemischen Variationsmöglichkeit dieser Substanzen jeweils vorwiegend sedativ, vagolytisch oder histamin-inhibitorisch, sie sind daher als „Tranquilizer", Antiemetika oder Antiallergika im Handel. Kontraindikation: Leberschaden.

Tabelle 1   Wirkungsspektrum verschiedener Phenothiazin-Derivate

	Chlorpromazin (Megaphen)	Promazin (Verophen)	Promethazin (Atosil)
Analgetikum			
Sedativum			
Hypnotikum			
Antihistaminikum			
Sympathikolytikum			
Parasympathikolytikum			
Hypothermikum			
Antiemetikum			

Promethazin (Atosil, Phenergan) besitzt neben der sedierenden Wirkung einen kräftigen vagolytischen Effekt. Die Dosierung beträgt 0,5–1,0 mg/kg, jedoch nicht mehr als 50 mg = 2 ml. Bei älteren Männern werden als Nebenwirkung gelegentlich Blasenentleerungsstörungen beobachtet.

Trifluopromazin (Psyquil) vereinigt vorwiegend sedierende und antiemetische Eigenschaften. Wir verwenden es daher besonders gern zur Vorbereitung von ophthalmologischen Eingriffen im Kindesalter. Die Dosierung beträgt 0,25–0,5 mg/kg. Singultus, der bei Oberbauchoperationen in zu flacher Narkose häufig beobachtet werden kann, läßt sich mit 10 mg Trifluopromazin i. v. intraoperativ sicher durchbrechen.

Chloropromazin (Megaphen) ist für die Prämedikation zu operativen Eingriffen ungeeignet, da häufig Tachykardien mit einer unerwünschten Hypotension beobachtet werden. Bei chronischer Verabfolgung wurde mehrmals ein cholostatischer Ikterus beschrieben.

Morphin und synthetische Morphinderivate

Graphische Darstellung von Wirkungsintensität und Wirkungsdauer equipotenter Analgetika nach i. m. Injektion s. S. 117 (Neuroleptanalgesie).

Opiate erfüllen in der Prämedikation die Aufgabe, präoperative Schmerzzustände zu dämpfen, postoperative Schmerzsensationen nach Kurznarkosen in der Aufwachphase zu blockieren, schwache Anästhetika wie N_2O zu „potenzieren" sowie die Narkoseeinleitung bei Alkoholikern und Athletikern zu erleichtern.

Es ist bisher nicht gelungen, ein synthetisches Morphinderivat zu finden, bei dem analgetischer und atemdepressorischer Effekt nicht parallel laufen. Vergleicht man die üblichen equipotenten Dosen von Morphin (0,01) zu Dolantin (0,1), so schneidet das Pethidin in dieser Hinsicht nicht besser ab. Der wesentliche pharmakologische Unterschied zwischen beiden Drogen ist, daß Morphin kontraktionserregend, Dolantin dagegen spasmolytisch auf die glatte Muskulatur einwirkt. Letzteres läßt sich wirkungsvoll während der Eröffnungswehen unter der Geburt und bei Koliken der glattmuskulären Hohlorgane einsetzen.

Droht die Spontanatmung insuffizient zu werden und treten im Gefolge von Luftnot Unruhezustände auf (z. B. postoperative Tracheobronchitis), so ist ihre Verabfolgung als „Sedativum" einer „Sterbehilfe" gleichzusetzen, also nur in wenigen Fällen vor dem ärztlichen Gewissen zu rechtfertigen! Eine weitere Kontraindikation stellen Patienten mit erhöhtem Hirndruck sowie Schädel-Hirnverletzungen dar. Die pharmazeutische Industrie ist in den letzten Jahren dazu übergegangen, Pethidin mit einer geringen Menge N-Allylmorphin als Mischspritze in den Handel zu bringen (Dolantin-Spezial), damit insbesondere bei älteren Patienten eine Beeinträchtigung des Atemzentrums vermieden wird. Da der analgetische Effekt ebenfalls eingeschränkt wird, erscheint es sinnvoller, Dolantin primär in kleineren Dosen fraktioniert i. m. oder, den besonderen Bedürfnissen angepaßt, i. v. im Dauertropf zu verabreichen.

Eine weitere Nebenwirkung ist die Depression der zentralen Vasomotorenregulation, die sich durch Kollapsneigung bei orthostatischer Belastung kenntlich macht. Jegliches Aufstehen des Patienten oder eine Lagerung auf Operationstischen mit abfallendem Fußende muß nach Prämedikation mit einer Opiat-Phenothiazin-Kombination sorgfältig vermieden werden.

Die individuell unterschiedlich empfundene, allen Morphinderivaten eigentümliche emetische Nebenwirkung kann umgangen werden, wenn 30 Min. zuvor entweder ein vagolytisches Phenothiazin (10 mg Psyquil, 25—50 mg Atosil) oder 5 mg Dehydrobenzperidol i. m. gegeben werden.

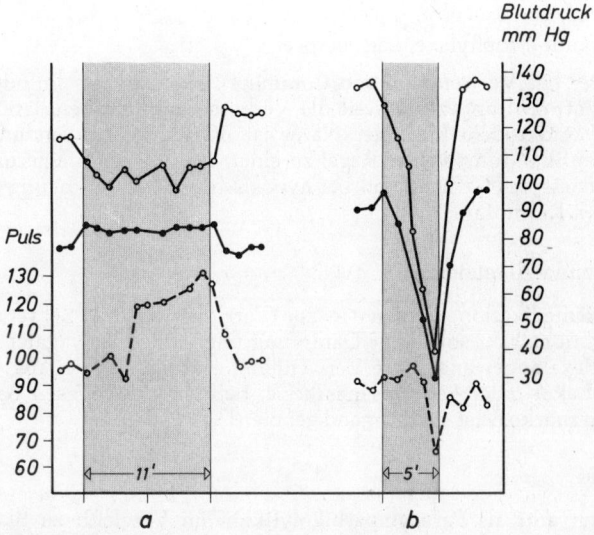

Abb. 1 Orthostatischer Belastungsversuch (60° Schräglage) bei nicht prämedizierten Patienten (a) und bei einem Kollektiv mit Prämedikation von 0.015 Morphin i. m. 30 Min. vor Versuchsbeginn (b) (nach DRIPPS, ECKENHOFF, VANDAM: Introduction to Anesthesia).

Die in den letzten Jahren gelungene Synthese von Morphinderivaten mit kurzer Wirkungsdauer (Phenoperidin, Fentanyl) hat neue Wege in der Anästhesie-Technik eröffnet (siehe Neuroleptanalgesie, NLA, Seite 115).

Opiat-Überdosierung

Symptome: Stupor, ggf. Koma, Miosis, Bradypnoe, drohender Atemstillstand.

Therapeutische Maßnahmen

Freihalten der oberen Luftwege

Oberkörper-Hochlagerung zur Erleichterung der Spontanatmung

Bei respiratorischer Insuffizienz: Assistierte Beatmung, sofern die spezifische Antidot-Therapie keine sofortige Besserung bewirkt

Intravenöse Injektion eines Morphin-Antagonisten (Nallorphin 0,005 oder Lorfan 0,001 i. v.). Die Dosis kann jeweils einmal wiederholt werden; weitere Gaben sind unerwünscht, weil N-Allyl Morphin in hoher Dosierung ebenfalls depressiv auf das Atemzentrum einwirken kann.

Pneumonie-Prophylaxe, Lagewechsel

Beachte: Die Verwendung von Coramin, Cardiazol, Lobelin oder Micoren ist *nicht* angezeigt, weil die Verbesserung der Ventilation nur gering und zudem flüchtiger Natur ist. Kritiklose Anwendung von „Analeptika" führt in der Regel zu einer beachtlichen Steigerung des O_2-Bedarfs des Gehirns und bei hypoxischen Patienten häufig zu zerebralen Krampfanfällen.

Belladonna-Alkaloide

Als Prämedikation werden sie zur Verringerung der Sekretion im Respirationstrakt sowie zur Dämpfung unerwünschter vagaler Kreislaufreflexe angewandt. Ihre Verwendung erübrigt sich bei ausschließlicher Lokal- oder Leitungsanästhesie, bei der intravenösen Barbiturat-Kurznarkose ist sie dringend geboten!

Atropin

Es verursacht als Parasympathikolytikum im Vergleich zu Skopolamin einen deutlicheren Anstieg der Herzfrequenz. Das Auftreten von Bronchospasmen und Krampfzuständen der glatten Muskulatur wird vermindert. Die Einschränkung der Speichel- und Schleimsekretion ist unter Skopolamin nachhaltiger. Die zur vollständigen pharmakologischen Blockade der kardialen Vagusendigungen notwendige

Dosis liegt bei 2 mg. Wegen der Nebenwirkungen wird die klinische Dosierung zur Prämedikation für Erwachsene auf 0,5—0,75 mg Atrop. sulf. pro Person beschränkt (Dosierung für Kinder und Säuglinge s. S. 165).

Zeichen übermäßiger Empfindlichkeit oder beginnender Überdosierung sind allgemeine Gesichtsröte mit perioraler Blässe, Herzjagen, Mydriasis und gerötete, trockene Haut.

Beachte: Eine Atropinmedikation ist unerwünscht und durch den vagolytischen Effekt des Promethazins unschwer zu ersetzen bei *Hyperthyreose und Thyreotoxikose,* hochgradigen Fieberzuständen sowie bestimmten Herzerkrankungen (Mitralstenose und Tachyarrhythmie). Die früher häufiger beschriebenen „Ätherkrämpfe" der Kleinkinder dürften auf atropinbedingte Wärmestauung bei Fieber, Dehydration und metabolischer Azidose zurückzuführen sein. Glaukom stellt entgegen üblicher Meinung keine Kontraindikation bei intramuskulärer bzw. subkutaner Applikation dar.

Scopolamin

Es besitzt im Vergleich zu Atropin einen stärkeren zentralnervösen Effekt (Euphorie, Sedation, u. U. retrograde Amnesie). Es eignet sich vorzüglich für die Anwendung bei Kindern; ältere Leute reagieren nicht selten mit unerwünschter Desorientiertheit und Unruhe.

Unmittelbare präoperative Maßnahmen

Lagerung

Verantwortlich für eine sachgerechte Lagerung ist der Anästhesist. Diese soll dem Patienten eine möglichst entspannte, bequeme Lage und dem Chirurgen einen guten operativen Zugang bieten. Orthostatischen Regulationsstörungen bei Einschränkung der vasokonstriktorischen Kompensation unter der Allgemeinnarkose ist durch leichtes Anheben des Fußendes vorzubeugen. Vermeidbar sind Nervendruckschäden, die bei langen Operationen unter Muskelrelaxation besonders leicht auftreten können.

Radialisparese durch Druck der Seitenkante des Operationstisches gegen die Innenseite des Oberarmschaftes, daher Fixation des Armes in gepolsterter, langer Manschette.

Zerrung des Plexus brachialis, ggf. mit Kompression der A. subclavia zwischen erster Rippe und Clavicula durch Abduktion des ausgelegten Armes über 90 °, insbesondere wenn der Arm gleichzeitig im Ellbogengelenk überstreckt und nach dorsal flektiert gelagert wird.

Beachte: Arm nicht über 90 ° abspreizen, im Ellbogengelenk leicht einschlagen, Oberarm in gleicher Höhe mit dem Thorax lagern!

Parästhesien und Paresen des N. fibularis werden durch Druck auf die Gegend des Fibulaköpfchens verursacht. *Cave:* ungenügend gepolsterte BRAUN- oder VOLKMANN-Schienen!

Bei Bauchlage des Patienten ist darauf zu achten, daß durch Unterschieben von festen Polstern unter beide Beckenkämme und Schlüsselbeingegenden genügend Atemspielraum geschaffen wird.

Augen. Jeder Druck auf die Bulbi ist sicher auszuschließen, anderenfalls drohen Sehstörungen und Erblindung durch Druckischämie der Retina. (Bauchlage)

Cornea und Conjunctiva bulbi sind bei offener Lidspalte durch Austrocknung gefährdet. Die Entstehung eines Korneaulkus kann während der Narkose entweder durch öfteres Zustreichen der Lidspalte, bei längeren Operationen am nicht zugänglichen Kopf oder bei komatösen Zuständen durch Einbringen einer fetthaltigen Augensalbe und Zustreichen der Lider mit Vaseline verhindert werden.

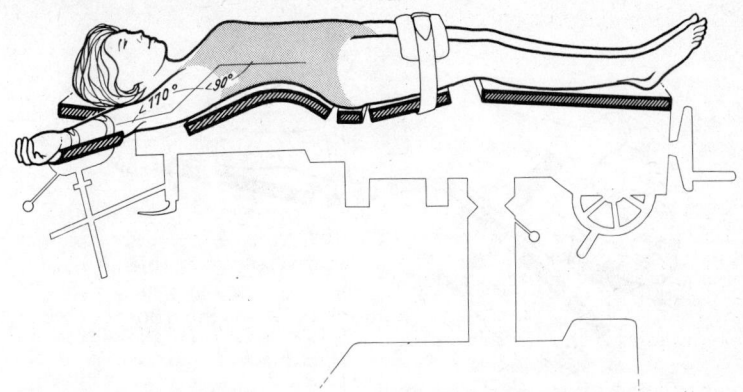

Abb. 2   *Rückenlage:* Beachte: Horizontale Einstellung der Tischplatte; der zur Infusion vorgesehene Arm darf bis maximal 90° abgespreizt werden und soll im Ellbogengelenk leicht gebeugt sein. Der kontralaterale Arm wird durch ein Ober- und Unterarm umgreifendes Polster gegen Druckschäden (Radialis-Parese!) geschützt. Gepolsterter Haltegurt ist proximal vom Kniegelenk angelegt.

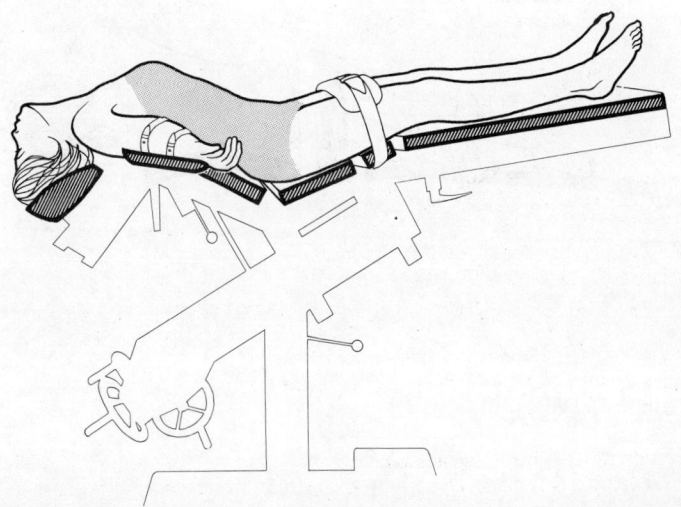

Abb. 3   *„Struma"-Lagerung:* Extension und Hochlagerung des in einer Kopfschale fixierten Schädels. Die Tischplatte wird mit dem Fußende leicht angehoben.

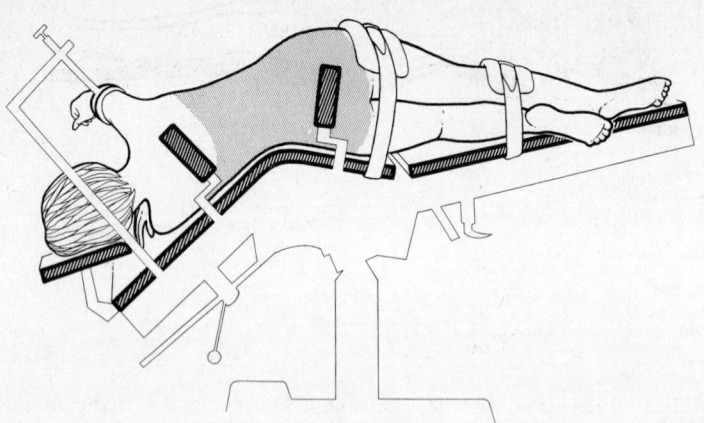

Abb. 4 *Seitenlagerung für Nierenoperationen:* Lendenabknickung der Tischplatte, leichte ventrale Drehung der oberen Schulter, Hängelagerung des oberen Armes in gepolsterter langer Manschette.

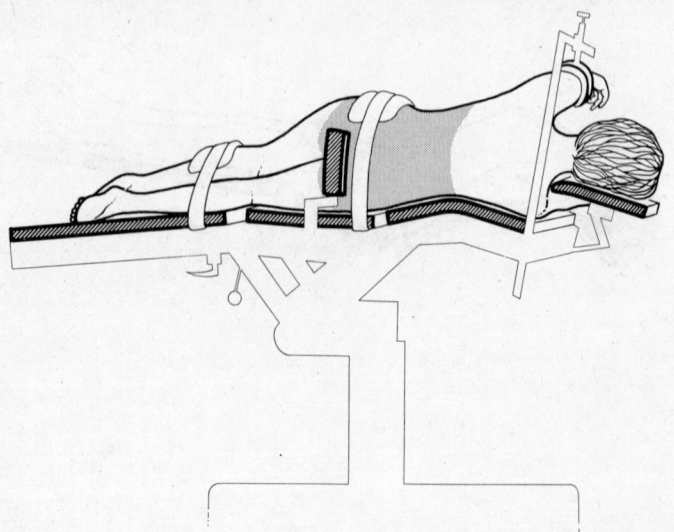

Abb. 5 *Seitenlagerung zur Thorakotomie:* Thorakale Abknickung der Tischplatte; Sicherung des Patienten durch sakrale Halterung und glutealen Riemengurt. „Hängelagerung" des oberen Armes in gepolsterter langer Armmanschette.

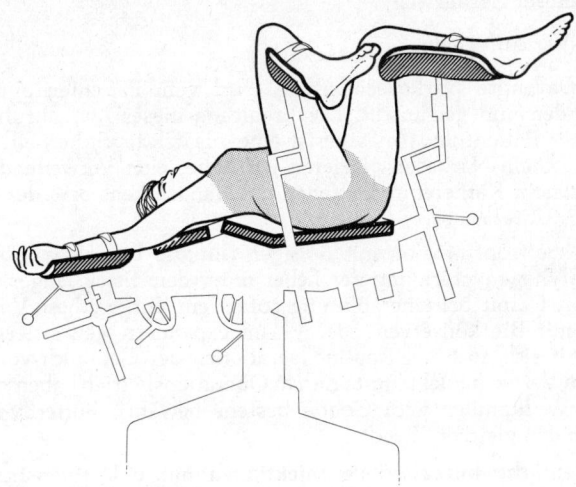

Abb. 6 *Rückenlagerung für perineale Eingriffe: Beachte:* Gute Polsterung der Unterschenkelhalterung, da bei Druck auf das Fibulaköpfchen eine Peroneuslähmung droht.

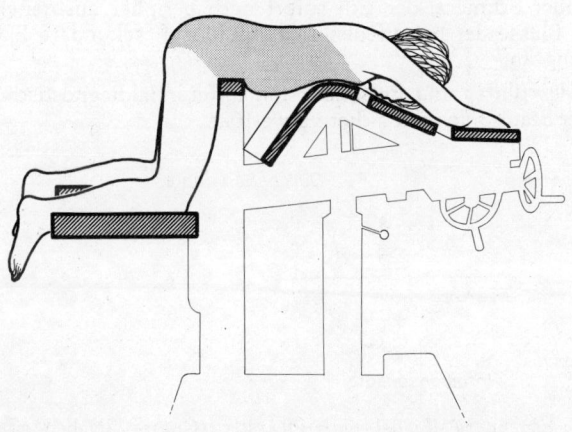

Abb. 7 *Bauchlage für die Rektoskopie:* Das Abdomen hat freien Atemspielraum.

Intravenöser Zufuhrweg

Venen-Verweilnadeln

Die intravenöse Narkoseeinleitung wird vom Patienten angenehm empfunden und gewünscht. Die Erhaltung dieses i. v. Zufuhrweges bietet für Patient und Anästhesist eine zusätzliche Sicherheit. Bei allen Allgemein-Narkosen plazieren wir daher eine Verweilnadel oder einen Plastik-Katheter in die Venen des Handrückens bzw. der Radialseite des Unterarmes.

Eine Dauertropfinfusion mit 5 %iger Glukose bzw. Lävulose beugt einer Glykogenverarmung der Leber unter dem Streß langer Operation vor. Damit bei einer Blutung sofort ein zeitgerechter Volumenersatz mit Blutkonserven oder Plasmaexpandern gewährleistet ist, empfiehlt sich auch bei Routineoperationen der Gebrauch von **großlumigen** Verweilnadeln. Im täglichen Operationsbetrieb haben sich uns die Verweilkanülen nach GORDH bestens bewährt. Butterfly-Nadeln erfüllen den gleichen Zweck.

Versehentliche intraarterielle Injektionen mit u. U. katastrophalen ischämischen Schäden an der betroffenen Extremität werden bei Venenpunktion am Handrücken wie an der Radialstreckseite des distalen Unterarms vermieden. Die Kubitalvene ist wegen der unmittelbaren Nachbarschaft der A. brachialis ungeeignet. Sie wird zudem schon bei geringgradiger Flexion im Ellenbogengelenk lädiert und unbrauchbar.

Symptome *einer versehentlichen intraarteriellen Injektion: Heftiger* stechender Schmerz, der sich sofort nach peripher ausbreitet. Ischämische Blässe der betroffenen Extremität, ggf. sekundäre Extremitäten-Gangrän.

Farbe des Blutes und Pulsation sind differentialdiagnostisch bei angelegter Staubinde nicht sicher verwertbar.

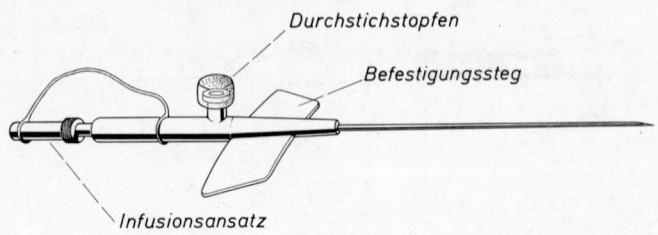

Abb. 8 *Venenverweilnadel nach* OLAFSON (GORDH). Neben einem verschließbaren Infusionsansatz erlaubt ein Durchstichstopfen fraktionierte i. v.-Injektionen. Der Steg erleichtert die Heftpflasterbefestigung auf der Haut.

Therapie: Nadel *nicht* sofort entfernen! Gefäßgebiet mit physiologischer NaCl-Lösung ausspülen, Prednison 50 mg und Spasmolytika (Eupaverin 0,15) intraarteriell.

Stellatum-Blockade zur peripheren Gefäßerweiterung der oberen, Peridural-Blockade zur Gefäßerweiterung der unteren Extremität.

Antikoagulantien-Therapie mit Heparin 8—25 000 E tgl. i. v. einleiten. Analgetika.

Beachte: Intraarterielle Injektionen bei Punktionsversuchen in der Ellbeuge sind nach heutiger Rechtsauffassung vermeidbare ärztliche Kunstfehler!

Perkutane Punktionskatheter (Venoflex-Katheter, Braunüle)

Flexible Kunststoffkatheter werden entweder durch das Lumen einer großporigen Venenpunktionsnadel vorgeführt oder liegen als Mantel einer als Mandrin dienenden Stahlnadel auf. Im klinischen Betrieb haben sich uns die in 4 Größen lieferbaren Braunülen bestens bewährt, so daß zumindest bei Erwachsenen häufig auf die Vornahme einer Venae sectio verzichtet werden kann.

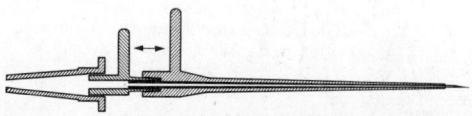

Abb. 9/1   Braunüle. Venenverweilkatheter aus Kunststoff, der mit einer zentralen Stahlnadel als Mandrin durch die Haut in die Vene eingestochen wird. Der Plastikmantel wird nach Zurückziehen der Stahlnadel weiter im Venen-Lumen vorgeschoben. Das Verfahren ersetzt in vielen Fällen die Venae sectio.

Der Vena-cava-Katheter

Indikationen für die Insertion eines möglichst nicht zu englumigen Venenkatheters mit Vorführen bis in die intrathorakale Vena cava sind:

1 Längerfristige post- bzw. perioperative parenterale Ernährung.

2. Schlechte periphere Venenverhältnisse bei operativ erforderlichem sicheren Zugang zum venösen Gefäßsystem.

3. Erfordernis der zentralen Venendruckmessung bei der Überwachung des Politraumatisierten, bzw. im hypovolämischen Schock.

4. Erfordernis wiederholter venöser Blutentnahmen bzw. intravenöser Applikation von Medikamenten (z. B. Suprarenin, Bikarbonat).

Um thrombophlebitischen Komplikationen vorzubeugen, sind Venae sectio am Innenknöchel oder die operative Anlage eines Vena cava inferior-Katheters über die einmündende Vena saphena im Bereich der Leistenbeuge nur in Ausnahmesituationen angebracht (Notfallmedizin, Reanimation); s. S. 19.

Entsprechend den in den letzten 5 Jahren gemachten Erfahrungen konkurrieren als Eingangsstellen für die perkutane Insertion eines Kavakatheters:

a) die V. basilica im Bereich der Ellenbeuge, ulnarseitig (Abb. 9/2).

b) die V. jugularis externa (bzw. interna) supraclaviculär (Abb. 9/3).

c) die V. subclavia (V. anonyma) (Abb. 9/4 u.9/5).

Die Beherrschung sämtlicher Zugangstechniken gestattet es, je nach Erfordernis und äußeren Umständen eine individuelle Lösung zu finden.

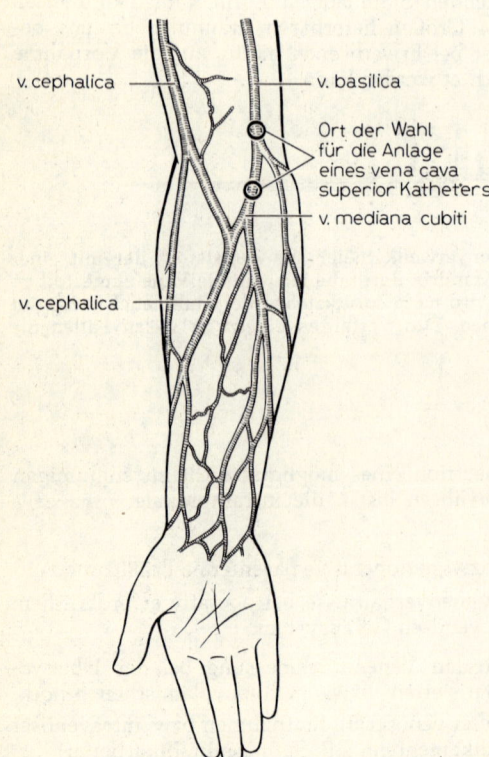

v. cephalica

v. basilica

Ort der Wahl
für die Anlage
eines vena cava
superior Katheters

v. mediana cubiti

v. cephalica

Abb. 9/2 Venöse Zugangswege am Arm (aus: P. Lawin, Praxis der Intensivbehandlung 3. Aufl. Thieme, Stuttgart 1975).

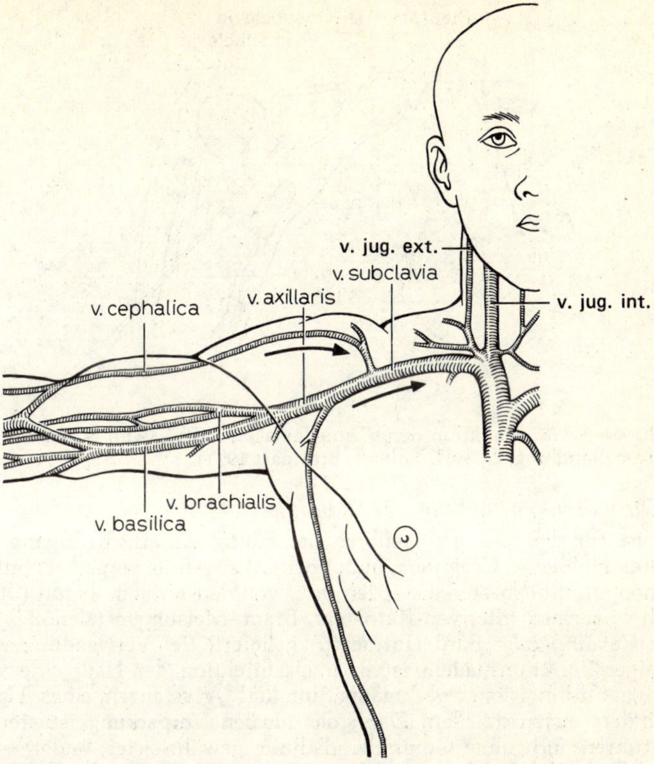

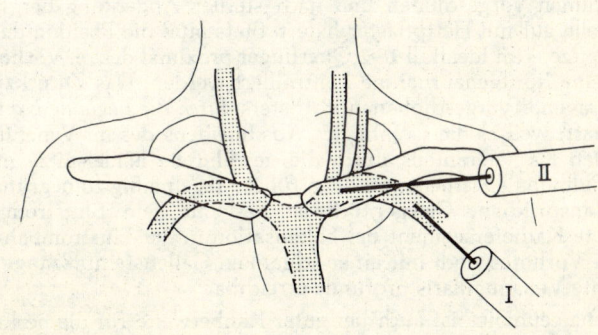

Abb. 9/3 Venöser Zugang über die v. jugularis ext. (nach P. Lawin).

Abb. 9/4

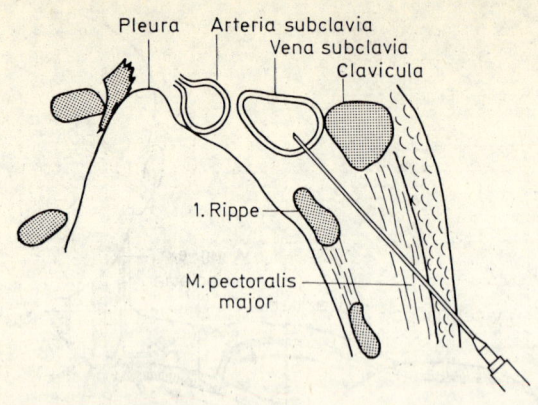

Abb. 9/4 u. 9/5   Punktion der V. subclavia (aus: P. LAWIN, Praxis der Intensivbehandlung, 2. Aufl. Thieme, Stuttgart 1971).

1) Die perkutane Punktion der V. basilica

Sie ist für den weniger Geübten der häufig einfachste Zugang zur oberen Hohlvene. Geeignete, in doppelter Längsfolie verpackte, fertige Venenpunktionsbestecke werden u. a. von den Firmen Vygon (Stericath), Saarmed (Steriven-Katheter), Braun-Melsungen (Venoflex sowie Cavafix) oder Bard (Intracath) geliefert. Bei Verwendung weitlumiger Punktionsnadeln ist nach Desinfektion der Haut eine vorherige Stichinzision zweckmäßig, um das Ausstanzen eines Hautzylinders auszuschließen. Dank der idealen Verpackung ist steriles Einführen auch ohne Gummihandschuhe gewährleistet; andererseits wird die eigene Infektionsgefährdung, z. B. durch Hepatitis, zweifellos durch Tragen von Handschuhen verringert.

Beim Erwachsenen wird der markierte Katheter etwa 60 cm weit im Venenlumen vorgeschoben und nach steriler Abdeckung der Punktionsstelle gut mit Heftpflaster fixiert. Stets muß die Position der Katheterspitze — im Idealfall 1—2 Querfinger proximal des re. Vorhofes — durch eine Röntgenaufnahme kontrolliert werden. Das Zurückziehen des intravenös vorgeschobenen Katheters *durch die liegende Nadel* ist fehlerhaft, weil es die Gefahr des Abschneidens des im Venenlumen liegenden Katheteranteils durch die geschliffene Nadelspitze in sich birgt. Pulmonale Katheterembolien führen regelmäßig zu begründeten Regreßansprüchen. Gelegentlich ist das mit dem Blutstrom verschleppte Kathetersegment bei Lokalisation in der Einstrombahn des rechten Vorhofes noch mit einer schlanken Gallensteinfaßzange über die rechte Vena jugularis profunda erreichbar.

Die Vena cephalica ist auch bei guter Kaliberweite für die perkutane Anlage eines Katheters ungeeignet, weil ihre rechtwinklige Einmündung in die Vena axillaris ein zentrales Vorschieben des Katheters annähernd regelmäßig unmöglich macht (s. Abb. 9/3).

b) *Der Vena jugularis externa-Katheter* (Abb. 9/3)

Die perkutane Katheterisierung der V. cava cranialis, vorzugsweise über die rechte V. jugularis externa, hat aufgrund der guten Blutströmungsverhältnisse vom Kopf ein ungewöhnlich geringes Thromboserisiko. Da ein Subclaviakatheter auch beim Geübten das Pneumothoraxrisiko mit 2 % Wahrscheinlichkeit einschließt, ziehen wir insbesondere unmittelbar vor der Einleitung von Beatmungsnarkosen den Zugang über die V. jugularis externa vor. Bei hämorrhagischer Diathese wie Hämophilie oder Thrombozytopenie ist zudem die Punktionsstelle von außen direkt zu komprimieren, so daß auch in diesen ungewöhnlichen Situationen das Blutungsrisiko gering zu veranschlagen ist.

Technik: Es eignen sich möglichst flexibel gestaltete, dünnwandige Venenpunktionsbestecke von 30—40 cm Länge, z. B. Aboven (Fa. Abbott Comp.). Zur Anhebung des Halsvenendruckes wird der Kopf in Tieflage gebracht und leicht zur Gegenseite gedreht. Nach Kanülierung der Vena jugularis externa läßt sich der mit einem zentralen Stahlmandrin armierte, dünnwandige Katheter bis zur Clavicula mühelos vorschieben. Das weitere Einschwemmen mit dem Blutstrom erfolgt durch Vorschieben ohne zentralen Mandrin. Ein gelegentliches U-förmiges Umschlagen der Katheterspitze läßt sich durch Druckinjektion von 10 ml Kochsalzlösung bei gleichzeitigem geringfügigen, ruckartigen Zurückziehen geraderichten. Mit einer sterilen Pinzette läßt sich dann unter laufender Infusion der flexible Katheter in etwa 90 % der Fälle noch bis in die V. cava cranialis vorschieben.

Bei Vornahme der Vena jugularis-Punktion in Kopftieflage sind Luftembolien ausgeschlossen. Nachteilig ist die erschwerte Fixation des Infusionsansatzes im Bereich der Halsregion sowie unbeabsichtigtes Abknicken am Übergang zum dünnwandigen Katheter, so daß fälschlich erhöhte, zentrale Venendruckwerte durch unkritisches Pflegepersonal gemessen werden können.

c) *Der Vena-subclavia-Katheter* (Abb. 9/4 u. 9/5)

Für die langfristige intravenöse Zugangssicherung ist insbesondere auf Intensivbehandlungsstationen die *infraklavikuläre* perkutane Punktion der Vena subclavia und steriles Vorführen eines Katheters über 15 cm bis vor den rechten Vorhof geeignet. Außer dem getrennt bevorrateten Katheterpunktions-Besteck und den sterilen Gummihandschuhen werden in einem steril verpackten Set zusätzlich folgendes Instrumentarium bereitgehalten:

Tupferklemme zur Hautdesinfektion,
Lochtuch

10 ml-Glasspritze mit Aufziehkanüle (Lüer-Ansatz)
Adapter von Lüer-Lock auf Rekordsystem
Stilett zur Stichinzision sowie
Nadelhalter, Hautnadel und Nahtmaterial zur Katheterfixation.

Technisches Vorgehen:

Bei mäßiger Kopftieflage wird der Kopf des Patienten leicht zur Gegenseite gedreht. Desinfektion der Haut, perkutane, subkutane und periostale Lokalanästhesie infraklavikulär im Bereich der Punktionsstelle. Diese liegt einen Querfinger unterhalb der Mitte der Clavicula, die Punktionsrichtung ist auf das Sternoclaviculargelenk hin gerichtet. Die Punktionsnadel wird mit einer zur Hälfte mit physiologischer Kochsalzlösung gefüllten Injektionsspritze armiert und unter steter Aspiration möglichst dicht unterhalb des Schlüsselbeins und spitzwinklig zur Frontalebene vorgeführt. Nach Penetration der Vena subclavia in etwa 5 cm Tiefe füllt sich die Punktionsspritze schwallartig mit Blut, die Injektion des Spritzeninhaltes ist bei korrekter Lage im Venenlumen *ohne jeden Widerstand* möglich. Nach Abnahme der Injektionsspritze muß sich der bereitgehaltene, sterile Venenkatheter ohne jeden Widerstand 10—15 cm vorschieben lassen. Dann wird die Punktionsnadel bei fixiert gehaltenem Katheter aus den Weichteilen zurückgezogen. Ein Zurückziehen des Katheters bei liegender Nadel ist aus zuvor genannten Gründen fehlerhaft und birgt die Gefahr des Abschneidens des Katheterendes mit nachfolgender Embolisierung in den Lungenkreislauf mit sich. Anschließend wird der liegende Katheter auf Rückläufigkeit überprüft und mit einer Hautnaht fixiert.

Die Vorteile des Subclaviakatheterismus sind:

1. Leichte und sichere Fixation auf der vorderen Brustwand.

2. Geringe Komplikationsrate durch wandständige Thrombosierung, da auch hypertone Nährlösungen sofort durch den Blutstrom verdünnt werden.

3. Kurzfristig sicherzustellender intravenöser Zugang beim politraumatisierten Patienten (auch bei extremer Hypovolämie) durch den in dieser Technik Ausgebildeten.

Außer den allgemein bekannten Komplikationen wie Infektion und Bakteriämie infolge unzureichend aseptischen Arbeitens und seltenen Phlebothrombosen sind beim Vena subclavia-Katheterismus folgende spezifische Komplikationen bekannt geworden:

1. Pneumatothorax (1—3 %) durch Verletzung der Pleura visceralis im Bereich der Lungenspitze; er wird gelegentlich erst nach Stunden, insbesondere aber im Gefolge gleichzeitiger intermittierender Überdruckbeatmung auffällig.

2. Hämatothorax durch Verletzung von subclaviculären Gefäßen.
3. Neuralgien bei Läsion von Ästen des Plexus brachialis.

Venae sectio

Ist mit größeren operativen Blutungen zu rechnen (Herz- und Gefäßchirurgie) oder erfordert die postoperative Phase einen längeren parenteralen Flüssigkeits- und Elektrolytersatz (Peritonitis, Darmverschluß), so ist gelegentlich die Anlage eines zusätzlichen Verweilkatheters durch Venae sectio erforderlich. Auch bei Kleinkindern und Säuglingen gewährleistet diese jederzeit einen sicheren Blutersatz und sollte in der Pädiatrie jeder größeren Operation vorausgeschickt werden.

Prädilektionsstellen zur Anlage einer Venae sectio: V. saphena (1 Querfinger proximal und etwas ventral vom Innenknöchel); V. cubitalis; V. basilica (Sulcus bicipitalis); V. saphena (3 QF unterhalb der Leistenfalte).

Beachte: Vermeide die Anlage einer Venae sectio in einem varikösen Gefäßgebiet und an durchblutungsgestörten oder paretischen Extremitäten!

Operationstechnik. Um bei schweren Schockzuständen (Unfallchirurgie, Wiederbelebung) schnell und sicher eingreifen zu können, sei eine zeitsparende Technik ausführlich dargestellt (Abb. 10 a–d).

2 cm großer Querschnitt 1 Querfinger proximal und etwas ventral vom Innenknöchel durch Haut und Subkutis. Spreizung der Inzisionsstelle rechtwinklig zum Hautschnitt mit einer stumpfen Klemme, insbesondere beiderseits der in der Tiefe auf dem Periost erscheinenden Vene. Unterfahren derselben mit einer feinen, gebogenen, stumpfen HALLSTAEDT-Klemme, Durchzug von 2 Catgutfäden, von denen der distale das Gefäß ligiert, der proximale das Gefäß anzügelt. Schräg nach proximal gerichteter Einschnitt der V. saphena mit feiner spitzer Schere, Einführen eines Polyäthylen-Katheters mit *größtmöglichem* Lumen unter Gegenzug am distalen Ligaturfaden. Knüpfen des proximalen Catgutfadens und Verschluß der Haut mit Seiden-Rückstichnaht.

Arterielle Punktion und blutige Druckmessung

Die arterielle Punktion ermöglicht eine fortlaufende und exakte blutige Druckmessung über elektronische Druckwandler (z. B. Statham Elemente). Diese aktuelle Information des Anästhesisten ist nicht nur bei Eingriffen in der Herzchirurgie unter Einsatz der extrakorporalen Zirkulation von unverzichtbarem Wert, sie erleichtert auch die Anästhesieführung bei der Aortenchirurgie (Aneurysmen), bei Opera-

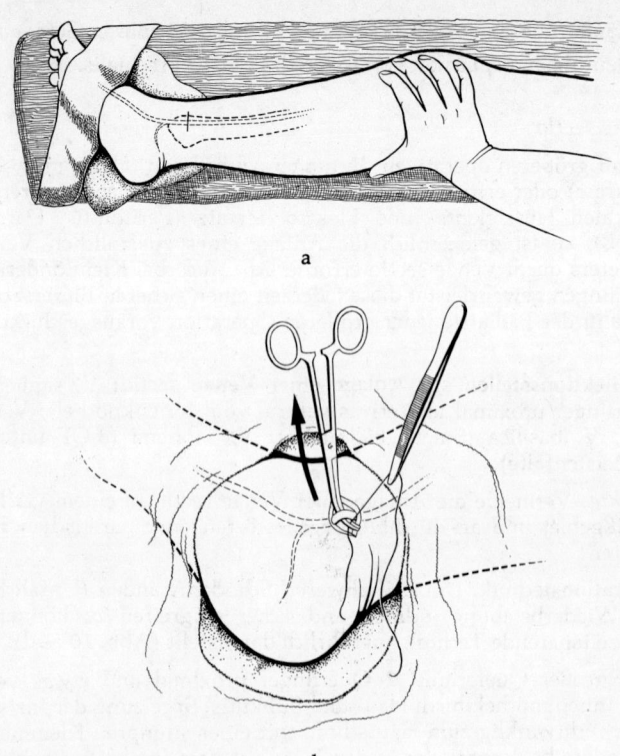

Abb. 10 *Venae sectio:*

a) Fixierung des Unterschenkels. Querinzision zur Freilegung der Vena saphena über der ventralen Kante des Innenknöchels nach lokaler Infiltrationsanästhesie.

b) Unterfahren des Venenstammes mit einer Moskito-Klemme und Durchzug von 2 Catgut-Fäden.

tionen im Rahmen der Behandlung des nephrogenen Hochdruckes (Nierenarterienstenose, Phäochromozytom) und bei eingreifenden Operationen mit großen Volumenverlusten (Steißteratome im Säuglingsalter, große WILMS-Tumoren der Niere bei Kleinkindern, Hemipelvektomien und Organtransplantationen. Ein zweiter Vorteil ist die Erleichterung der intermittierenden arteriellen Blutgasanalyse während der Anästhesie und postoperativen Intensivbehandlung dieses Krankengutes, das regelmäßig einer Nachbeatmung bedarf.

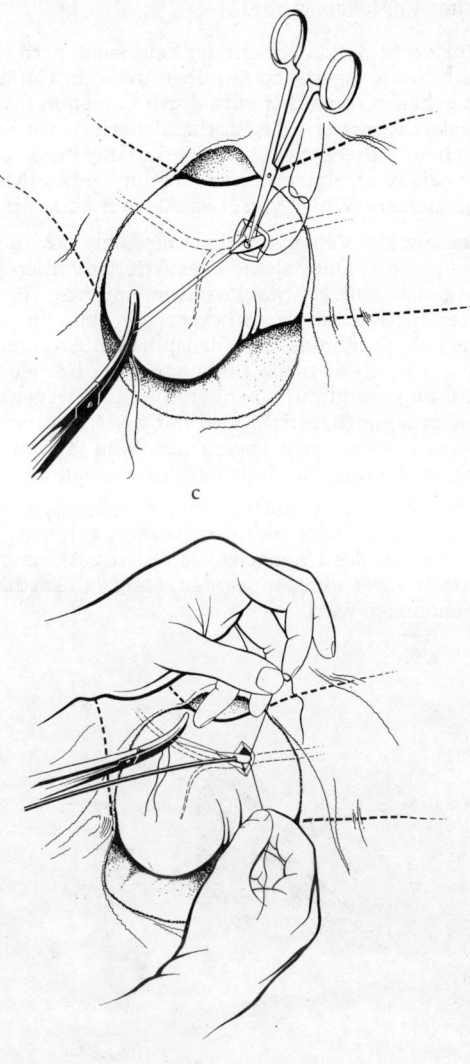

c

d

c) Der distale Faden wird um die Vene verknotet und dient als Zügel; schräger Einschnitt der Venenwand mit spitzer Nagelschere.

d) Nach Einführen eines Polyaethylen-Katheters Ligatur des proximalen Fadens, Hautnaht.

Technisches Vorgehen (Abb. 11)

Die desinfizierte Hand wird mit der Beugeseite nach oben steril auf ein Seitentischchen gelagert und mit überstrecktem Handgelenk von einer Helferin gehalten. Zunächst wird durch Palpation der Pulsationen von Radial- wie Ulnararterie das Vorhandensein eines Kollateralkreislaufes der Hand sichergestellt. Die perkutane Punktion der palpierten Arteria radialis erfolgt mit einer Teflonkanüle (Medicut, Fa. Sherwood) im spitzen Winkel von etwa 30 ° zur Unterarmachse.

Im Gegensatz zur Venenpunktion empfiehlt sich ruckartiges Vorführen mit bewußtem Durchstechen der Arterienvorder- wie -hinterwand. Jetzt wird das zentrale Stahlmandrin entfernt, die Medicut-Kanüle Millimeter für Millimeter zurückgezogen, bis ein pulsierender Blutstrom die Lokalisation der Kanülenspitze im Arterienlumen anzeigt. Jetzt wird bei pulsierendem Blutaustritt die Kanüle vorsichtig vorgeführt und umgehend mit einem sterilen Dreiwegehahn (Fa. Pharmaseal) fest zusammengesteckt und mit zwei Hautnähten gegen unbeabsichtigtes Herausziehen abgesichert. Eine intermittierende Spülung mit stark verdünnter NaCl-Heparinlösung hält den Zugang offen.

Bei Säuglingen oder bei auftretenden Schwierigkeiten kann die Punktion der Arteria radialis auch nach vorangegangener querer Hautinzision (im Bereich des Handgelenkes radialseitig) und Präparation der Radialarterie vorgenommen werden, ohne daß anschließend eine Ligatur vorgenommen wird.

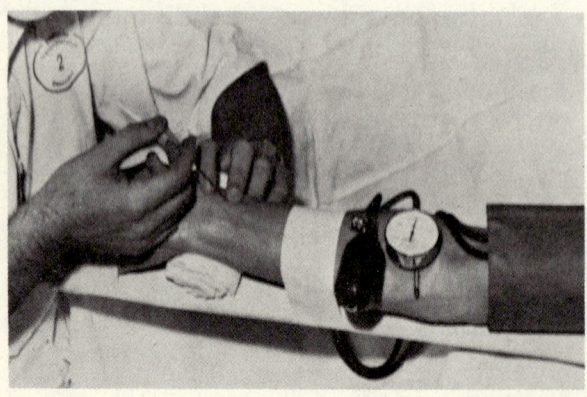

Abb. 11/1   Punktions- und Kanülierungstechnik der A. radialis. Positionierung von Patientenarm und Darstellung der vom Arzt durchgeführten perkutanen Punktion der Radialarterie (aus G. E. Herpfer u. H. B. Heitmann: Z. prakt. Anästh. Wiederbeleb. 4 [1969] 42).

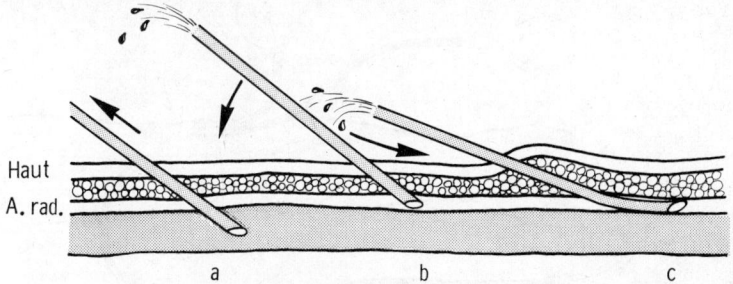

Abb. 11/2   Kanülierung der A. radialis:

a) Die Arterie an Vorder- und Rückwand durchstochen; die Kanüle wird langsam zurückgezogen, bis pulsierendes Blut austritt. b) Die Kanüle wird parallel zur Haut bei pulsierender Blutung vorsichtig vorgeschoben. Die Kanüle in situ wird mit Dreiwegehahn verschlossen.

Nach Entfernung der Arterienkanüle genügt lokaler Druck über 5–10 Minuten und ein anschließender Kompressionsverband zur Blutstillung; die Durchgängigkeit der Arterie bleibt in über 80 ° der Fälle erhalten. Cave: Medikamenteninjektionen!

Allgemeine Überwachungsmaßnahmen (Monitoring)

Um eine intermittierende Kontrolle von Blutdruck und Kreislaufverhalten während der Narkose sicherzustellen, wird über der Brachialarterie am unteren Oberarmende innenseitig ein flaches Stethoskop aufgelegt, mit einem Heftpflasterstreifen fixiert und mit einer Blutdruckmanschette passender Größe überdeckt. Die mit einem Intervall von weniger als 10 Min. gemessenen Werte werden im Narkoseprotokoll festgehalten (s. Abb. 107).

Bei Risikopatienten und kleinen Kindern ist zusätzlich die fortlaufende Überwachung der Herzaktion mittels eines zweiten, präkordial auf die Brustwand aufgeklebten Stethoskops erforderlich. In Sonderfällen ist die oszilloskopische Kontrolle von EKG und EEG wünschenswert (Patienten mit Herzrhythmusstörungen, bei Herzoperation).

Beachte: Die Palpation des Karotispulses ist ein einfaches und jederzeit zugängliches Verfahren, den arteriellen Blutdruck auch in Gefahrensituationen zu beurteilen. Stets sollte eine nicht gerade anderweitig beschäftigte Hand diese digitale Kontrolle wahrnehmen!

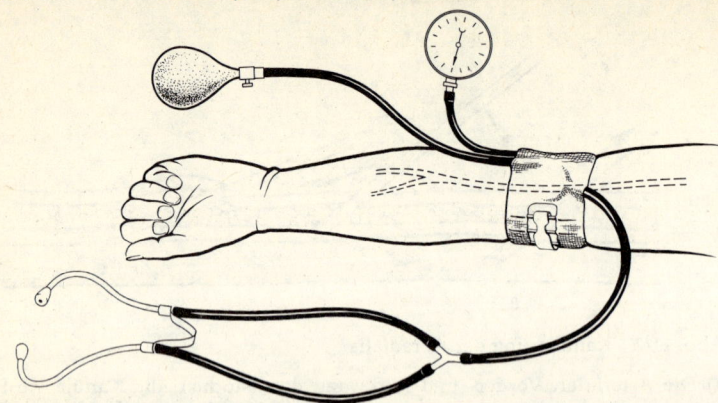

Abb. 12   Befestigung von Stethoskop und Blutdruckmanschette am ausgelegten Arm. Das Mikrofon des Stethoskops wird mit einem Heftpflasterstreifen über der im Sulcus bicipitalis gelegenen A. brachialis befestigt. Es soll vom distalen Rand der Blutdruckmanschette gerade noch überdeckt werden.

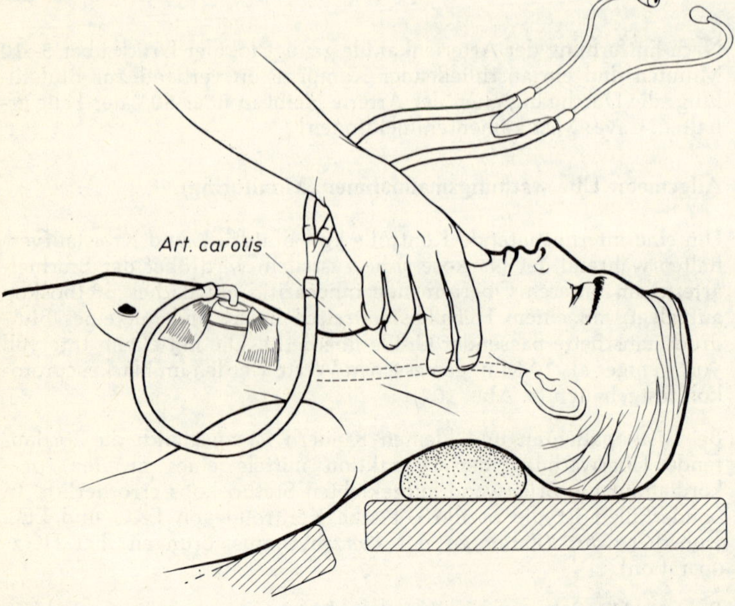

Art. carotis

Abb. 13   „Monitoring" von Herzaktion und Kreislaufzustand mit einfachen, jederzeit verfügbaren Hilfsmitteln: Präkordiales Stethoskop zur kontinuierlichen Auskultation der Herztöne; Palpation der Pulsationen der A. carotis.

Überprüfung von Narkosegerät und Zubehör

Vor jeder Einleitung hat sich der Anästhesist selbst zu vergewissern, daß sämtliches Narkosezubehör in passender Größe vorhanden und funktionsbereit ist (Dichtigkeit von Maske und Endotrachealkathetern, Überprüfung von Laryngoskopen und Spateln). Die Kontrolle erstreckt sich auf Einsatzbereitschaft des Narkosegerätes, Füllungszustand der Gasflaschen und Verdampfer, Dichtigkeit des Kreislaufsystems etc.

Beachte: Eine leistungsfähige Absaugvorrichtung muß während der Einleitung einer jeden Allgemeinnarkose verfügbar sein; ihr Fehlen und daraus resultierende Zwischenfälle können dem Anästhesisten als mangelhafte ärztliche Vorsorge zur Last gelegt werden!

(Siehe: Narkoseeinleitung bei Patienten mit „vollem Magen", S. 107.)

Narkosestadien

Die Bestimmung der Narkosetiefe erfolgt während der klinischen Anästhesie durch Beobachten des Reflexverhaltens des Patienten, seiner Abwehrreaktionen, von Muskeltonus, Kreislauf und Atmung.

Ableitungen des EEG und Bestimmungen der Anästhetikumkonzentrationen im arteriellen Blut bzw. im endexspiratorischen Gasgemisch vermögen darüberhinaus die Situation wissenschaftlich zu objektivieren. Die klassische Form der Narkosestadieneinteilung wurde von GUEDEL primär für die Inhalationsnarkose mit Diäthyläther ausgearbeitet. Sie eignet sich aus verständlichen Gründen nicht oder nur sehr unzulänglich für die Einstufung einer modernen Kombinationsnarkose, bei der die Wirkungen mehrerer Pharmaka und künstliche Muskellähmung durch neuromuskuläre Blockade zusammentreffen.

Die Kenntnis der klassischen vier Stadien einer Inhalationsnarkose mit Äther (Abb. 14) ist dennoch von großem didaktischem Gewinn, da sie dem Anfänger als Wegweiser bei der Narkosevertiefung dienen kann und so dem Patienten Sicherheit gegen eine Überdosierung zu bieten vermag.

Stadium I erstreckt sich vom Narkosebeginn bis zum Eintritt des Bewußtseinsverlustes und ist durch zunehmende Analgesie mit retrograder Amnesie gekennzeichnet. Die Ansprechbarkeit des Patienten kann erhalten bleiben.

Bei intravenösen Barbiturat- und Propanididnarkosen wird dieses Stadium übersprungen. Bei ungenügender Dosierung führen kleinste chirurgische Eingriffe zu heftigen, unkontrollierten Abwehrbewegungen, ohne im Erinnerungsvermögen des Patienten haften zu bleiben.

Stadium II oder das Exzitationsstadium liegt zwischen Bewußtseinsverlust auf der einen und dem Beginn einer regelmäßigen „automatischen" Atmung mit Verschwinden des Lidschlußreflexes auf der anderen Seite. Es ist durch eine enthemmte motorische Aktivität, gesteigerte Reizreaktion, unregelmäßige und verstärkte Atmung, „flottierende" Bulbusbewegungen und vermehrte Salivation gekennzeichnet. Die Pupillen sind erweitert, reagieren aber gut auf Licht. Brüske Konzentrationserhöhung volatiler Anästhetika, insbesondere von Diäthyläther führt zu Laryngospasmen, gelegentlich zu Würgen und Erbrechen. Jegliche chirurgische Stimulation des Patienten ist in diesem Stadium zu vermeiden. Bei muskelkräftigen oder jugendlichen Patienten kann man dieses Stadium durch eine Halothannarkose mit initialer hoher Anflutungskonzentration (2—3 Vol%) im Atemgemisch schnell passieren.

Intravenöse Barbiturat-Kurznarkosen führen bei der Einleitung selten und dann ausschließlich bei Athleten und chronischen Alkoholi-

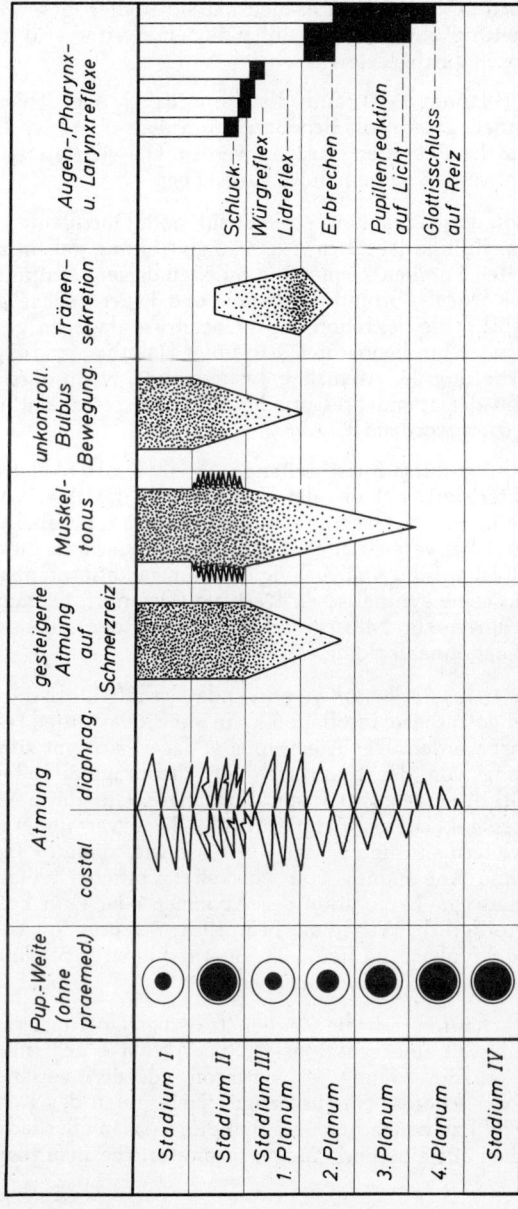

Abb. 14 *Schematische Darstellung der Narkose-Stadien* (nach GUEDEL), Narkose-Zeichen und Reflexverhalten bei ausschließlicher Äther-Inhalationsnarkose.

kern zur Exzitation. Bei Erwachsenen hat sich daher diese Form der Narkoseeinleitung auch bei per inhalationem weitergeführten Allgemeinnarkosen durchgesetzt.

Stadium III (Planum 1—4), auch als chirurgisches oder Toleranzstadium bezeichnet, umschließt den Bereich, in dem operative Eingriffe ohne Abwehr des Patienten ertragen werden. Die vegetativen Reflexmechanismen werden nacheinander aufgehoben.

Das 1. Planum dieses Stadiums schließt sich nach Durchlaufen der Exzitationsphase an und ist durch regelmäßige Atmung gekennzeichnet. Bei mittelweiten Pupillen können die Bulbi zu diesem Zeitpunkt noch „wandern". Korneal-, Schluck-, Husten- und Würgereflexe sind gerade unterdrückt, die Sekretion der Tränendrüse dagegen gesteigert. Auf Schmerzreize hin beobachtet man unter Halothan und Cyclopropan eine Vertiefung der Atemzüge, insbesondere, wenn durch Opiatprämedikation der atemdepressorische Effekt dieser Inhalationsanästhetika potenziert worden ist.

Das 2. Planum ist durch fortschreitende Abnahme des Skelettmuskeltonus charakterisiert, mit der die Verringerung des Atemvolumens, insbesondere unter i. v. Barbituraten und Halothan, parallel verläuft. Die Bulbi sind bei verengten Pupillen zentral fixiert. In diesem Zusammenhang ist auf die Auswirkung der Prämedikation hinzuweisen: Morphin und seine synthetischen Derivate (Dolantin, Fentanyl, Phenoperidin) führen zur Miosis und überdecken den dilatatorischen Effekt der Belladonnaalkaloide.

Beim Übergang ins 3. Planum verschwindet der reflektorische Glottisschluß; die endotracheale Intubation kann ohne Relaxantien reaktionslos ausgeführt werden. Der Atemtypus verlagert sich mit zunehmender Vertiefung von der thorakalen zur diaphragmal-abdominalen Form bei zeitlich eingeengter Inspirationsphase. Die glatte Muskulatur (Sphincter ani, Uterus) zeigt sichtliche Tonusverminderung. Die Pupillen erweitern sich und weisen nur noch eine schwache Lichtreaktion auf. Ohne Anwendung von Muskelrelaxantien ist dieses tiefe Narkoseplanum zur Exploration des Abdomen oder zum Peritonealverschluß erforderlich. Wegen der beachtlichen Depression von Vasomotoren und Myokard ist heute ein oberflächlicheres Stadium unter neuromuskulärer Blockade vorzuziehen.

Im Planum 4 häufen sich die Zeichen toxischer Überdosierung: Die Pupillen sind weit und reaktionslos, die Aktivität der Interkostalmuskulatur erlischt. Häufig ist synchron mit den verlangsamten Zwerchfellkontraktionen ein ruckartiges Tiefertreten des Kehlkopfes („tracheal trug") zu beobachten, ein Symptom, das in oberflächlicheren Narkosestadien auf eine hochgradige respiratorische Insuffizienz hinweist.

Achtung: Dilatierte und auf Licht nicht konstringierende Pupillen weisen als Gefahrensymptom stets auf eine schwere zerebrale Hypoxie hin, die ventilatorische (Atemstillstand, O_2-Mangel im Atemgemisch) oder zirkulatorische (Kreislaufstillstand, extreme Hypotension) Ursachen haben kann.

Stadium IV, die „prämortale Phase mit Reanimationschance", beginnt bei der Inhalationsnarkose ohne künstliche Muskellähmung mit völligem Atemstillstand und weist auf fehlerhafte Überdosierung hin. Als Sofortmaßnahmen sind Absetzen aller Narkotika, mäßige Kopftieflage, Freihalten der oberen Luftwege und „Auswaschen" der Anästhetika durch künstliche Beatmung mit Sauerstoff erforderlich, wenn das Leben erhalten bleiben soll.

„Analeptika" zur Stimulation des durch Überdosierung gelähmten Atemzentrums oder der Chemorezeptoren des Karotissinus (Lobelin, Micoren oder gar Cardiazol) bleiben wirkungslos und sind kontraindiziert. Sie können durch Erhöhung des zerebralen O_2-Verbrauchs bei sistierender hämatogener Sauerstoffzufuhr die Situation nur verschlechtern und zu hypoxischen Krampfbildern führen. In diesem Stadium extremer Hypercarbie ist die Zumischung von CO_2 zum Beatmungsgemisch ebenfalls unsinnig und wirkungslos.

Heutige Gesichtspunkte zur Steuerung einer Allgemeinnarkose

Die klinische Beobachtung *eines einzelnen* der zuvor besprochenen Symptome darf keinesfalls zur Einschätzung der allgemeinen Narkosetiefe herangezogen werden, da diese von Patient zu Patient und unter den verschiedenen Anästhetika variieren. Die Anwendung der künstlichen Muskelrelaxation hat zudem Hinweise aus Abwehrbewegungen, Muskeltonus und Änderungen der Atmung aufgehoben, so daß sich, insbesondere für den Anfänger, das Problem stellt, unter diesen Umständen die Narkosetiefe festzulegen.

Neben einer genauen Kenntnis der pharmakologischen, für die Einleitung und Narkoseunterhaltung erforderlichen Dosierung und der Bereitstellung von Verdampfern mit zuverlässigem Konzentrationsoutput, sind insbesondere jene Hinweise des narkotisierten Patienten zu beachten, die über die Herzleistung Auskunft geben (Blutdruck, Puls) oder eine nachlassende Analgesie andeuten.

Die Aufgabenstellung der modernen Anästhesie, ideale und doch schonende Operationsbedingungen zu schaffen, umfaßt im wesentlichen folgende Parameter: Schlafzustand, Analgesie, Muskelrelaxation und vegetative Blockade.

Durch geschickte Auswahl und Kombination der heute zur Verfügung stehenden Mittel sind diese Faktoren zum Teil getrennt steuerbar. Anästhetika und Narkosehilfsmittel können gezielt zur Depression der jeweils erwünschten Reaktionen angesetzt werden.

Amnesie und Schlafzustand werden je nach Konstitution und Allgemeinzustand des Patienten durch einen N_2O-Gehalt von 60—75 Vol% im Einatemgemisch ohne schädigende Depression von Stoffwechsel und Kreislauf aufrecht erhalten. Bei der Anwendung einer intravenösen Narkoseeinleitung soll die Einschlafdosis möglichst niedrig gehalten werden (z. B. 250—350 mg Hexobarbital; 200 bis 500 mg Epontol).

Die Analgesie, u. a. durch Prämedikation und durch im Operationsverlauf i. v. applizierte Opiate sowie durch die Lachgaskonzentration beeinflußt, kann durch Veränderung der Konzentration des Inhalationsanästhetikums den jeweiligen Bedürfnissen angepaßt werden. Ein Anstieg des Blutdrucks und der Pulsfrequenz auf den Operationsreiz hin, Tränenträufeln und Schwitzen sind Hinweise auf nachlassende Analgesie und ein oberflächlicheres Stadium, sofern eine CO_2-Retention ausgeschlossen werden kann.

Das Abklingen der Muskelrelaxation kündigt sich, je nach Verwendung depolarisierender oder curariformer neuromuskulärer Blocker mehr oder weniger abrupt, durch vorangehende Schluckbewegungen, Runzeln der Brauen, Einsetzen der Spontanatmung und leichte Bewegungen an. Am zuverlässigsten vermag bei der kontrollierten Beatmung die den Atembeutel drückende Hand des Anästhesisten beginnende Atemversuche des Patienten an der Änderung des Atemwiderstandes abzutasten. Gröbere Hinweise wiederkehrender Muskelaktivität sind Bewegungen, Hustenreiz oder Laryngospasmus. Da die Inhalationsanästhetika ebenfalls eine Muskelerschlaffung bewirken (in der Stärke abfallend: Äther, Penthrane, Halothan, Cyclopropan, N_2O), ist durch deren Konzentrationserhöhung der abklingende Effekt insbesondere der curariformen Langzeitblocker bei Bedarf dann zu kompensieren, wenn eine Nachinjektion gegen Operationsende unerwünscht ist.

Eine durch eine zu oberflächliche Narkose bedingte *ungenügende vegetative Blockade* manifestiert sich durch die bereits genannten Kreislaufreaktionen, gelegentlich durch Singultus. Auf operativ gesetzte vagale Reize hin (tracheale Intubation, Mesenterialzug, Bulbusdruck bei Schieloperationen) kommen Bradykardie und Bradyarrhythmie zur Beobachtung.

Wir möchten unsere Einstellung wie folgt zusammenfassen: Um die Schwierigkeiten und Gefahren der Exzitationsphase beim Durchschnittspatienten sicher zu umgehen, führen wir die Einleitung bis zum Stadium III—2, also tiefer, als bei Anwendung von Relaxantien erforderlich ist, vermeiden aber während der Narkoseunterhaltung jede weitere Vertiefung.

Merke: Je älter der Patient, je schlechter der Allgemeinzustand, um so oberflächlicher wähle die Narkosetiefe!

Die Inhalations-Narkose

Aufnahme des Anästhetikums

Sie wird durch folgende Faktoren bestimmt:

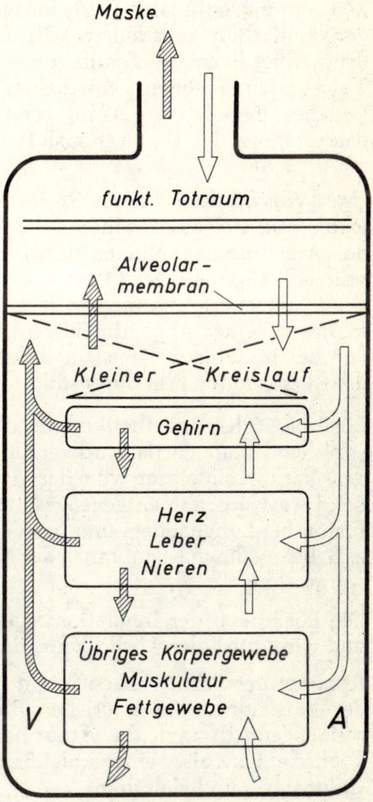

Abb. 15 Verteilung und Transport der Inhalationsanästhetika im Organismus (Modifiziert nach DRIPPS, VANDAM, ECKENHOFF: Introduction to Anesthesia, S. 60)

Der Aufnahme des Inhalationsanästhetikum im funktionellen Totraum der Luftwege folgt die Anreicherung im Alveolarraum der Lunge. Durch Diffusion über die Alveolarmembranen gelangt es in den pulmonalen Blutstrom. Der Übertritt in den arteriellen Schenkel des großen Kreislaufs (A) ist demnach abhängig von:

Konzentration im Ventilationsgemisch;

Funktionszustand des Alveolarapparates;

Herz-Zeit-Volumen des kleinen Kreislaufs.

Entsprechend der unterschiedlich ausgebildeten Gefäßversorgung erfolgt eine Konzentrationsanreicherung des Anästhetikum zuerst im Gehirn, dann in den parenchymatösen Organen und schließlich im Muskel- und Fettgewebe des Organismus.

Nach Absetzen der Inhalation erfolgt die Elimination über den venösen Schenkel des großen Kreislaufs (V) in entsprechender Reihenfolge.

Konzentration im Inhalationsgemisch. Diese wird bei der Narkose-einleitung möglichst hoch gewählt, um schnell Bewußtlosigkeit zu erzielen und eine längere Dauer der Exzitationsphase zu vermeiden. Eine gut sitzende Narkosemaske verhindert eine unbeabsichtigte Verdünnung durch Nebenluft.

Lungenventilation und Residualluft. Die am Ende einer normalen Exspiration in der Lunge verbleibende Luft wird funktionelle Residualluft genannt. Sie muß durch das Narkosegasgemisch ersetzt werden, um ein optimales Diffusionsgefälle zwischen Alveole und Lungenkapillarblut zu schaffen. Die Lungenventilation, genauer ausgedrückt die alveoläre Ventilation = [Atemzugvolumen − physiolog. Totraum] × Frequenz, entscheidet über die Schnelligkeit dieses Austausches, insbesondere dann, wenn durch geeignete Maßnahmen eine Rückatmung der Exspirationsluft eingeschränkt oder unmöglich gemacht wird.

Das „Auswaschen" dieser Residualluft wie auch des im Körper gelösten Stickstoffes ist während der Narkoseeinleitung verzögert, wenn das Atemminutenvolumen durch Erkrankung oder zu starke Opiat-prämedikation erniedrigt ist, die oberen Luftwege teilweise verlegt sind, Lungenerkrankungen wie Emphysem, Atelektasen oder Pneumonie zu einer ungleichmäßigen Verteilung der eingeatmeten Luft wie der im kleinen Kreislauf zirkulierenden Blutmenge führen oder die Rückatmung nicht ausgeschlossen wird.

Löslichkeit des Anästhetikum im Blut. Narkosegase diffundieren entsprechend dem Partialdruckgefälle durch die Alveolarmembran, bei der Narkoseeinleitung von der Alveolarluft ins Lungenkapillarblut, beim Aufwachen in entgegengesetzter Richtung. Erschwert ist die Diffusion bei Lungenödem und bei Verdickung der Alveolarmembranen, z. B. bei hyalinen Membranen der Neugeborenen, Lungenfibrose, „Respiratorlunge".

Die Löslichkeit der Inhalationsanästhetika im Blut ist unterschiedlich und wird durch den Löslichkeitskoeffizienten ausgedrückt.

Je höher der Partitionskoeffizient, um so mehr Zeit vergeht, bis sich der Partialdruck im arteriellen Blut an den Partialdruck im Inspirationsgemisch angleicht. Äther besitzt einen recht hohen Partitionskoeffizienten, also eine schleichende Induktion; absteigend folgen Chloroform und Halothan.

Lungendurchblutung und Herzleistung. Der Abtransport des in die Lungenkapillaren diffundierten Narkosemittels ist von intaktem Lungenkreislauf und guter Herzleistung abhängig. Narkoseeinleitung wie Aufwachphase sind sowohl bei Patienten mit Pulmonalstenose wie bei verlangsamter Lungenzirkulation im Gefolge einer Herzinsuffizienz wesentlich verzögert.

Tabelle 2 **Physikalische Daten einiger Inhalationsanästhetika**

Substanz	Chem. Formel	Siede-Punkte °C	Löslichkeits-Koeffizient b. 37°C		Dampf-Druck bei 20°C mmHg	MAC* Vol.%	Konzentrations-bereich in der Inspiration Vol.%		Explosions-gefahr
			Öl/Gas	Blut/Gas			Einleitg.	Unterhaltg.	
Gase:									
Stickoxydul (Lachgas)	N_2O	−89,0	1,4	0,47	—	100	75	50-70	—
Cyclopropan	C_3H_6	−33	11,2	0,42	—	9,2	25-50	10-20	***
Flüssigkeiten:									
Diäthyl-Äther	$(C_2H_5)_2O$	34,6	65,0	12,1	460	1,92	10-30	5-15	**
Trichloräthylen (Trilene)	C_2HCl_3	87	960	9,15	60	—	2,5	1,0-1,5	—
Halothan (Fluothane)	C_2F_3HBrCl	50,2	224,0	2,36	243	0,77	1-3	0,5-1,5	—
Methoxyfluran (Penthrane)	$CHCl_2CF_2O\text{-}CH_3$	104,6	825	13,0	22,5	0,16	2-3	0,25-1,0	(−)
Enflurane (Ethrane)	$CFHCl\text{-}CF_2\text{-}O\text{-}CHF_2$	56,5	98,15	1,9	180	1,7	2-5	1,5-3	—

* MAC = Minimal Anaesthetic Concentration

Der Quotient $\dfrac{\text{Löslichkeit in Öl}}{\text{Löslichkeit in Wasser}}$ gibt einen Anhalt für die narkotische Wirksamkeit eines Inhalationsanästhetikums. Der Partitionskoeffizient (Verteilungsfaktor Luft/Blut) ist spezifisch für jedes Inhalationsanästhetikum. Die Schnelligkeit der relativen Blutsättigung nimmt mit Abnahme des Verteilungsfaktors zu. Daher besitzen die Narkosegase N_2O und Cyclopropan mit den Partitionskoeffizienten < 1 eine kurze An- und Abflutungszeit.

Verteilung der Anästhetika in Organen und Geweben des Körpers

Die Narkosetiefe ist abhängig von der Narkosemittelaufnahme im ZNS; sie ist damit direkt abhängig von der Konzentration im arteriellen Blut. Der arterielle Blutspiegel wiederum steht in Relation zu den unterschiedlichen Gewebsspiegeln der anderen Organe.

ZNS, Leber, Nieren und Herz machen etwa 7 % des Körpergewichtes aus, beanspruchen aber unter Ruhebedingungen 70 % des Herzminutenvolumens. Der Gewebsspiegel von Organen mit guter Blutdurchströmung und starker Affinität zum Narkosemittel erreicht schnell ein Gleichgewicht mit dem Partialdruck des arteriellen Blutes. Das Unterhautfettgewebe mit seiner schlechten Durchblutung und großen Affinität zu den gut lipoidlöslichen Anästhetika braucht mehrere Stunden, um sich „aufzuladen", es wirkt dann als Reservoir. Mit zunehmender Narkosezeit nähern sich bei konstanter Konzentration im Inhalationsgemisch alle Gewebe der Sättigung. Zur Aufrechterhaltung eines gewünschten Narkoseplanums wird immer weniger Neuzufuhr erforderlich, oft kann diese vor Operationsende ganz abgestellt werden, weil aus dem Gewebe ein ausreichender Rückstrom einsetzt, der den Blutspiegel auf der notwendigen Höhe hält (steady state).

Das Aufwachen erfolgt, sobald der Blutspiegel wieder subnarkotische Werte erreicht hat, ist also von normaler Funktion der Atmung *und* des Blutkreislaufes abhängig.

Gerade zu Beginn seiner Ausbildung ist es für den Anästhesisten schwierig, den Narkosemittelbedarf seines Patienten richtig einzuschätzen. Dies liegt u. a. daran, daß die Blutversorgung der Organe bei unterschiedlicher physiologischer Belastung enorm schwanken kann. Im Schockzustand z. B. ist das zirkulierende Blutvolumen hochgradig erniedrigt; die Körperperipherie und das Splanchnikusgebiet sind durch Zentralisation von der Blutdurchströmung fast ausgeschlossen. Wird eine Narkose eingeleitet, gelangt das Mittel fast ausschließlich zu den vitalen Organen, ohne bei der Re-Zirkulation in das übrige Gewebe abwandern zu können. Niedrige Dosen führen bereits zu manifesten Intoxikationszeichen mit Depression von Atmung und Kreislauf.

Regel: Je kränker der Patient, um so niedriger die Dosierung!! Umgekehrt muß die Pharmakonmenge hoch gewählt werden, wenn der Stoffwechsel gesteigert ist (bei Patienten mit Hyperthyreose, in Streß-Situationen, bei Fieber und Aufregung), oder wenn die Muskulatur überproportioniert ausgebildet ist. Ferner ist bei Schlafmittelgewöhnung oder bei Alkoholikern eine erhöhte Toleranz gegenüber Narkosemitteln zu beobachten.

	vermehrt:	Jugendliche, Athletiker, Hyper-thyreose, Fieberzustände, Alkoholiker
Normalbedarf		
	erniedrigt:	alte und kachektische Patienten, Patienten mit Myxödem und chronischen Erkrankungen, in Schockzuständen, nach Opiatprämedikation, unter Antihypertensiva.

Merke: Nicht Körpergewicht und Alter allein sind für die Einschätzung des Anästhetikumbedarfs von Bedeutung; Gesamtzustand, konstitutionelle Faktoren und „Krankheitsgrad" wollen berücksichtigt sein!

Inhalationsanästhetika

Gasförmige Agentien

Lachgas (N₂O, Kennfarbe grau).

Abb. 16   Stickoxydul, Lachgas.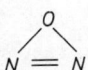

Lachgas ist ein inertes anorganisches Gas, das weder mit Luft noch mit reinem Sauerstoff explosible Gemische bildet, wohl aber durch Abspaltung von O_2 die Verbrennung leicht entflammbarer Stoffe (Cyclopropan, Äther) unterhalten kann. Es wird von der Industrie in Druckflaschen (40—70 atü bei Zimmertemperatur) als Flüssigkeit wasserfrei geliefert (1 l flüssiges N_2O entspricht 500 l entspanntem Gas). Der Flascheninhalt läßt sich nur durch Wägen ermitteln, da der Innendruck ausschließlich von der Temperatur abhängt, solange noch flüssiges Lachgas vorhanden ist (roter Skalenbereich des Manometers). Sobald der letzte Tropfen flüssiges N_2O in die gasförmige Phase übergetreten ist, sinkt bei weiterer Entnahme der Innendruck entsprechend dem Gasgesetz ($P \times V$ = konst.), also gleichsinnig zur O_2-Flasche ab.

Sofern eine O_2-Beimischung von wenigstens 21 Vol % gesichert ist, ist N_2O das harmloseste der bekannten Narkosemittel. Als bisher einzige toxische Nebenwirkung wurde bei einer Einwirkung in Konzentrationen über 50 Vol % über 3 Tage eine reversible Depression von Thrombo- und Granulozytopoese beobachtet.

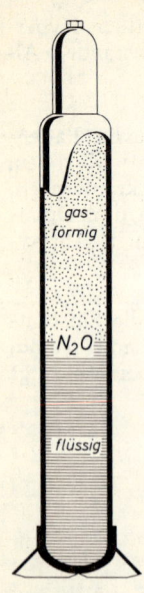

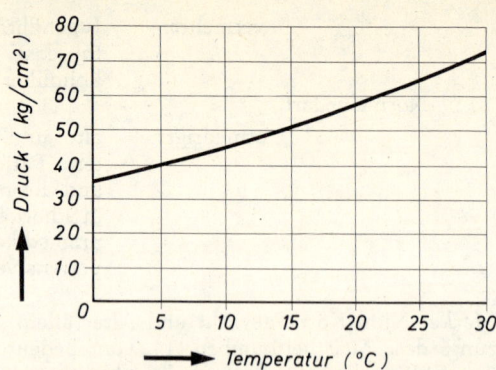

Abb. 18   Abhängigkeit des N_2O-Dampfdrucks von der Zimmertemperatur

Abb. 17   Stickoxydul, Lachgas. *Längsschnitt* durch einen Lachgas-Druck-zylinder.
Bei Gegenwart von flüssigem N_2O hängt der Innendruck ausschließlich von der Umgebungstemperatur ab.

Lachgas ist ein relativ schwaches Anästhetikum. Mit einer Konzentration von 80 Vol % im Ventilationsgemisch läßt sich beim gesunden kräftigen Patienten bestenfalls das Stadium II erreichen. Im Schockzustand und bei Schwerstkranken genügen jedoch nicht selten schon Konzentrationen von 50 Vol % zur sicheren Analgesie und ausreichenden Anästhesie, wenn der Muskeltonus durch Muskelrelaxantien gleichzeitig aufgehoben wird. Die ausgezeichneten analgetischen und eine Amnesie erzeugenden Eigenschaften können voll ausgenutzt werden, wenn man bei der Narkoseeinleitung durch einen entsprechend hohen Frischgaszustrom von $N_2O/O_2 = 9 : 3$ l/min zum Kreislaufteil oder durch Verwendung eines Nicht-Rückatmungs-systems (RUBEN-Ventil) die alveoläre Verdünnung des N_2O durch den Stickstoff der funktionellen Residualluft schnell verringert.

Im Laufe der Jahre wurde Lachgas zu folgenden Narkose-Techniken verwandt:

Einleitung einer Äthernarkose mit einem N_2O/O_2-Gemisch von 6/2 l/min über 5 Min, im halboffenen Kreislaufsystem unter CO_2-Absorption, dann Reduktion des Frischgaszustroms und ansteigende Ätherzugabe von 3—12 Vol⁰/o über 8—10 Min. und Übergang auf eine ausschließliche Äther (4,5—6 Vol⁰/o)Sauerstoffnarkose (2 l/min) im halbgeschlossenen Kreissystem.

Die **Barbiturat-Lachgas-Narkose** wurde durch Einführung kurzwirksamer, intravenöser Barbiturate (WEESE, Hexobarbital, 1932) ermöglicht. Einleitung: 3—5 mg/kg Hexobarbital (10⁰/o Lösung) bzw. Thiopental (5⁰/o). Unterhaltung mit einem N_2O/O_2 Gemisch von anfangs 9 : 3, später 2,7 : 1 l/min. Insbesondere bei muskelkräftigen und jugendlichen Patienten sind eine Opiatprämedikation und ggf. weitere fraktionierte Barbituratdosen von 100—200 mg sowie künstliche Muskelrelaxation und Beatmung erforderlich. Dieser Narkosetechnik haften folgende Nachteile an: Bei älteren Patienten führt die relativ hohe Barbiturat-Gesamtdosis zu einer u. U. bedrohlichen Depression von Herzleistung, Vasomotoren und Atmung. Bei Jugendlichen sind postoperativ Unruhe- und Erregungszustände zu erwarten, weil die Lachgasanalgesie schnell abklingt, während die afferenten Schmerzreize bei getrübter Bewußtseinslage durch das nachwirkende Barbiturat nicht blockiert werden.

Merke: Barbiturate finden in der modernen Anästhesie nur als Einschlafmittel Verwendung, sie sind zur Durchführung von Langzeitnarkosen völlig ungeeignet!

O₂/N₂O-Halothan Kombinations-Narkose

Nach einer Barbiturat i. v.-Einleitung bzw. einer N_2O/O_2-Einleitung per inhalationem mit einem Frischgaszustrom von 6 : 2 l/min, dient das Ventilationsgemisch von N_2O und O_2 im Verhältnis 2 : 1 oder 1 : 1 als „Trägergas" für potente, nicht brennbare volatile Anästhetika wie Halothan. Die analgetische Potenz des Stickoxyduls addiert sich vorteilhaft zu der des Halothan, das nun zur Narkoseunterhaltung in niedrigeren Konzentrationen angeboten werden kann als bei alleiniger Sauerstoff-Halothan-Narkose (0,7—1,0 Vol⁰/o). Das Ventilationsgemisch ist nicht entflammbar. Der in höherer Dosierung deutliche myokarddepressive Effekt des Halothan läßt sich abschwächen. **Neuroleptanalgesie** mit N_2O/O_2-Beatmung s. S. 124.

Diffusionshypoxie. Nach Absetzen einer N_2O-Inhalationsnarkose droht trotz regelmäßiger Atmung und freier Luftwege eine *Diffusionshypoxie*, wenn entsprechend dem nun vorliegenden Konzentrationsgefälle das Lachgas aus Gewebe und zirkulierendem Blut in die Alveolarluft zurückströmt und den Sauerstoffgehalt der eingeatmeten atmosphärischen Luft weiter verdünnt. Man kann die Diffusions-

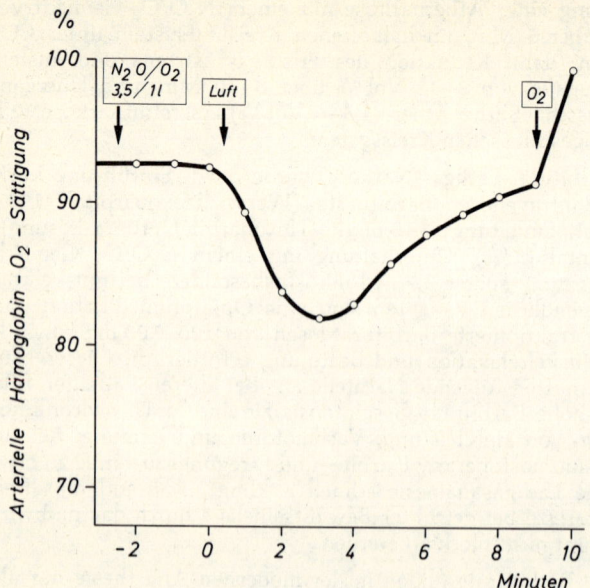

Abb. 19   Diffusionshypoxie: Verhalten der arteriellen Hämoglobin-O_2-sättigung beim Übergang von einer Inhalation eines Gemisches $N_2O : O_2$ = 3,5 : 1 auf reine Luftatmung.

hypoxie sicher vermeiden, wenn man den Patienten nach Absetzen des Lachgases 5 Min. lang Sauerstoff inhalieren läßt (Flow 8 l/min) und bei Verwendung eines Kreislaufsystems während dieser Zeit den Atembeutel mehrmals ausdrückt.

Cyclopropan (= C_3H_6, Kennfarbe orange).

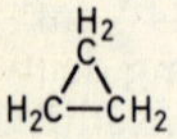

Abb. 20   Cyclopropan

Es ist ein farbloses, angenehm süß riechendes Gas, das zur Flüssigkeit komprimiert in kleinen Druckflaschen geliefert wird (1 l flüssiges C_3H_6 entspricht 235 l entspanntem Gas). Cyclopropan ist wie Äther schwerer als Luft und bildet mit Sauerstoff in Konzentrationen von 2,5—60 Vol %, mit Luft in Konzentrationen von 2,4—10 Vol % hoch-explosive Gemische. Auch die Mischung von C_3H_6 mit Lachgas ist entflammbar.

Neben den hohen Herstellungskosten verbietet gerade diese Explosionsgefährdung seine Verwendung im offenen System sowie den Einsatz von Elektrokoagulation, Röntgen-, Registrier- und Monitorgeräten im Operationssaal.

Cyclopropan ist ein hochwirksames Anästhetikum mit schneller An- und Abflutung. Die Schleimhäute werden nicht irritiert. Die erforderlichen Konzentrationen im Ventilationsgemisch betragen für die Analgesie 3—5 Vol %, für Stadium II 7—14 Vol %, für III 14—23 Vol %.

Parasympathikomimetische Nebenwirkungen führen gelegentlich zu Laryngospasmus und Bradykardie, bei höheren Konzentrationen kann es zu Atemdepression und Arrhythmie kommen. Unter Cyclopropan ist das Myokard für Katecholamine sensibilisiert, Suprarenin und Nor-Adrenalin können schwere Tachyarrhythmien auslösen und sind streng kontraindiziert. Aus dem gleichen Grund verbietet sich die Anwendung von Cyclopropan bei Patienten mit Nebennierenmark-Tumoren (Phäochromozytom).

Im hämorrhagischen Schock bietet eine Cyclopropannarkose folgende Vorteile:

Es ist ein hoher O_2-Partialdruck im Ventilationsgemisch sichergestellt, da bereits 7—10 Vol % C_3H_6 eine ausreichende Narkosetiefe bewirken. Der periphere Blutdruck wird durch Stimulation der körpereigenen Adrenalinausschüttung angehoben. Jedoch ist ein ausreichender *intra*-operativer Blutersatz dringend erforderlich, um einen postoperativen Kollaps zu vermeiden (Cyclopropan-Schock).

Die Anwendung des Cyclopropans ist in den letzten Jahren auch im nordamerikanischen Raum weitgehend zurückgedrängt worden. In der Kinderanästhesie wurde es von Halothan, beim Schockpatienten von der Neuroleptanalgesie in niedriger Dosierung (DHB 2,5—5 mg, Fentanyl 0,2—0,3 mg i. v. oder als Schnellinfusion in 250 ml Glukose bei N_2O/O_2-Inhalation in Relation 2:1 l/min) verdrängt.

Volatile Inhalationsanästhetika

Diäthyläther C_2H_5-O-C_2H_5 ist eine farblose Flüssigkeit mit stechendem, die Schleimhäute irritierenden charakteristischem Geruch, die durch Dehydration von Äthylalkohol mittels konzentrierter Schwefelsäure gewonnen wird (Schwefeläther). Als „Äther pro narcosi" ist er speziell von Peroxyden gereinigt und darf nur unter Licht- und Luftabschluß in vollen, braunen Flaschen gelagert werden, damit sich keine Zersetzungsprodukte (Peroxyde, Aldehyde) bilden können.

Ätherdämpfe sind 2,4 mal schwerer als Luft und bilden mit Sauerstoff, Luft und Lachgas explosive und entflammbare Gemische. Der Flammpunkt liegt unter 154 ° C. Es dürfen daher nur explosionssichere elektrische Geräte im Operationssaal verwandt werden, die außerhalb des Patient-Anästhesist-Bereiches und wenigstens 50 cm über dem Fußboden aufgestellt werden sollen. Eine Klimaanlage mit Luftumwälzung erhöht die Sicherheit des Operationstraktes.

Vorteile: Der preiswerte und gut lagerfähige Diäthyläther besitzt eine *große Narkosebreite,* er ist daher das sicherste Anästhetikum, insbesondere in der Hand des Nicht-Fachanästhesisten. Er wirkt in den üblichen Konzentrationen stimulierend auf die Atmung und erst bei hoher Dosierung depressiv auf das Herz-Kreislaufsystem. Der Atemstillstand tritt bei toxischer Überdosierung *vor* dem Herzstillstand auf, so daß Absetzen des Mittels und künstliche Beatmung die erfolgreiche Wiederbelebung wesentlich erleichtern.

Die Nachteile einer ausschließlichen Äthernarkose beruhen in der verlängerten Einleitungsphase mit einem ausgeprägten Exzitationsstadium und einer entsprechend verlängerten Aufwachphase (hoher Luft/Blut-Löslichkeitsquotient bei guter Gewebs- und Lipoidlöslichkeit); der starken Reizung der Schleimhäute, die Salivation, Bronchialsekretion und Laryngospasmus fördert; der Häufigkeit postoperativen Erbrechens; der Beeinflussung des intermediären Stoffwechsels in Richtung der metabolischen Azidose (kontraindiziert bei Diabetes) und der Explosionsgefahr.

Neben einer guten Skelettmuskelerschlaffung im Stadium III-2 (Oberbauchlaparotomien) verdient auch der lytische Effekt des Äthers auf die glatte Muskulatur besondere Erwähnung: Bronchodilatatorisch wirkt Äther bei Asthma bronchiale. In der Geburtshilfe kann man durch eine tiefe Äthernarkose eine gute Uteruserschlaffung erreichen (z. B. für eine innere Wendung). Die Urinausscheidung ist während der Äthernarkose vermindert, eine postoperative Albuminurie ist in fast 50 % der Fälle nachweisbar, nach längeren Operationen auch Ketonurien. Auf Grund der Steigerung von Kapillarpermeabilität und Azidose ist Äther im Schockzustand nicht empfehlenswert.

Konzentrationen

Analgesie: weniger als 1 Vol %.

Chir. Toleranzstadium (III$_1$): Zur Unterhaltung: 3,5—4,5 Vol % (zur Einleitung anfangs bis 12 Vol %).

Atemstillstand: 7—8 Vol % im „steady state".

Klinische Anwendung. *In Behelfssituationen:* Offene Tropfnarkose mit der SCHIMMELBUSCH-Maske unter Zuleitung von 0,25—1 l/min O$_2$ unter die Maske (siehe S. 65).

Beachte: Gute Abdeckung der Augen, Monitoring von Herzaktion und Atmung; Verhinderung der Vereisung (infolge übermäßiger Zufuhr), anderenfalls vermehrte Rückatmung unter dem Abdecktuch.

Im Routinebetrieb: Dosierung mit Verdampfern, die in oder vor den Narkose-Kreislaufteil bzw. vor das Nicht-Rückatmungssystem geschaltet sein können. Äther wird durch das CO_2-Absorptionsmaterial nicht zersetzt.

Beachte: Die Konzentration des vom Verdampfer gelieferten Ätherdampfes ist von der Größe der verdampfenden Oberfläche, der Höhe des Gasdurchflusses und seiner Turbulenz sowie der Temperatur des zu verdampfenden Äthers abhängig. Letztere wird bei Spezialverdampfern durch ein als Wärmespeicher dienendes Wasserbad (EMO) oder durch einen fest mit dem Narkosegerät verbundenen Kupferkessel (copper cettle) relativ konstant gehalten.

Die Leistung der in den Kreislaufteil der Narkosegeräte eingebauten Verdampfereinrichtungen aus Glas sinkt dagegen mit der Zeit infolge der durch Entziehung von Verdampfungswärme bedingten Abkühlung schnell ab.

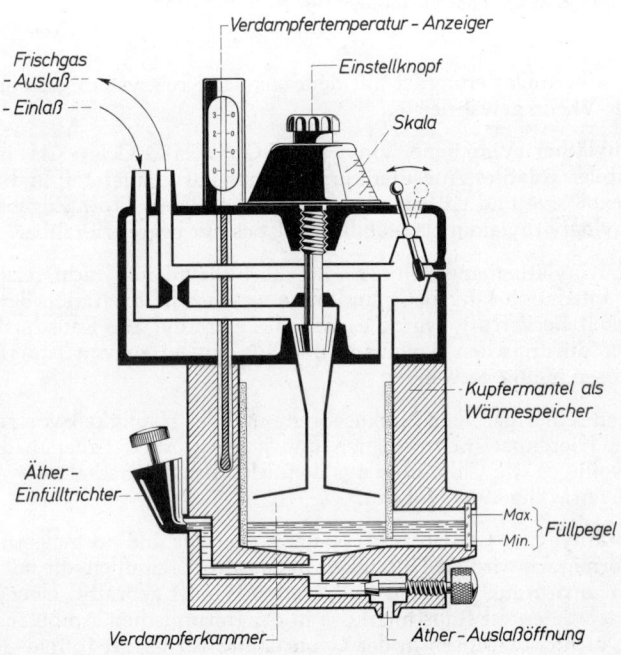

Abb. 21 „VAPOR", Dräger Äther-Verdampfer.

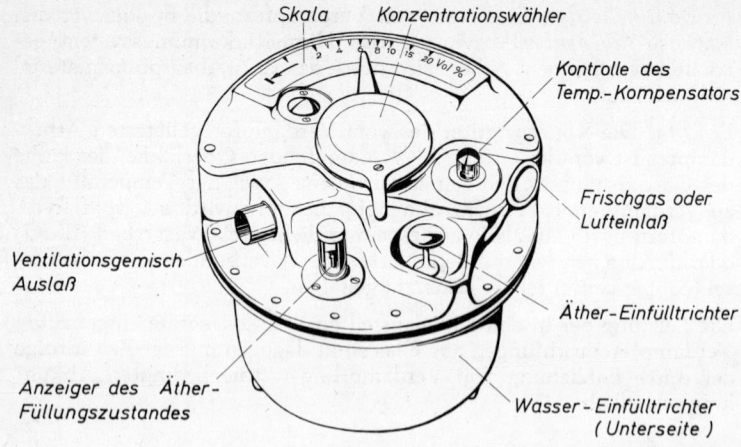

Abb. 22   E M O: Thermostabilisierter Ätherverdampfer.

Eine sichere Dosierung ist mit dem *vor* das Kreissystem geschalteten Äther-Vapor gewährleistet.

Divinyläther (Vinethene, Vinydan) $H_2C = CH\text{-}O\text{-}CH = CH_2$ ist ein instabiles volatiles Anästhetikum, das mit Luft, Sauerstoff und Lachgas explosive und entflammbare Gemische bildet. Trotz Zugabe von Phenylnaphthylamin als Stabilisator ist es nur begrenzt haltbar.

Da Divinyläther angenehm riecht, die Schleimhäute nicht reizt und nach Inhalation kurzfristig und ohne wesentliche Exzitation Bewußtlosigkeit hervorruft, wurde es neben Chloräthyl zur Rauschnarkose in der chirurgischen Ambulanz und zur Einleitung von Äthertropfnarkosen häufig verwandt.

Wegen seiner geringen Narkosebreite und der Häufigkeit von sekundären Nierenparenchymschäden und gelegentlichen Leberschädigungen sollte es wie Chloräthyl aus dem Medikamentenschatz des Anästhesisten völlig verschwinden.

Chloräthyl $CH_3\text{-}CH_2Cl$ ist bei Raumtemperatur und normalem Druck gasförmig. Es wird als Flüssigkeit in Glasdruckampullen, die mit einer Sprayvorrichtung versehen sind, in den Handel gebracht. Über lange Zeit wurde es zur Rauschnarkose in der chirurgischen Ambulanz und bei Durchtrittnarkosen in der Geburtshilfe verwendet (offene Tropfnarkose) oder zur örtlichen „Vereisung" auf die Hautoberfläche gebracht, um Karbunkel oder Abszesse zu eröffnen. Dieses Verfahren setzt durch Kälteeinwirkung und Freisetzung von Salzsäure zusätzliche Gewebsschäden und sollte daher vermieden werden. Die Chloräthylrauschnarkose *gefährdet* den Patienten durch die *ungewöhnlich enge Narkosebreite*, die sich vornehmlich als schwere Depression des Herz-Kreislaufsystems –, bei Überdosierung unerwartet und plötzlich mit *Herzstillstand ohne vorausgehenden Atemstillstand* manifestiert. Nieren- und Leberschädigungen sind nicht selten. Mit Luft und Sauerstoff bilden sich explosive Gasgemische. Weder die Einfachheit seiner Anwendung (ohne Sauerstoff, offene Tropfmethode), noch die niedrigen Herstellungskosten rechtfertigen seine weitere Verwendung im klinischen Bereich. Glaubt man auf dieses Mittel nicht verzichten zu können, so müssen zumindest folgende Sicherheitsmaßnahmen getroffen werden:

Ständige Kontrolle von Herzaktion und Atmung,

Beschränkung auf Rauschnarkosen von maximal 3 Min. Dauer,

Entfernung der mit Chloräthyl besprayten Gesichtsmaske, sobald der Patient sich verzählt oder perseveriert. Bei Verlängerung oder Erweiterung des Eingriffs ist der unmittelbare Übergang auf die Äthertropfnarkose unter Verwendung einer *neuen* Schimmelbusch-Maske geboten.

Halothan (Fluothane, Halothan Hoechst)

$$\begin{array}{ccc} Br & & F \\ | & & | \\ Cl-C & - & C-F \\ | & & | \\ H & & F \end{array}$$

ist eine klare, im Geruch an Chloroform erinnernde Flüssigkeit. Um den zersetzenden Einfluß des Lichts auszuschalten, wird es mit 0,01 % Thymolzusatz in dunklen Flaschen gelagert. Halothandampf ist nicht brennbar, ohne reizenden Einfluß auf die Schleimhäute des Respirationstraktes und chemisch inert gegenüber dem CO_2-Absorptionsmaterial. Der relativ hohe Preis legt die Verwendung des Halothan im halbgeschlossenen Kreislaufsystem nahe.

Flüssiges Halothan, wie seine Dämpfe, haben ein gutes Lösungsvermögen in Gummi- und Kunststoffschläuche. Metalle wie Zinn, Aluminium und Eisen werden durch Halothan korodiert.

Neuere Untersuchungsverfahren haben frühere Befunde, daß *kein* Halothan in den intermediären Stoffwechsel eingehen soll, korrigiert. Über 2 Wochen ausgedehnte Bilanzstudien ergaben eine Verstoffwechselung (Biotransformation) bis zu 20 % der aufgenommenen Substanz und Anlagerung der halogenierten Abbauprodukte vorwiegend an Knochenstrukturen. Der Zuckerstoffwechsel wird nicht beeinflußt, die

Nierenleistung nimmt entsprechend der Minderung des Herzzeitvolumens konzentrationsabhängig geringfügig ab. Nierenzellschädigungen wurden nicht gesehen.

Zur Leberzellschädigung liegen widersprüchliche Befunde vor. Einerseits wurden bereits nach einmaliger Exposition unerklärliches Fieber, Transaminasenanstiege und gelegentlich Gelbsucht beobachtet, andererseits ergaben retrograde Studien an großen Kollektiven in angelsächsischen Ländern, daß der Anteil an Leberzellnekrosen unter Halothan nicht größer als z. B. unter der Inhalation von Diätyläther oder unter Regionalanästhesie lag. Es ist unsere Praxis, bei anamnestisch vorliegender Hepatitis sowie bei Verschlußikterus auf jedwede Anwendung halogenierter Kohlenwasserstoffe als Inhalationsanästhetika zu verzichten. Andererseits erscheint es uns nicht gerechtfertigt, vereinzelten internistischen Empfehlungen zu folgen und die Anwendung des Halothan auf eine Exposition pro Jahr zu beschränken.

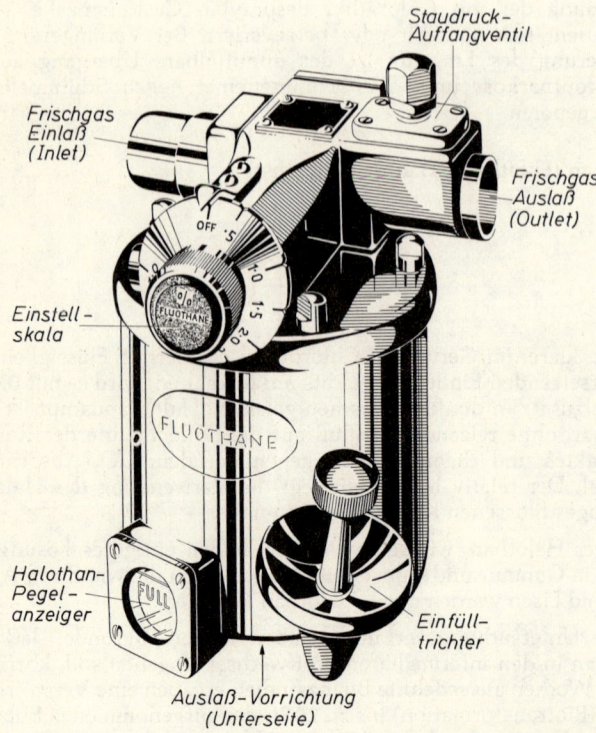

Abb. 23   Fluotec Mark II, Verdampfer für Fluothane (Halothan).

Eine weitere Kontraindikation für Halothane ist das Vorliegen einer malignen Hyperthermie (s. S. 243) in der Anamnese des Patienten oder seiner Blutsverwandten.

Halothan ist ein sehr potentes Anästhetikum und wirkt etwa 4 mal so stark wie Diäthyläther. Die Narkosebreite ist relativ gering. Da bei Überdosierung der Herzstillstand gleichzeitig mit dem Atemstillstand einzutreten pflegt, ist eine genaue Dosierung der Halothankonzentration durch einen *Spezialverdampfer unbedingte Voraussetzung* für eine gefahrlose Anwendung. Dieser wird in den Frischgas-Zustrom *vor* den Kreislaufteil des Narkosegeräts bzw. vor das Nichtrückatmungssystem geschaltet. Im klinischen Gebrauch haben sich der Fluotec Mark II und der HALOTHAN-VAPOR bewährt.

Der Fluotec Mark II ist als „draw over" Verdampfer konstruiert; er kann also notfalls mit Außenluft betrieben werden. Er besitzt eine automatische Thermokompensation und liefert Konzentrationen, die von der Höhe des Gasdurchflusses und von der sich mit Änderung des rückläufig fortgepflanzten Staudrucks schwankenden Turbulenz im Verdampferinnern abhängig sind.

Die auf dem beigegebenen Diagramm ablesbare, von der Durchflußmenge abhängige Konzentration gilt nur für die kontinuierliche Durchströmung mit konstantem Druck (Laboratoriumsbedingungen), nicht aber für intermittierende Druckänderungen, wie sie bei Verdampferanordnung vor dem Kreislaufteil, insbesondere unter Wechseldruckbeatmung, auftreten.

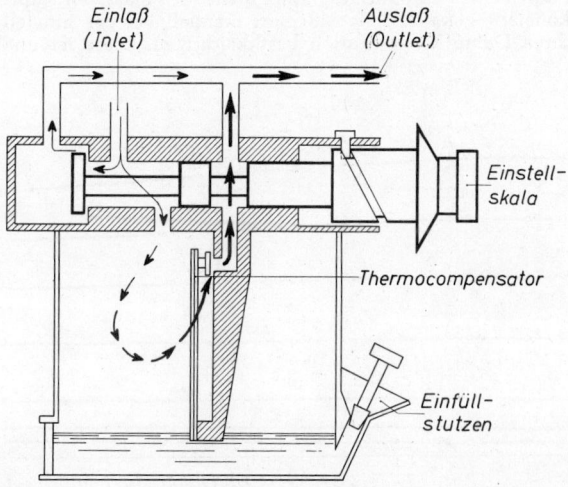

Abb. 24a *Fluotec Mark II*, in Betrieb; **Automatische Thermokompensation durch Bi-Metall-Feder am Auslaß der Verdunsterkammer.**

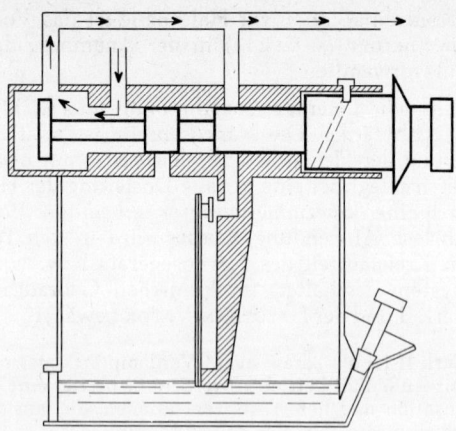

Abb. 24b   *Fluotec Mark II* in „Aus"-Stellung: Das Trägergasgemisch wird ausschließlich im By-Pass an der Verdampferkammer vorbeigeführt.

Zum Betrieb des Halothan-Vapor ist eine Druckgasquelle (Sauerstoff bzw. Sauerstoff und Lachgas) erforderlich. Die ablesbare Verdampfertemperatur wird durch einen als Wärmespeicher dienenden massiven Kupfermantel relativ konstant gehalten; sie läßt sich manuell bei der Einstellung der gewünschten Dampfkonzentration berücksichtigen. Diese ist unabhängig

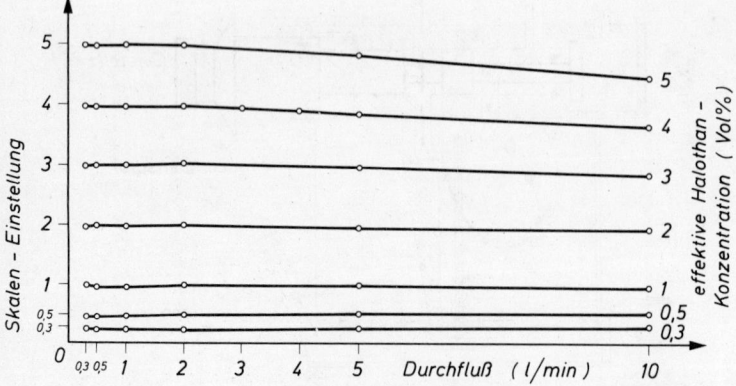

Abb. 25   Relation von eingestellter zur effektiven Halothan-Dampfkonzentration beim „Vapor" (Dräger-Halothan-Verdampfer).

von den Druckschwankungen eines nachgeschalteten Narkose-Kreislauf-teils und entspricht innerhalb eines Durchströmungsbereiches von 0,3 bis ~ 10 l/min den Sollwerten.

Merke: Unabhängig vom angewandten Verdampfer hat die *Tiefensteuerung einer Halothannarkose* nicht durch schematische Einstellung der gewünschten Konzentration, sondern *streng nach Wirkung* zu erfolgen. Bei Spontanatmung sind der Grad der Atemdepression, bei künstlicher Beatmung unter Muskelrelaxation das Verhalten von Blutdruck und Pulsfrequenz regulative Kriterien (s. S. 29).

Atmung. Halothan führt zu keiner Reizung der Schleimhäute, es wird daher vom Patienten auch zur Narkoseeinleitung gern inhaliert. Gesteigerte Bronchialsekretion und Laryngospasmus treten nicht auf. Die Atemfrequenz nimmt anfangs wie unter allen Inhalationsanästhetika zu, während das Atemzugvolumen mit zunehmender Konzentration ständig absinkt. Die Folgen sind eine Verminderung der alveolären Ventilation und Zunahme der CO_2-Spannung im zirkulierenden Blut, die eine assistierende oder kontrollierte Beatmung des Patienten nahelegen.

Kreislauf. Parallel zum Anstieg der Halothankonzentration ergibt sich eine Herabsetzung der Kontraktilität des Herzmuskels (negativ inotroper Effekt auf das Myokard). Die gleichzeitige periphere Ge-

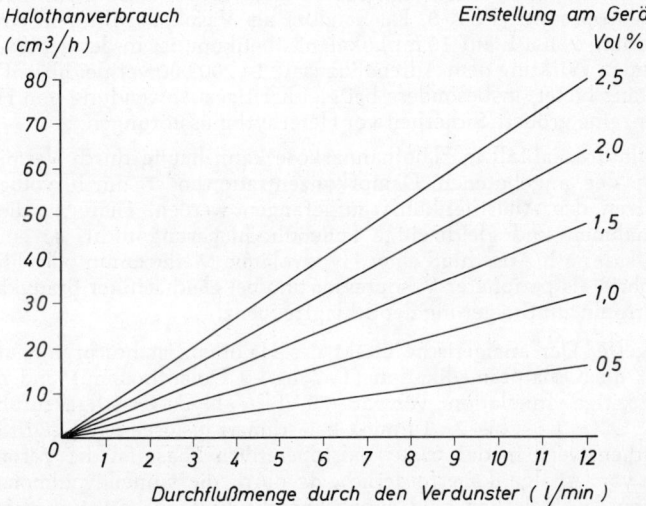

Abb. 26 Halothan-Verbrauch (ml/h) des „Halothan-Vapor" in Abhängigkeit von Gas-Durchflußmenge und Konzentrationseinstellung.

fäßerweiterung wird auf die Einschränkung der Freisetzung von körpereigenen Katecholaminen zurückgeführt. Beide Faktoren führen zu einem regelmäßig zu beobachtenden Blutdruckabfall, der beim jugendlichen Patienten ohne Bedeutung, ja gelegentlich erwünscht ist und zur kontrollierten Blutdrucksenkung ausgenutzt werden kann (s. S. 295). Die Haut des Patienten bleibt trocken und warm, die kapillare Durchblutung (rosige Fingernägel!) ist gut. Bei älteren Hypertonikern und Patienten mit Myokardschäden bedeutet diese Hypotension eine Gefährdung, insbesondere dann, wenn bei gleichzeitiger Atemdepression der P_{CO_2} über 60 mm Hg ansteigt und ventrikuläre Extrasystolen auftreten. Daher sind eine einschleichende und niedrige Dosierung, künstliche Muskelrelaxation und kontrollierte Beatmung zu fordern. Ist die Hypotension mit einer Bradykardie vergesellschaftet, führt $^1/_4$–$^1/_8$ mg Atropin i. v. zu einer baldigen Steigerung von Pulsfrequenz und Herzminutenvolumen.

Halothan sensibilisiert das Myokard gegenüber Katecholaminen. Die Infiltration gefäßreicher Gewebe mit Adrenalin enthaltenden Lokalanästhetika zur Blutstillung oder die Anwendung von Adrenalin-Körpern i. v. oder im Dauertropf zur Behandlung schwerer Hypotensionszustände führt gelegentlich zu ventrikulären Tachykardien, Rhythmusstörungen und seltener zu Kammerflimmern. Bei intraoperativen Schleimhautblutungen (HNO-, Kieferchirurgie) ist daher eine strenge Indikation und eine Beschränkung des Adrenalin-Zusatzes auf eine Konzentration von 1 : 200 000 zu fordern. Der Zusatz von Ornithin-Vasopressin (POR-8, Fa. Sandoz) als Vasokonstriktor in einer Dosierung von 1 E auf 10 ml Lokalanästhetikum, ist in der gefäßverengenden Wirkung dem Adrenalinzusatz 1 : 200 000 vergleichbar. Die Substanz bietet, insbesondere bei gleichzeitiger Anwendung von Halothan, eine größere Sicherheit vor Herzrhythmusstörungen.

Ein Blutdruckabfall in Halothannarkose kann häufig durch Verminderung der angebotenen Dampfkonzentration oder durch völliges Absetzen des Anästhetikums aufgefangen werden. Genügen diese Maßnahmen und gleichzeitige Fußendhochlagerung nicht, so empfiehlt sich nach Ausschluß einer Hypovolämie Methoxamin oder Phenylephrin als peripherer Vasopressor und bei gleichzeitiger Bradykardie Atropin zur Steigerung der Schlagfrequenz.

Analgesie. Der analgetische Effekt des Halothan ist beschränkt und macht die Opiatprämedikation (1–2 mg/kg Dolantin i. m.) und die gleichzeitige Inhalation von 50–70 Vol% N_2O (Frischgaszufuhr: $N_2O : O_2 = 1 : 1$ bis $2 : 1$ l/min) bei schmerzauslösenden Eingriffen wünschenswert. In der *frühen* postoperativen Phase ist die Verordnung von Analgetika erforderlich, da durch die schnelle pulmonale Abgabe des Halothan bald subnarkotische Blutkonzentrationen mit zunehmendem Analgesieschwund erreicht werden (z. B. Dolantin 50 mg + Atosil 25 mg i. m. oder als Dauertropfinfusion).

Muskelrelaxation. Die Muskelrelaxation ist ohne Anwendung prä-
toxischer hoher Dosierung ungenügend. Die gleichzeitige Anwendung depolarisierender wie nichtdepolarisierender Relaxantien ist
möglich. d-Tubocurarin wurde anfangs in Kombination mit Halothan
abgelehnt, da letzterem ganglioplegische Eigenschaften zugeschrieben
wurden, die sich zu der des Curare addieren und nicht beherrschbare
Hypotensionszustände verursachen sollten. Wir haben d-Tubocurarin
seit Jahren als Langzeitrelaxans mit Halothan eingesetzt und ernste
Hypotensionszustände durch langsame Injektion fraktionierter Dosen, ggf. durch Verringerung der Halothankonzentration vermeiden
können. Da Halothan den neuromuskulären Repolarisationsblock des
Curare potenziert, kann zudem die Dosierung des d-Tubocurarin um
30 % niedriger angesetzt werden als z. B. unter Neurolept-Analgesie
(NLA).

In der Aufwachphase werden neben dem schnellen Schwund der Analgesie häufig Frösteln und blasse Gesichtsfarbe beobachtet, die auf vermehrte intraoperative Wärmeabgabe bei gleichzeitiger Stoffwechsel-
depression zurückgeführt werden.

Konzentrationen. *Einleitung:* Barbiturat-Einschlafdosis 3 mg/kg i. v.
oder Halothan 1,5—3 Vol% im Trägergasgemisch, mit hohem Flow
($N_2O : O_2 = 6 : 2$) über 3—5 Min, per inhalationem.

Unterhaltung: 0,5—1,2 Vol% im halbgeschlossenen Kreissystem,
Frischgaszustrom $N_2O : O_2 = 1 : 1$ bis $2 : 1$ l/min.

Die erforderliche Blutkonzentration beträgt etwa 20 mg %; sie kann
beim Erwachsenen mit 800 ml Halothandampf erreicht und mit 30
ml/min aufrechterhalten werden. Etwa 5—7 min nach Absetzen der
Zufuhr wird der Patient wieder ansprechbar, sofern die Rückatmung
ausgeschlossen wird. Die völlige Elimination des Halothan erfolgt je
nach Narkosedauer noch über Stunden, weil die lipoidlösliche Substanz nur langsam aus dem Fettgewebe mobilisiert wird, während die
Blutkonzentration infolge der guten alveolären Passage zu subnar-
kotischer Höhe abfällt.

Besonderheiten in der klinischen Anwendung. *Der Halothan-Rausch-
narkose* (ambulante kleine Chirurgie, Zahnheilkunde, augenärztliche
Untersuchungspraxis) soll eine Atropinprämedikation vorausgehen.
Vor großen chirurgischen Eingriffen, vor endotrachealer Intubation,
auch vor Anwendung des Muskelrelaxans Succinylcholin, ist das Herz
unbedingt vor vagalen Reizen durch Gabe von Atropin $1/4$—$1/2$ mg,
entweder 15—30 Min. präoperativ i. m. bzw. 3 Min. vorher i. v. zu
schützen und eine ausreichende Analgesie durch die Prämedikation
mit Pethidin (Dolantin 2 mg/kg) und Promethazin (Atosil 1 mg/kg)
sicherzustellen. Chlorpromazin (Megaphen) eignet sich wegen seiner
zu Tachykardie und Hypotension führenden Eigenschaften nicht zur
medikamentösen Vorbereitung einer Halothannarkose.

Die endotracheale Intubation des Säuglings und Kleinkindes ohne Muskelrelaxans läßt sich innerhalb von 5 Min. elegant und sicher in mitteltiefer Halothan-Inhalationsnarkose durchführen. Bei Intubationsversuchen in zu oberflächlicher Narkose droht das Auftreten von Laryngospasmen; daher ist eine ausreichende Narkosetiefe zu beachten, die sich in der reaktionslosen Toleranz des GUEDEL-Mundtubus, muskulärer Entspannung der Extremitäten, verengten Pupillen und einer regelmäßigen Atmung manifestiert. Die Spontanatmung kann vom Anästhesisten vor der Intubation durch assistierende Hyperventilation leicht in eine kontrollierte Beatmung übergeführt werden. Die Herzaktion wird durch ein auf die Brustwand befestigtes Stethoskop fortlaufend überwacht; bei Bradykardie wird die weitere Halothanzufuhr unterbrochen.

Kontrollierte Hypotension s. S. 245.

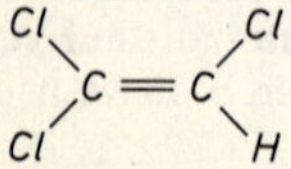

Abb. 27 Trichloräthylen (Trilen).

Trichloräthylen (Trilen)

ist ein ungesättigter halogenisierter Kohlenwasserstoff von relativ geringer Flüchtigkeit (Siedepunkt 87 °C). Er riecht nach Chloroform und wird in braunen Flaschen mit Thymolzusatz als Stabilisator gelagert. Der Dampf ist 4,5 mal schwerer als Luft, mit letzterer aber weder explosibel noch entflammbar und hat auf die Schleimhäute keinen irritierenden Effekt.

Beachte: Da Trilen mit dem CO_2-Absorber hochtoxisches, zu Lungenödem führendes Phosgen bildet, ist seine *Anwendung nur im offenen System ohne Rückatmung,* nicht aber im Kreissystem möglich. Es hat seinen Platz als Analgetikum während der Eröffnungsperiode der Geburt behaupten können und wird mittels des Gerätes von HOSEMANN-HICKL jeweils zu Wehenbeginn von der Kreißenden selbst zugeführt.

Chloroform. $CHCL_3$ ist eine farblose Flüssigkeit von süßlichem, angenehmen Geruch, dessen Dämpfe weder mit Luft noch mit Sauerstoff entflammbar oder explosiv sind.

Es ist ein sehr potentes volatiles Anästhetikum von großer medizinhistorischer Bedeutung. Die geringe Narkosebreite, insbesondere aber die toxischen Einwirkungen auf Myokard und Leberparenchym (akuter diastolischer Herzstillstand, u. U. sekundäre Lebernekrosen bzw. — dystrophie) lassen heute einen klinischen Einsatz nicht mehr zu. Auch die Entwicklung moderner, genau dosierender Verdampfer kann sein „come back" nicht nahelegen.

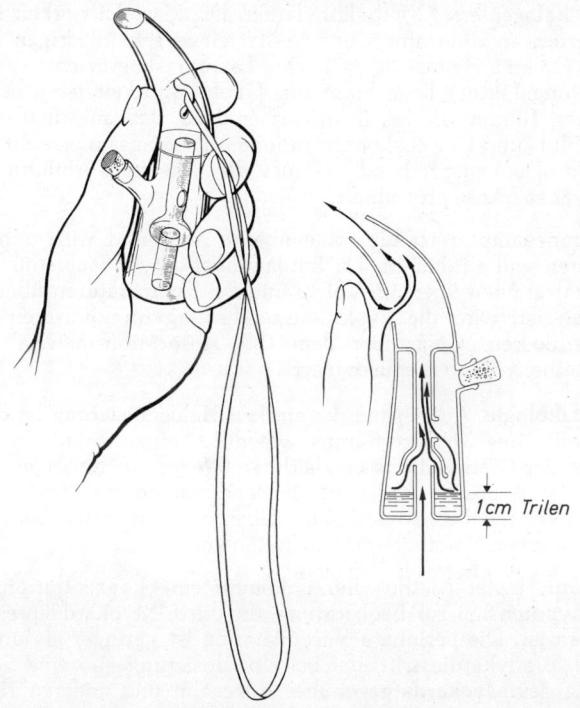

Abb. 28 Trichloräthylen-Verdampfer nach Hickl zur geburtshilflichen Analgesie. Einfülltrichter mit Stopfen verschlossen.

Die Verdampferleistung wird durch die Handwärme gesteigert, so daß wenige Inhalationen *vor* Einsetzen der Eröffnungswehe jeweils den Uteruskontraktionsschmerz koupieren.

Die Flüssigkeit ist mit 1 % Äthylalkohol zum Schutz gegen Oxydation zu Phosgen versetzt. Chloroformdampf ist 4 mal schwerer als Luft, die erforderlichen Konzentrationen betragen für die Analgesie: 0,25—0,75 Vol %, für das Stadium I: 0,75—1,25 Vol %, für das Stadium II: 1,25—1,7 Vol %. Ein Herzstillstand kann bereits bei Konzentrationen über 2 Vol % eintreten.

Methoxyfluran (Penthrane)

$$H - \overset{\overset{\textstyle Cl}{|}}{\underset{\underset{\textstyle Cl}{|}}{C}} - \overset{\overset{\textstyle F}{|}}{\underset{\underset{\textstyle F}{|}}{C}} - O - \overset{\overset{\textstyle H}{|}}{\underset{\underset{\textstyle H}{|}}{C}} - H$$

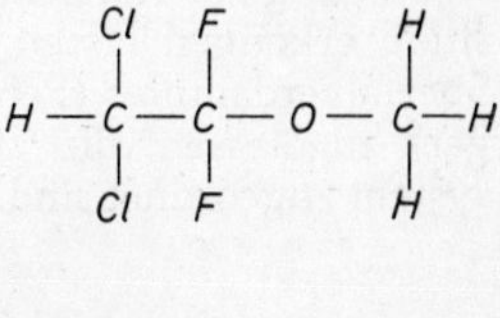

Abb. 29   Methoxyfluran (Penthrane).

ist ein halogenierter Methyläthyläther. Die klare Flüssigkeit erinnert im Geruch an Chloroform und besitzt einen sehr niedrigen Dampfdruck (25 mm Hg bei 20 °C). Der Partitionskoeffizient (Luft-Blut-Verteilungsfaktor) liegt hoch, die Lipoidlöslichkeit ist groß. Beide Faktoren führen wie bei Diäthyläther dazu, daß anästhetisch wirksame Blut- und Gewebskonzentrationen nur langsam erreicht werden können. Dementsprechend verläuft die An- und Abflutung einer Penthranenarkose protrahiert.

Penthranedampf reizt die Schleimhäute nicht und wird daher vom Patienten willig inhaliert. Da Entflammbarkeit in Sauerstoff erst bei Konzentrationen über 5,5 Vol % und bei Temperaturen über 62 °C gegeben ist, wird die Explosionsgefährdung im klinischen Bereich ausgeschlossen. Gegenüber dem CO_2-Absorptionsmaterial verhält sich Methoxyfluran chemisch inert.

Pharmakologie. Auf Grund der starken Halogenisierung ist die Narkosebreite des Methoxyflurans wesentlich eingeschränkt und nicht mit der des Diäthyläthers vergleichbar. Wegen des niedrigen Dampfdrucks sind brüske Konzentrationsänderungen im Ventilationsgemisch nicht möglich, so daß akute Überdosierungen wie bei der Verdampfung von Halothan nicht auftreten können.

Kreislauf. Unter Methoxyfluran kommt eine konzentrationsabhängige Hypotension zur Beobachtung, die durch Myokarddepression zu erklären ist. Die periphere Vasodilatation ist geringer als unter Halothan. Bradykardie tritt erst bei Überdosierung ein, eine Sensibilisierung des Myokards gegenüber Adrenalin und anderen Katecholaminen wurde bei lokaler Anwendung nicht beobachtet.

Atmung. Im Gegensatz zu Diäthyläther führt Penthrane bereits in mittleren Konzentrationsbereichen zu einer Atemdepression, die assistierte oder kontrollierte Beatmung zur Kompensation erfordert.

Stoffwechsel. Allgemeine Stoffwechseleinschränkung mit Verminderung des O_2-Verbrauchs. Lebertoxizität wie die des Halothan umstritten. Ein Blutzuckeranstieg ist nur nach Belastung nachweisbar.

In den letzten Jahren wurden vereinzelt nach Methoxyflurane-Inhalation akutes Nierenversagen, vorwiegend mit Polyurie, seltener mit Oligo- bzw. Anurie beobachtet. Es darf angenommen werden, daß Abbauprodukte des Penthrane diese tubuläre Nierenschädigung verursachen. Da die bisherigen Mitteilungen eine Korrelation der Nierenschädigung zur Konzentration wie zur Dauer der Methoxyfluranexposition erkennen lassen, sind zur klinischen Anästhesie nur geeichte Spezialverdampfer (Pentec, Fa. BOC oder Penthrane-Vapor, Fa. Dräger) zugelassen, die zwischen Frischgaszufuhr und Patientenkreissystem angeordnet sind.

Muskeltonus. Bereits im Stadium der Analgesie deutliche Skelettmuskelentspannung. Bei Laparotomien wird eine Einschränkung repolarisierender Relaxantien um 50—70 %/o ermöglicht.

Prämedikation. Altersgemäße Gabe von Atropin 15—30 Min. i. m. bzw. 3—5 Min. i. v. vor Narkosebeginn. Opiate sind unerwünscht, da sie die Atemdepression des Methoxyflurans potenzieren. Eine lange postoperative Analgesie ist infolge der langsamen Ausscheidung des Penthrane sichergestellt.

Konzentrationen. *Einleitung:* Bei einer ausschließlichen Zufuhr von 1,5 Vol %/o Penthranedampf in 4 l Frischgaszustrom zum halbgeschlossenen Kreissystem wird Analgesie in 5—6 Min., das Stadium III-2 in 15—20 Min. erreicht.

Zur Unterhaltung genügen 0,6—0,8 Vol %/o unter Verwendung von $N_2O : O_2$ im Verhältnis 2 : 1 als Trägergas.

Aufwachphase. Da Methoxyfluran in den Fettdepots des Organismus gespeichert und nach Absetzen der Zufuhr nur langsam über die Lungen eliminiert wird, ist eine rechtzeitige Beendigung seiner Zufuhr *vor* dem Operationsende geboten (etwa 10—15 Min. pro Narkosestunde). Das Aufwachen wird unter Beatmung mit einem hohen Frischgas-Flow oder unter Verwendung eines Nicht-Rückatmungssystems (RUBEN-Ventil) beschleunigt.

Klinische Anwendungen. Methoxyfluran ist als explosionssicheres Inhalationsanästhetikum für lange Eingriffe geeignet und bewirkt gute Muskelentspannung. Es kann zur Potenzierung einer N_2O/O_2 Analgesie mit Erfolg herangezogen werden (z. B. beim Kopfdurchtritt in der Geburtshilfe). Die Anwendung von Penthrane im offenen oder Nichtrückatmungssystem erfolgt zur geburtshilflichen Analgesie.

Wegen der protrahierten An- und Abflutung ist die Steuerbarkeit begrenzt, eine Barbiturat-Einleitung wünschenswert. Der postoperative Nachschlaf erspart dem Patienten die frühe Verordnung von Analgetika, erfordert jedoch auf der Station mehr Überwachungspersonal.

Die in den letzten Jahren mitgeteilten, wenn auch nicht gehäuft auftretenden Beobachtungen tubulärer Nierennekrosen dürften den klinischen Einsatz generell in Frage stellen.

Enflurane (Ethrane)

Enflurane ist ein halogenierter Methyl-Äthyl-Äther, dessen physikalische und anästhesiologische Eigenschaften mit dem Halothane vergleichbar sind, obwohl die chemische Struktur auf eine Verwandschaft mit dem Methoxyfluran hinweist. Die Substanz ist inzwischen aus der klinischen Prüfung entlassen und für den allgemeinen Verbrauch freigegeben worden. Enflurane ist ohne Stabilisator haltbar, geht mit Absorbermaterial keine Reaktionen ein, besitzt aber ein gutes Lösungsvermögen in Gummi- und Plastikschläuchen. Weder die Flüssigkeit noch die Gase sind entflammbar, die Dampfkonzentration für die Einleitungsphase beträgt zwischen 2 und 5 Vol.%; zur Unterhaltung werden 1,5—3 Vol.% benötigt.

Die Atmung wird durch höhere Ethranekonzentrationen deutlich deprimiert, so daß insbesondere bei längeren Operationen und alten Patienten assistierte oder kontrollierte Beatmung wünschenswert ist. Irritation des Tracheobronchialbaumes oder gesteigerte Salivation fehlen. Herzzeitvolumen und Herzfrequenz bleiben unter klinischer Dosierung relativ konstant. Höhere Konzentrationen führen zu einer Blutdrucksenkung, die durch Verminderung des peripheren Widerstandes bei erniedrigtem Herzzeitvolumen zu erklären ist.

Ähnlich dem Halothan sensibilisierte auch Ethrane das Myokard gegenüber Katecholaminen, so daß die gleichzeitige Applikation von adrenalinhaltigen Lokalanästhetiklösungen unerwünscht ist.

Bei tiefer Ethrane-Anästhesie sind im EEG gelegentlich Krampfpotentiale sowie periphere Muskelzuckungen beobachtet worden. Im Vergleich zu Halothan ist die Skelettmuskelrelaxation deutlich stärker; die Zeiten für die Narkosean- und abflutung sind kürzer. Aufgrund genauer bilanzierter Stoffwechseluntersuchungen erscheint erwiesen, daß nur etwa 2,5 % der zugeführten Menge Enflurane in den intermediären Stoffwechsel eingeht, während der übrige Anteil über die Lunge unverändert ausgeschieden wird. Die relativ geringe analgetische Wirkung von Ethrane legt seine Anwendung in Kombination mit Lachgas nahe. Im übrigen gelten für Enflurane die gleichen Kontraindikationen wie für Halothan: Akute Leberzellschädigung, maligne Hyperthermie, Unverträglichkeiten gegenüber früher applizierten halogenisierten Inhalationsanästhetika, z. B. Halothan, Herz- und Koronarinsuffizienz.

Kohlensäuretransport; Beziehungen zum Säure-Basen-Haushalt

Die im Gewebe durch den Stoffwechsel anfallende CO_2 wird nur zu einem relativ kleinen Anteil *physikalisch* gelöst im Serum transportiert. Der wesentlich größere Anteil liegt *chemisch* gebunden, vorwiegend als Bikarbonat, zum geringen Teil an Aminosäuren und Hämoglobin gebunden, als Karbaminat vor.

Da reduziertes Hämoglobin eine weit schwächere Säure als Oxyhämoglobin ist, wird im Gewebe die Bindung von CO_2 aus dem Plasma an Erythrozyten begünstigt, nachdem zuvor unter der Einwirkung der Karboanhydratase aus CO_2 und Wasser dissoziierte Kohlensäure ($H^+ HCO_3^-$) beschleunigt gebildet worden ist.

Durch Sauerstoffaufnahme an das Hämoglobinmolekül und Umwandlung in Oxyhämoglobin in der Lunge wird dieser Prozeß rückläufig gesteuert und CO_2 an der Alveolarwand freigesetzt.

Als CO_2-Totalkapazität wird der CO_2-Gehalt eines Vollblutes oder Plasmas bezeichnet, das mit der regulären alveolären Kohlensäurespannung von 40 mm Hg zuvor äquilibriert wurde. Die klinisch interessierende CO_2-Kapazität des Plasmas (53—68 ml/100 ml Serum) setzt sich aus der physikalisch gelösten CO_2 (2,8 ml⁰/o) und der ionisch gebundenen (50—65 ml⁰/o) zusammen. Letztere gebundene Kapazität wird auch als CO_2-Bindungsvermögen oder als Alkalireserve bezeichnet.

Da im Plasma nur 0,8 ml/100 ml Serum als Karbaminat an Aminosäuren gebunden vorliegen, kann für klinische Belange die chemisch gebundene CO_2-Kapazität mit dem Plasma-Bikarbonat-CO_2 gleichgesetzt und in mval ausgedrückt werden (normal 20—25 mval).

Normale CO_2- und pH-Werte des Blutes bei Gesunden (nach COMROE)

	Arterienblut	Venenblut
Gesamt-CO_2 Vol⁰/o	49,0	53,1
Gesamt-CO_2 mM/l	21,9	23,8
Plasma-CO_2 Vol⁰/o	59,6	63,8
gelöste CO_2 Vol⁰/o	2,84	3,2
gebundene CO_2 Vol⁰/o	56,8	60,5
gebundene CO_2/gelöste CO_2	20/1	18,9/1
CO_2-Druck in mm Hg	41	46,5
Plasma-pH	7,40	7,38

Die Kohlensäure nimmt im Puffersystem des Blutes zur Konstant-
erhaltung der Wasserstoffionenkonzentration eine zentrale Position
ein, die sich durch die HENDERSON-HASSELBALCH-Äquation ausdrücken
läßt:

$$pH = P_k + \log \frac{(\text{gebunden } CO_2)}{(\text{freie } CO_2)}$$

Da unter physiologischen Bedingungen der Reaktionskoeffizient
$P_k = 6,1$ und das Verhältnis der gebundenen zur freien $CO_2 = 20 : 1$
beträgt, ergibt das pH:

$$\begin{aligned} pH &= 6,1 + \log \frac{20}{1} \\ (\text{Plasma}) \\ &= 6,1 + 1,3 = 7,4 \end{aligned}$$

Verändern sich Zähler und Nenner obiger Gleichung proportional, so
kommt es zu keiner pH-Verschiebung, wir sprechen von *kompensier-
ten* Verlagerungen im CO_2- bzw. Bikarbonathaushalt.

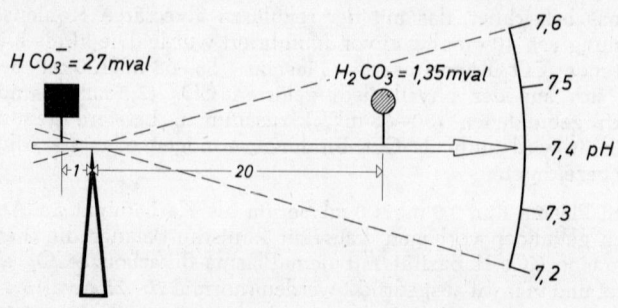

Abb. 30 Schematische Darstellung der HENDERSON-HASSELBALCH-Äquation.

Zum besseren Verständnis der Aussagekraft der HENDERSON-HASSEL-
BALCH-Gleichung wollen wir diese schematisch als Waage darstellen:
Es kommt zu einem pH-Anstieg, wenn entweder das Bikarbonat zunimmt, oder das physikalisch gelöste freie CO_2 abnimmt und umgekehrt zu einem pH-Abfall, wenn das Bikarbonat sich verringert, bzw.
das freie CO_2 zunimmt. Da der Organismus jederzeit peinlichst darauf
bedacht ist, die Wasserstoffionenkonzentration des Blutes bei pH=7,4
konstant zu erhalten, so reagiert er, solange es eben möglich ist, mit
Kompensationen über Lunge und Nieren, um den Quotienten gebundenes CO_2 : freies CO_2 nicht zu verändern.

Beispiele

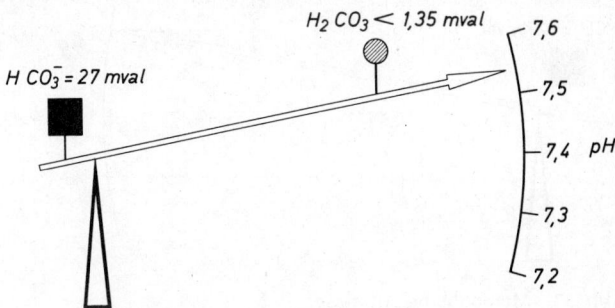

Abb. 31   Respiratorische Alkalose.

Respiratorische Alkalose

Ursache: CO_2-Abnahme durch Hyperventilation (Atmungstetanie)

Kompensationen: Abnahme der HCO_3-Produktion in den Tubuluszellen der Niere durch Verzögerung des Na^+-H^+-Austausches.

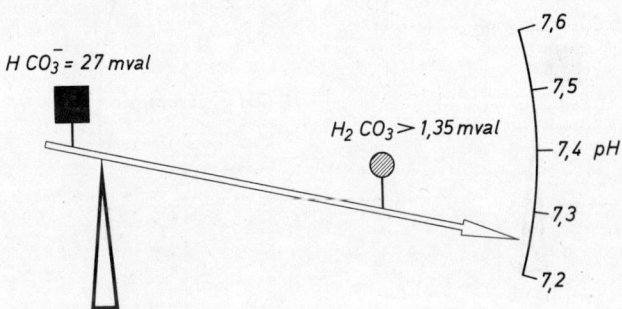

Abb. 32   Respiratorische Azidose.

Respiratorische Azidose

Ursache: CO_2-Zunahme durch Hypoventilation, pulmonale Diffusionsstörungen, Atemdepression bei tiefer Narkose, Koma, Hypercarbie.

Kompensationen: Zunahme der renalen Bikarbonat-Produktion.

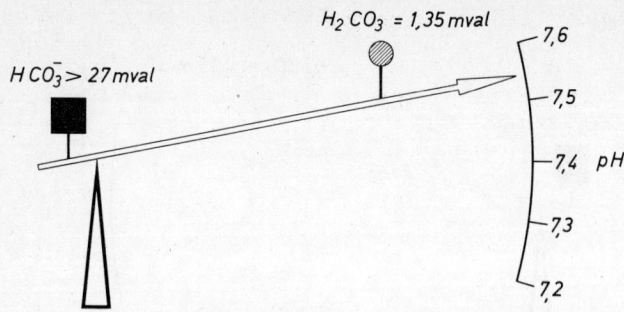

Abb. 33   Metabolische Alkalose.

Metabolische Alkalose

Ursache: Bikarbonat-Zunahme (Überkorrektur) oder häufiger Abnahme des Anions;

Beispiel: Chloridverlust bei rezidivierendem Erbrechen.

Kompensationen: Zunahme der renalen Bikarbonatausscheidung durch Verzögerung des Na^+-H^+-Austausches; pulmonal durch Hypoventilation, d. h. CO_2-Retention.

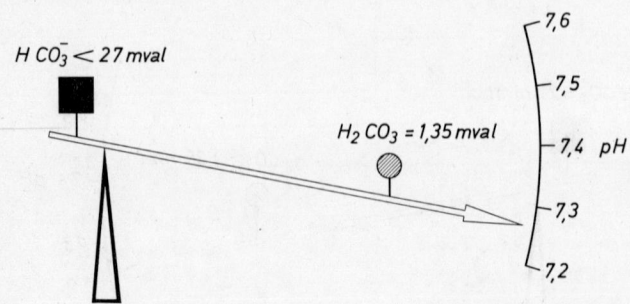

Abb. 34   Metabolische Azidose.

Metabolische Azidose

Ursachen: Abnahme des Kations (Na-K-Verlust bei Durchfällen); Zunahme des Anions (Zufuhr von NH_4Cl); Zunahme von organischen Säuren bei diabetischer Azidose, Schock oder Urämie.

Kompensationen: Zunahme der renalen Bikarbonatproduktion.
Pulmonal: Hyperventilation (KUSSMAUL-Azidoseatmung).

Als Konsequenz dieser Kompensationsvorgänge ergibt sich die Tatsache, daß respiratorische Alkalose wie metabolische Azidose durch die Gegenregulationsmechanismen des Organismus schließlich zum gleichen Zustand führen. Werden z. B. bei diabetischer Azidose dem Körper primär Basen zur Ausscheidung der organischen Säuren entzogen, wird zur Kompensation u. a. vermehrt CO_2 abgeatmet, bis der pH-Wert wieder normal ist. Umgekehrt führt eine Hyperventilation unter kontrollierter Beatmung zunächst zu einer respiratorischen Alkalose, bis durch vermehrte Ausscheidung von Basen im Urin ein normaler pH-Wert erreicht ist. In beiden Fällen resultiert im Endzustand der Kompensation ein normaler pH-Wert bei verminderter Alkalireserve. Gleiches gilt sinngemäß in der Relation respiratorische Azidose/metabolische Alkalose.

CO₂-Absorption

Ein geschlossenes oder halbgeschlossenes Narkosesystem setzt die Absorption der vom Stoffwechsel gebildeten Kohlensäure voraus, damit eine CO_2-Akkumulation im Ventilationsgemisch und im Organismus des Patienten verhindert wird. Es ist das Verdienst von WATERS (1924), durch Anwendung von trockenem Atemkalk zur Kohlensäurebindung die Voraussetzung für die Entwicklung halbgeschlossener Inhalationssysteme geschaffen zu haben.

Atemkalk enthält an chemischen Bestandteilen Kalziumhydroxyd ($Ca[OH]_2$), Natriumhydroxyd ($NaOH$) oder Bariumhydroxyd ($BaOH$), Silikate und Wasser. Das Gemisch wird zu harten, porösen Granula gepreßt und ist in der Regel mit einem Farbindikator versehen, der bei Erschöpfung der Kohlensäurebindungsfähigkeit in einen blau-violetten Farbton umschlägt.

Die CO_2-Absorption ist eine in mehreren Stufen ablaufende exotherme Neutralisationsreaktion:

CO_2 dissoziert in Wasser ($+ H_2O$) $\rightleftharpoons$ $HCO^-_3 + H^+$

Neutralisation der Kohlensäure durch Natriumhydroxyd:

$HCO^-_3 + H^+$ und $2 (Na^+OH^-) \rightarrow Na_2CO_3 + 2 H_2O$

Durch Kationenaustausch erfolgt die Umwandlung des Kalziumhydroxyds in Kalziumkarbonat unter Regeneration des Natriumhydroxyds:
$Na_2CO_3 + Ca(OH)_2 \rightarrow 2 NaOH + CaCO_3$

In der Endstufe des Absorptionsprozesses wird also Kalziumkarbonat gebildet. Der in kontinuierlichem Gebrauch erschöpfte Atemkalk zeigt durch Indikatorverfärbung seine abnehmende CO_2-Bindungskapazität an und wird gleichzeitig trocken und hart. Läßt man ihn anschließend an der Luft stehen, so verblaßt die grau-blaue Indikatortönung, *ohne* daß eine Regeneration der CO_2-Bindungsfähigkeit eintritt.

Die Gebrauchsdauer eines mit Atemkalk gefüllten Absorptionskanisters hängt von vielen Faktoren ab (Stoffwechselaktivität des Patienten, Form und Größe des Absorbers, Qualität und Granulierung des Atemkalks). Die Sicherungsgrenze der CO_2-Absorption wird überschritten, wenn mehr als 0,6 Vol% CO_2 bei der Passage des Ventilationsgemisches durchgelassen werden, also bei Anwendung eines Einzelabsorbers etwa nach 1 1/2 Std. Bei Hintereinanderschaltung von zwei Absorberpatronen läßt sich diese Zeit auf etwa 5 Std. verlängern, die resultierende Widerstandserhöhung ist gering und klinisch belanglos. Die Erschöpfungszone schreitet dabei *mit der Gasstromrichtung* voran, also beim Kreissystem und Absorberanordnung im Exspirationsschenkel von oben nach unten, bei Absorberanordnung im In-

spirationsschenkel von unten nach oben. Die Reaktionszone ist durch
eine von außen fühlbare Erwärmung markiert, der eine weitere, distal
im Gasstrom gelegene Wärmezone folgt, die durch Kondensation von
Wasserdampf hervorgerufen wird. Die Erschöpfung der proximal im
Gasstrom gelegenen Patrone läßt sich daher durch den blau-violetten
Indikatorumschlag und das Erkalten der Kanisterwandung erkennen.
Der daraufhin ausgewechselte und neu gefüllte Behälter wird nun
distal (in der Gasstromrichtung!) vom ursprünglichen zweiten Absorber postiert.

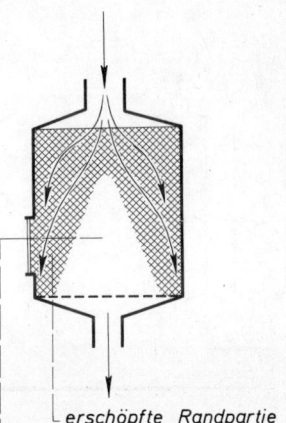

Abb. 35 „Kanalisationseffekt" bei der
Durchströmung eines CO_2-Absorptions-
kanisters. An der Kanisterwand ist der
Widerstand geringer als im Zentrum,
dessen Granula noch unverbraucht sind,
wenn der Absorber bereits CO_2 passieren läßt.

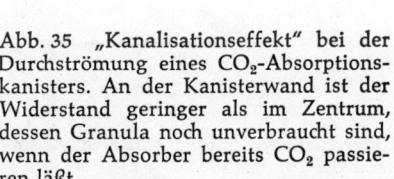

⎿ erschöpfte Randpartie

vom Gasstrom nicht
erreichte Absorbergranula

Merke: Doppelabsorption garantiert im klinischen Betrieb nicht nur
die wirtschaftliche Ausnutzung des Atemkalks, sondern erhöht gleichzeitig die Sicherheit einer ausreichenden CO_2-Bindung!

Trotz der industriellen Vervollkommnung des Atemkalks bleibt die
CO_2-Absorption gelegentlich unsicher, da feuchte Absorbermateria-
lien verklumpen können und eine diffuse Durchströmung des Ventilationsgemisches verhindern (Kanalisierungseffekt). Bei den vertikal
angeordneten Patronen des Kreissystems passiert das Ventilationsgemisch unter Ausnutzung des geringsten Widerstandes bevorzugt
die wandungsnahen Schichten, während der Kern kegelförmig aus-
gespart bleibt. Horizontal liegende Pendel-Absorber weisen trotz
guter Füllung eine granulafreie Zone im Bereich der Kuppe auf, die
durch Sedimentierung des Atemkalks bedingt ist und in erster Linie
von der Pendelluft durchströmt wird. Zudem wird durch Verbrauch
der patientenseitigen Atemkalkschichten der Totraum des Systems zu-

nehmend vergrößert. Bei Pendelabsorbern ist auf die staubfreie Qualität des Atemkalks besonders zu achten, da bei der luftwegnahen Lage die Inhalation der stark alkalischen Partikel erleichtert ist und zu einer schweren chemisch induzierten Tracheobronchitis führt (S. 79).

Merke: Hautrötung, Schwitzen, Blutdruckanstieg und Tachykardie können klinische Anzeichen einer CO_2-Retention sein! Eine sorgfältige Kontrolle der Absorberaktivität ist angezeigt.

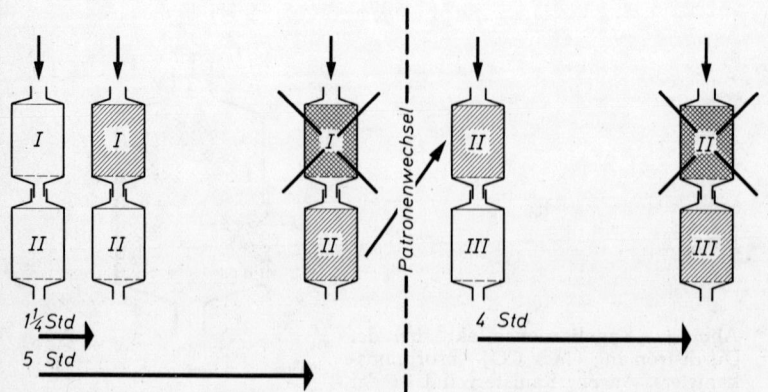

Abb. 36   Doppelabsorption bei Hintereinanderschaltung von zwei Absorberpatronen mit einem Volumen von je 0,5 l.

Nach 1½ Std. beginnt die erste Patrone bereits etwas CO_2 durchzulassen. Nach insgesamt 5 Std. ist sie völlig erschöpft, während der nachgeschaltete Kanister seinerseits das erste Kohlendioxyd passieren läßt. Ersatz des Kanisters I und gleichzeitiger „Stellungswechsel" der Patrone II *über* den Ersatz III.

Das Auswechseln des Kanisters II wird nach weiteren 4 Std. erforderlich.

Narkosesysteme

Die Bezeichnung der verschiedenen Systeme für Inhalationsnarkosen sind im deutschen Sprachgebiet sehr uneinheitlich. Es erscheint daher angebracht, zuerst die Begriffe „Offenes, Halboffenes, Halbgeschlossenes, Geschlossenes System" entsprechend der ursprünglichen angelsächsischen Nomenklatur zu definieren, bevor wir eine Interpretation unserer derzeitigen Begriffsinhalte vornehmen.

Um Mißverständnisse sicher zu vermeiden, ist es bei Apparatnarkosen notwendig, neben Menge und Zusammensetzung des Frischgaszustroms anzugeben, ob ein Nicht-Rückatmungssystem bzw. ein System mit partieller Rückatmung in der Modifikation des Pendel- oder Kreissystems zur Anwendung gelangt.

Englische Nomenklatur

Offenes System (Open system), gekennzeichnet durch freien Zu- und Abgang atmosphärischer Luft, der durch die dem Gesicht aufliegende Narkosemaske Dämpfe volatiler Anästhetika zugemischt werden.

Halboffenes System (semiopen) mit Zufuhr eines Narkosegasgemisches in einem Schlauchsystem zum Patienten. Die Exspirationsluft entweicht über ein maskennahes Nicht-Rückatmungsventil in die Atmosphäre.

Halbgeschlossene Systeme (semiclosed) entlassen nur einen Teil der Exspirationsluft ins Freie, während der Rest mit dem Frischgaszustrom vermischt rückgeatmet wird. Das System kann als Pendel- oder Kreissystem ausgelegt sein und erfordert zur Elimination des durch die Stoffwechselvorgänge gebildeten Kohlendioxyds einen CO_2-Absorber.

Geschlossenes System (closed) mit vollständiger Rückatmung der Exspirationsluft. Die abgerauchte Kohlensäure wird in einem Absorber chemisch gebunden. Als Frischgas wird nur der metabolische O_2-Bedarf zugesetzt.

Die entsprechenden Begriffsinhalte im deutschen Sprachgebiet.

Sie sind nicht einheitlich und versuchen, funktionelle Gesichtspunkte zu berücksichtigen:

Offenes System. Völlige Trennung der In- und Exspirationsgemische im Bereich des Lufteingangs am Patienten unter Ausschluß jeglicher

Rückatmung. Es umfaßt neben den „offenen Tropfnarkosen" alle Formen der Nicht-Rückatmungssysteme (Non-rebreathing).

Halboffenes und Halbgeschlossenes System. Sie umfassen Pendel- und Kreissysteme mit partieller Rückatmung unterschiedlichen Grades. Die Grenze zwischen beiden wird häufig willkürlich gezogen; z. B. wird häufig ein Inhalationssystem als „halbgeschlossen" bezeichnet, wenn der Frischgaszustrom die Hälfte des Atemminutenvolumens unterschreitet.

Geschlossenes System. Die Bezeichnung deckt sich mit der englischen Definition. Die gesamte Exspirationsluft wird über einen CO_2-Absorber geleitet und unter Zusatz des basalen Sauerstoffbedarfs + erforderlicher Anästhetika dem System wieder zugeführt. Unkontrollierbare Gasverluste aus dem System und über die Körperoberfläche des Patienten (Darm, Haut, Wunden) sind nie vollständig zu vermeiden. In der praktischen Anästhesie findet das geschlossene System keine Anwendung, da aus Sicherheitsgründen die Konzentration an Anästhetika und Sauerstoff im Ventilationsgemisch fortlaufend gemessen und registriert werden müßte.

Merke: Die Bezeichnungen der Inhalationssysteme werden in unserem Sprachgebiet nicht einheitlich ausgelegt. Bei Apparatnarkosen muß daher stets neben Menge und Zusammensetzung des Frischgaszustroms angegeben werden, ob ein Nicht-Rückatmungssystem bzw. ein Pendel- oder Kreissystem zur Anwendung gelangt.

Offene Tropfnarkosen

In Behelfs- und Katastrophensituationen eignen sich Diäthyläther zur langfristigen, Divinyläther und Chloräthyl zur kurzfristigen Masken-Tropfnarkose. Für den klinischen Routinebetrieb ist das Verfahren überholt und nicht empfehlenswert.

Die Narkosemaske aus lockeren Mullagen (Schimmelbusch-Maske) ist als Verdampfer den Luftwegen des Patienten unmittelbar vorgeschaltet; der Rauminhalt unter der Maske addiert sich zum funktionellen Totraum. Durch Entzug latenter Verdampfungswärme seitens der aufgetropften Anästhetika kommt es zur Abkühlung der unmittelbaren Umgebung der Maske, die zum Niederschlag von Luftfeuchtigkeit und ggf. deren Vereisung führt. Die Folgen sind eine Erhöhung des Atemwiderstandes und ein Abfall der Verdampferleistung auf die Hälfte und weniger, die z. B. durch eine verstärkte Ätherzugabe nicht kompensiert werden kann. Die wirksamen Gegenmaßnahmen bei vereister Narkosemaske bestehen im Auswechseln gegen eine neue und *langsamerem* Auftropfen. Auf diese Weise lassen sich maximale Ätherkonzentrationen von 15 % erzielen.

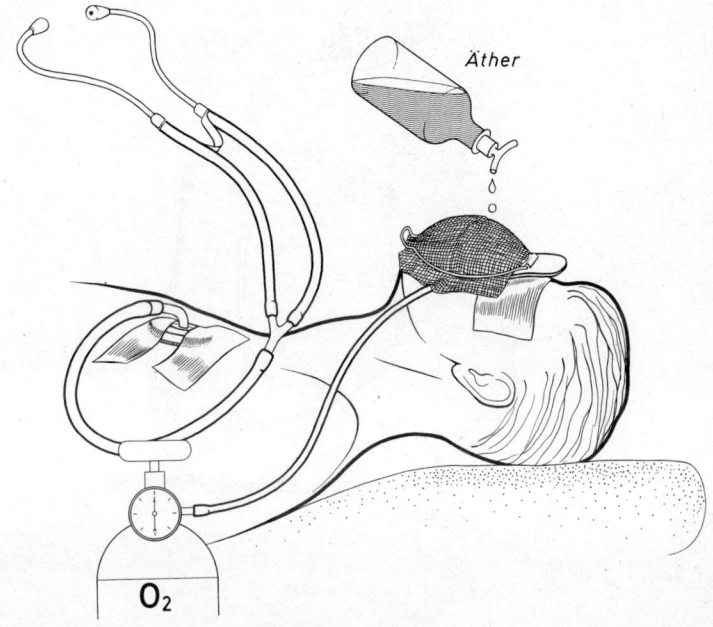

Abb. 37 *„Offene" Tropfnarkose mit Äther.*

Die Augen sind durch eine dichte Mullkompresse geschützt. Die SCHIMMELBUSCHmaske ist mit mehreren Lagen Gaze bespannt, unter den Maskenboden werden etwa 200 ml O_2/min insuffliert. Ständige Kontrolle der Herzaktion über das präkordial aufgeklebte Stethoskop.

Modifikation der Tropfnarkose

O_2-Insufflation, 200–500 ml/min unter den Maskenboden führt zu einer Anreicherung der inspiratorischen Sauerstoffkonzentration bei gleichzeitigem mäßigem Abfall der Ätherdampfkonzentration (Abb. 37).

„Schornsteinbildung" um Kopf und Tropfmaske mit einem turbanförmig gewundenen Handtuch bedingt eine Zunahme der Ätherkonzentration auf Kosten einer Totraumvergrößerung (Abb. 38).

Die „Wattebausch-Methode" zur Verdampfung potenter Anästhetika wie Halothan ist in Behelfssituationen für Kurzeingriffe geeignet.

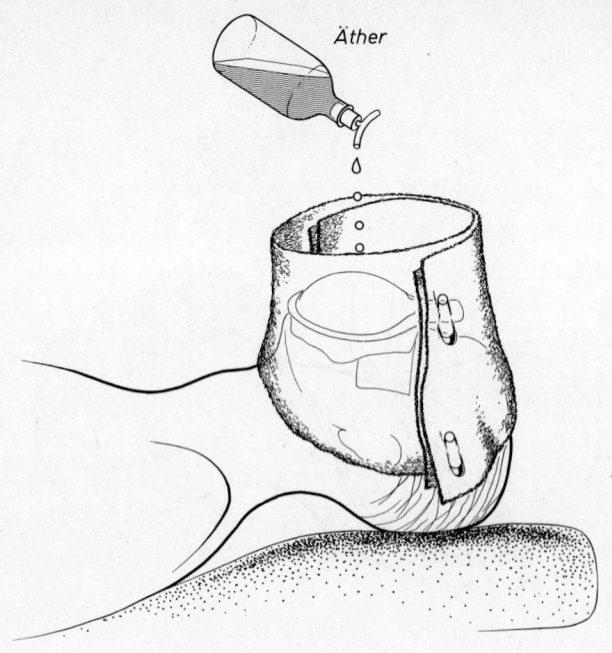

Abb. 38   „Schornsteinbildung" durch ein um den Kopf des Patienten ge-
wundenes Handtuch verursacht Totraumvergrößerung.

Apparatnarkosen

Aufbau eines Narkosegerätes (Abb. 39—42)

Eine Narkosemaschine besteht im Prinzip aus folgenden Bauelemen-
ten: Metallzylinder für komprimierten O_2 und Narkosegase (N_2O,
ggf. Cyclopropan) mit zugehörigen Reduzierventilen und Mano-
metern zur Angabe des Flascheninnendrucks, Gasdurchflußmesser,
Verdampfer-Einrichtungen für volatile Anästhetika, die entweder *vor*
das Kreissystem in die Frischgaszuführung zwischengeschaltet oder
in den Kreislaufteil direkt eingebaut sind.

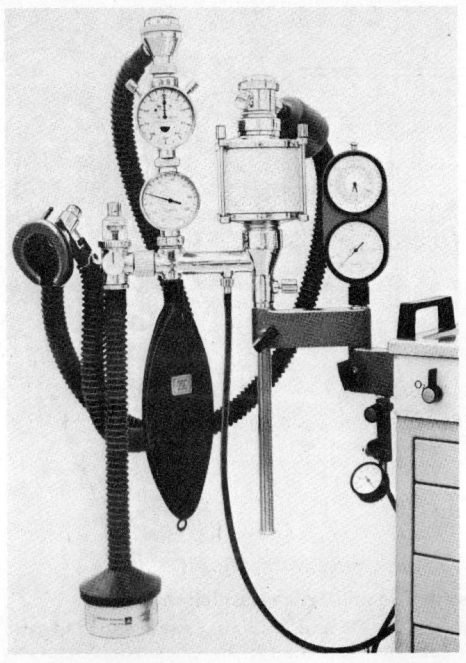

Abb. 39   Modernes Kreisatem-System (Fa. Dräger).

Das Kreissystem wird an die Gesichtsmaske oder den Endotracheal-katheter über ein Y-Stück angeschlossen. Die Steuerung der Luft-stromrichtung in den zum Patienten führenden Reptilschläuchen er-folgt über zwei Einwegventile (unter einer durchsichtigen Kunststoff-kappe angeordnete Glimmerscheiben). In der Regel sind 1 bis 2 in Reihe geschaltete CO_2-Absorber in den Exspirationsschenkel der Ge-räte zwischengeschaltet. Weitere Bauelemente des Kreissystems sind ein von 0—30 cm Wassersäule einstellbares Überdruckventil, ein durch Knopfdruck zu betätigendes Ablaßventil und ein im Seitenschluß an-gebrachter Atembeutel. Während bei modernen Geräten die Tendenz besteht, Verdampfer für volatile Anästhetika in den Frischgaszustrom *vor* das Kreissystem zu schalten, sind in die älteren Kreislaufteile ein-

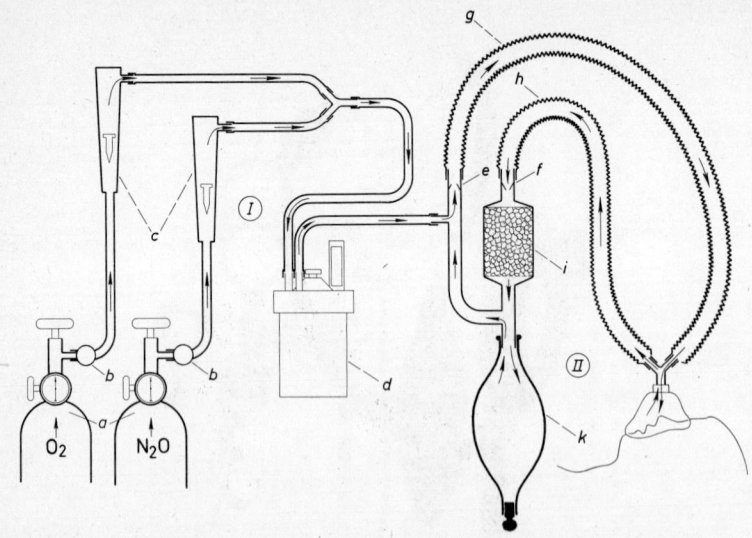

Abb. 40   *Bauelemente eines Narkosegerätes*

I Narkosegasbehälter und Frischgaszuleitung

a: Druckflaschen für O_2 und N_2O mit jeweils aufgeschraubten Reduzierventilen, b: Fein-Regelventile für die Gasdurchflußmesser, c: Rotameter (= Gasdurchflußmesser), d: Verdampfer für volatile Anästhetika.

II Narkosekreissystem

e: Inspirationsventil, f: Exspirationsventil, g: Reptilschlauch, Inspirationsschenkel, h: Reptilschlauch, Exspirationsschenkel, i: CO_2-Absorber, hier in den Exspirationsschenkel geschaltet, k: Atembeutel als Reservoir für das Gasgemisch des Kreissystems.

fache Ätherverdampfer (bestehend aus Glasschale, Metallschraubverschluß und Dochtkranz zur Vergrößerung der Oberfläche) eingebaut (Abb. 42).

Nicht-Rückatmungssysteme

Nicht-Rückatmungsventile. Ein typisches Nicht-Rückatmungssystem besteht aus Gesichtsmaske bzw. Endotrachealkatheter, dem angeschlossenen Nicht-Rückatmungsventil, Atembeutel und Frischgaszufuhrstutzen, in den das von der Narkosemaschine gelieferte und durch vorgeschaltete Verdampfer mit volatilen Anästhetika angerei-

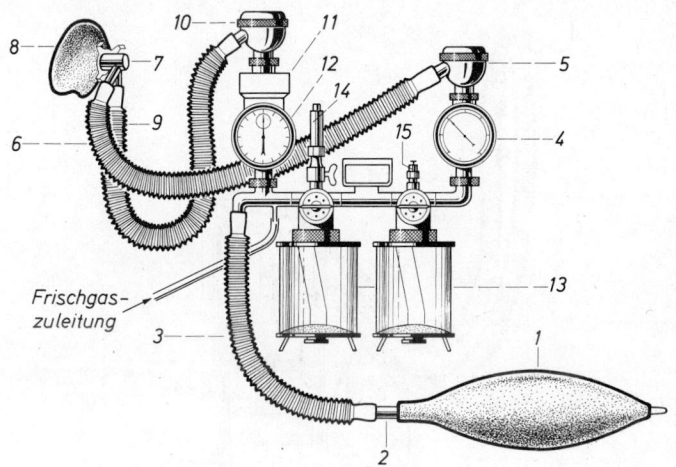

Abb. 41 *Narkose-Kreissystem mit Doppelabsorption, Beatmungsdruck-messer und Volumeter.* (Gasdurchflußmesser, im Exspirationsschenkel).

Verdampfer für volatile Anaesthetika werden in die Frischgaszuleitung *vor* den Kreislaufteil geschaltet.

1 Atembeutel, 2 Anschlußtülle, 3 Reptilschlauch zur Verlängerung des Atembeutelansatzes, 4 Beatmungsdruckmesser, 5 Inspirationsventil, 6 Reptilschlauch, Inspirationsschenkel, 7 Y-Stück, 8 Gesichtsmaske, 9 Reptilschlauch des Exspirationsschenkels, 10 Exspirationsventil, 11 Elektr. Heizung zur Verhinderung der Wasserdampfkondensation in der Exspirationsluft zum 12 Volumeter (mit Anzeiger für ml und l), 13 Doppelabsorber für CO_2 (in der Abbildung *bei horizontaler Stellung* der Dosierungshebel *abgeschaltet!*), 14 Überdruckventil, in cm H_2O einstellbar, 15 Ablaßventil für das Kreislaufgasgemisch.

cherte Gasgemisch eingelassen wird. Nicht-Rückatmungsventile gestatten entsprechend ihrer unterschiedlichen Konstruktion entweder nur Spontanatmung (STEPHEN- SLATER, DIGBY LEIGH), Spontanatmung und künstliche Beatmung (RUBEN, FINK, LEWIS LEIGH) oder nur künstliche Beatmung (MITCHELL) (Abb. 43—48).

Das NR-Ventil nach STEPHEN-SLATER kann auch für die intermittierende Überdruckbeatmung Verwendung finden, wenn die Ventilscheibe der Exspirationsseite bei der Kompression des Atembeutels mit dem Daumen verschlossen wird (Abb. 43 a u. b).

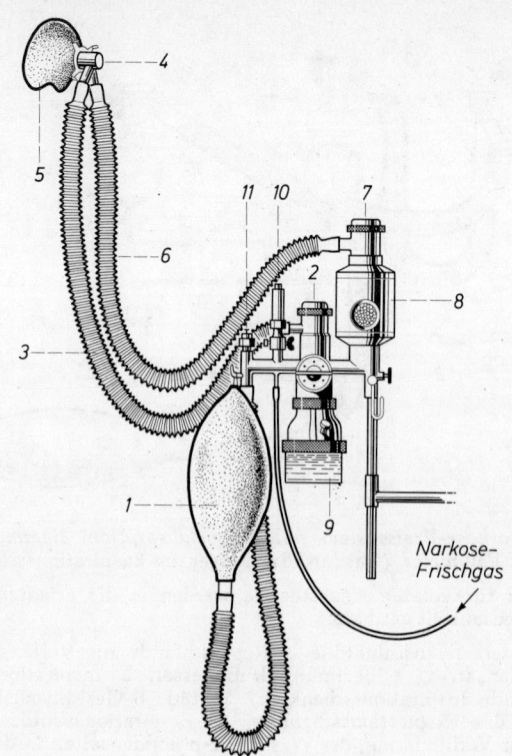

Abb. 42 Narkose-Kreissystem mit in den Kreislauf eingebautem Verdampfer für volatile Anästhetika (Äther)

1 Atembeutel, 2 Inspirationsventil, 3 Reptilschlauch des Inspirationsschenkels, 4 Y-Stück, 5 Gesichtsmaske, 6 Reptilschlauch des Exspirationsschenkels, 7 Exspirationsventil, 8 CO_2-Absorber, 9 Ätherverdampfer, Dosierungshebel in Verschlußstellung, 10 von 0—25 cm H_2O einstellbares Überdruckventil, 11 Ablaßventil für das Kreislauf-Gasgemisch.

Bei der Säuglingsmaske nach STEPHEN-SLATER sind die Bauelemente des gleichnamigen NR-Ventils, zwei einander entgegengesetzte Gummipilzscheiben, direkt in den durchsichtigen Maskenboden eingearbeitet. Der Totraum dieser Maske beträgt je nach Vorspringen des Gesichts in den Maskenteller 10—15 ml; er wird in der ex-inspiratorischen Pause ausreichend mit Frischgas ausgespült, wenn dessen Zustrom in Höhe des 2fachen AMV liegt (Abb. 44 a und b).

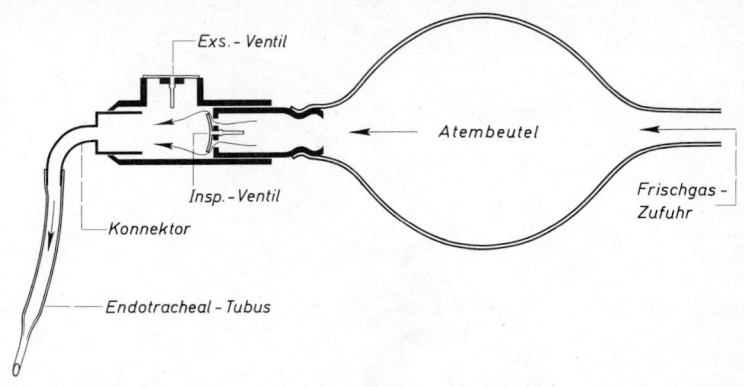

Abb. 43a STEPHEN-SLATER-Nicht-Rückatmungsventil, Inspirationsphase. Der Frischgaszustrom ist etwas höher als das AMV zu wählen, damit der Atembeutel ein ausreichendes Reservoir enthält. Auf eine einwandfreie, nicht klebende Beschaffenheit *beider* Gummiventilscheiben ist zu achten.

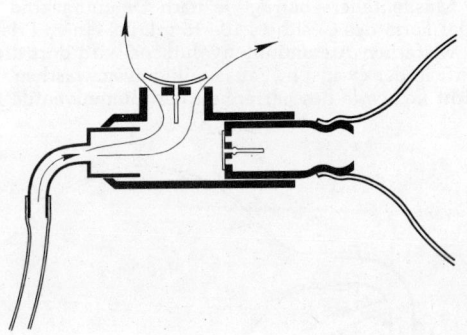

Abb. 43b STEPHEN-SLATER-Nicht-Rückatmungsventil, Exspirationsphase

AYRE-T-Stück (mit Modifikationen) Bei endotrachealer Intubation läßt sich eine Nicht-Rückatmungsnarkose mit dem AYRE-T-Stück ausführen, wenn man den Ausatemschenkel durch einen etwas weiteren Schlauch von 10—15 cm verlängert und einen Frischgaszustrom in doppelter Höhe des AMV wählt. Das System ist ventillos. Während

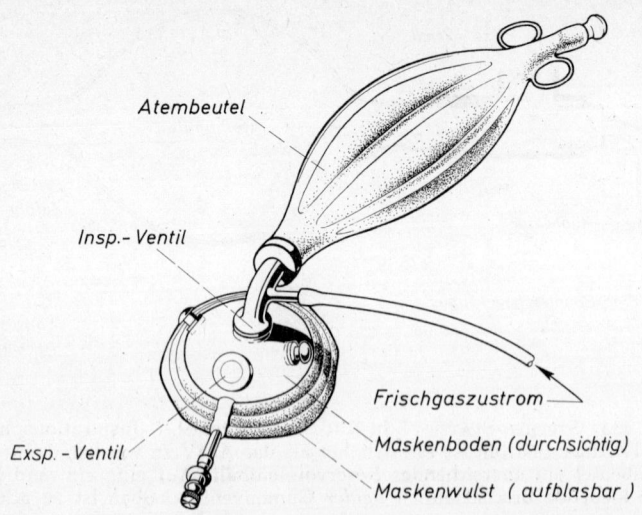

Atembeutel

Insp.- Ventil

Exsp. - Ventil

Frischgaszustrom

Maskenboden (durchsichtig)

Maskenwulst (aufblasbar)

Abb. 44a STEPHEN-SLATER *Säuglingsmaske:* In den Maskenboden aus durchsichtigem Kunststoff sind In- und Exspirationsventil eingebaut. Der Totraum des Maskentellers beträgt je nach Dehnungsgrad des Maskenwulstes und der Form des Gesichtes 10—15 ml. Bei einem Frischgaszustrom in Höhe des zweifachen Atemminutenvolumens wird dort die CO_2-haltige Exspirationsluft in der ex-inspir. Pause völlig ausgewaschen. Auf eine einwandfreie, nicht *klebende* Beschaffenheit der Gummiventile ist zu achten!

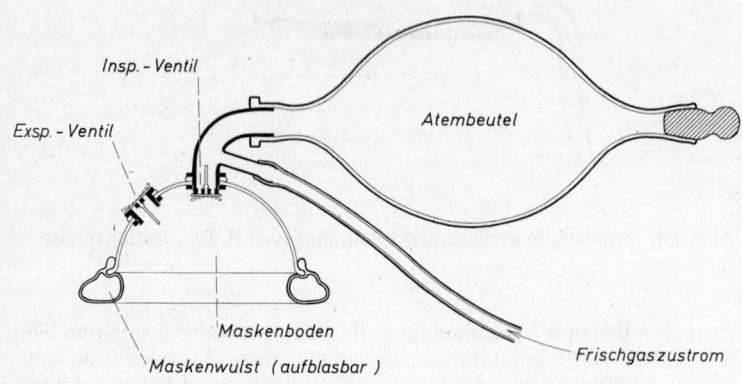

Insp. - Ventil

Exsp. - Ventil

Atembeutel

Maskenboden

Maskenwulst (aufblasbar)

Frischgaszustrom

Abb. 44b STEPHEN-SLATER *Säuglingsmaske*, Schnittzeichnung.

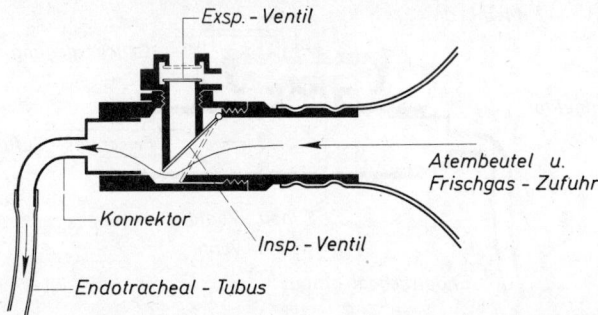

Abb. 45a LEWIS-LEIGH-Nicht-Rückatmungsventil für Spontanatmung und künstl. Beatmung, Inspirationsstellung.

Auf exakte horizontale Position des Ventils ist zu achten, andernfalls ist der Flatter-Mechanismus der Kunststoffscheibe gehemmt.

Störanfälligkeit bis zur völligen Blockierung der Funktion bei Wasserdampfkondensation und Sekretverschmutzung!

der Inspiration wird Frischgas aus der Frischgaszuleitung und als Überlaufgas aus dem Exspirationsschenkel angesaugt. Da die Exspiration entgegen dem anströmenden Frischgas erfolgt, entscheidet die Anordnung der Ein- und Auslaßschenkel über die Vermehrung des expiratorischen Widerstandes. Intermittierende Überdruckbeatmung (IPPB) kann durch rhythmisches Zuhalten des verlängerten Exspirationsschenkels mit dem Finger erreicht werden (Abb. 49 und 50).

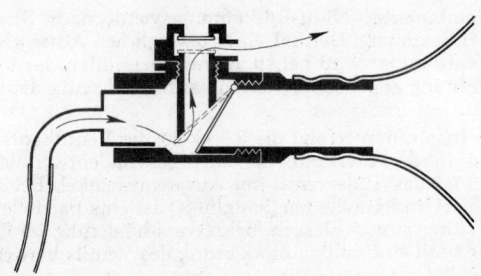

Abb. 45b LEWIS LEIGH-Nicht-Rückatmungsventil, Exspirationsphase

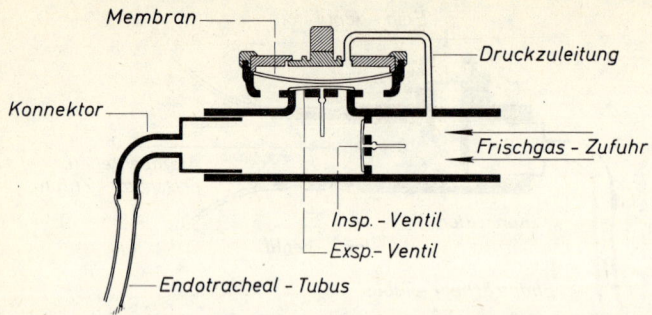

Abb. 46   *Nicht-Rückatmungsventil nach Fink.* Bei Spontanatmung gleicht die Funktionsweise einem STEPHEN-SLATER-Ventil.

Bei künstl. Beatmung wird der Druck auf den Atembeutel über den Zuleitungsweg auf die Membran übertragen, die ihrerseits die Öffnung des Exspirationsventils verhindert. (Ersatz der digit. Kompression des Stephen-Slater-Ventils im Falle der Überdruckbeatmung).

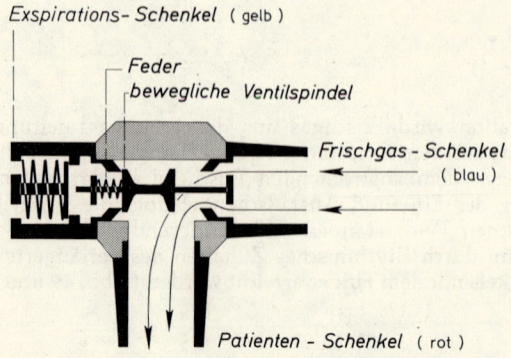

Abb. 47a   Kombiniertes Nicht-Rückatmungsventil nach RUBEN, Inspirationsphase bei Beatmung. Der auf einer beweglichen Achse gleitende, hantelförmige Ventilkörper wird bei spontaner Inspiration durch Sog von der Inspirationsöffnung angehoben, während sich gleichzeitig das Exspirationsventil schließt.

Am Ende der Inspiration erfolgt die Rückkehr der Ventilhantel in die Ausgangsposition durch Federkraft, die anschließend entweichende Exspirationsluft eröffnet das Tellerventil am Ausatemschenkel. Bei geringem in/exspiratorischen Druckgradienten (Säuglinge) ist eine partielle Rückatmung nicht immer sicher ausgeschlossen. Sekretverschmutzung im Gefolge eines Hustenstoßes kann eine völlige Blockierung des Ventils bewirken.

Markierungsfarben der Ventilschenkel: Blau = Atemgas-Einlaß; Rot = Patient-Anschluß; Gelb = Exspirationsschenkel

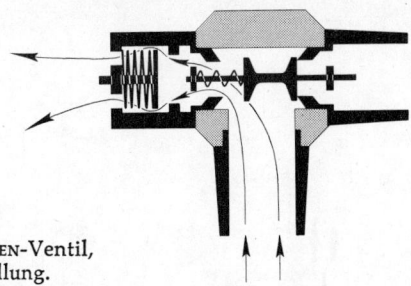

Abb. 47b Ruben-Ventil,
Exspirationsstellung.

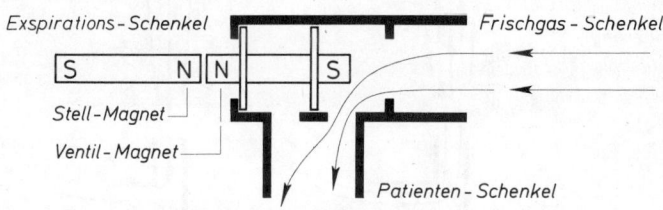

Abb. 48a Mitchell-Nicht-Rückatmungsventil, ausschließlich für Überdruck-Beatmung, Inspirationsstellung.

Der Überdruck des Frischgas-Zustroms drückt den Ventilmagneten gegen
die Abstoßung des Stellmagneten nach links, so daß die Exspirationsöffnung verschlossen wird.

Beachte: Bei „Umpolung" des Stellmagneten wird der Ventilmagnet ange-
zogen und verschließt kontinuierlich die Exspirationsöffnung. Aus dem
NR-Ventil wird so funktionell ein Rechtwinkel-Konnektor, der ausschließlich Pendel-Rückatmung zuläßt.

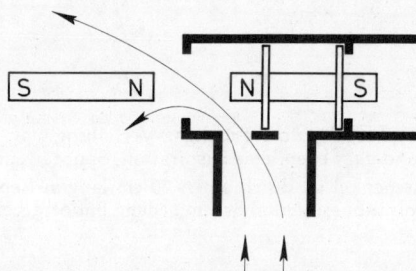

Abb. 48b Mitchell-Nicht-Rückatmungsventil, Exspirationsstellung.
Bei Nachlassen des inspiratorischen Beatmungsdrucks überwiegt die
magnetische Abstoßung des Ventilmagneten, die Exspirationsöffnung wird
freigegeben.

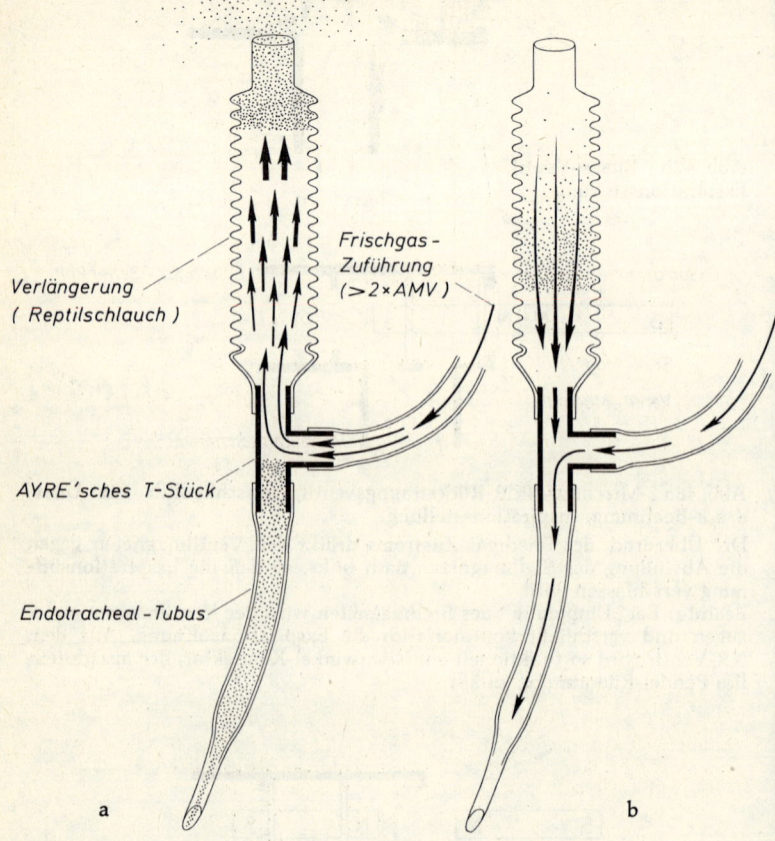

Verlängerung
(Reptilschlauch)

Frischgas-
Zuführung
(>2×AMV)

AYRE'sches T-Stück

Endotracheal-Tubus

a   b

Abb. 49a *AYRE'sches T-Stück*; Frischgas-Verteilung *vor* Beginn der Inspirationsphase und *nach* beendeter Exspiration; Spontanatmung.

Der Exspirationsschenkel ist durch einen 20 cm langen Reptilschlauch verlängert, der Inspirationsschenkel ist mit dem Endotrachealkatheter verbunden.

Abb. 49b *AYRE'sches T-Stück*; Inspirationsphase: Die Rückatmung des mit CO_2 angereicherten Exspirationsgemisches wird nur dann verhindert, wenn in der ex-inspiratorischen Pause ein ausreichender „Overflow" von Frischgas in den Reptilschlauch übertritt. Der Frischgaszustrom muß daher das zweifache des Atemminutenvolumens betragen.

Das System nach KUHN stellt eine Erweiterung des AYRE-T-Stücks dar. Der Ausatemschenkel ist über einen Reptilschlauch mit einem kleinen Atembeutel verbunden, der eine digital verschließbare Auslaßöffnung besitzt. Diese bleibt bei Spontanatmung weit offen, bei IPPB wird sie partiell geschlossen. Intermittierende manuelle Kompression des Reservoirbeutels führt durch Rückstau von Überlauf- und Frischgas zur Lungenblähung. Eine Rückatmung von Exspirationsluft ist nur dann ausgeschlossen, wenn der Frischgaszustrom wenigstens das Doppelte des AMV beträgt (Abb. 51).

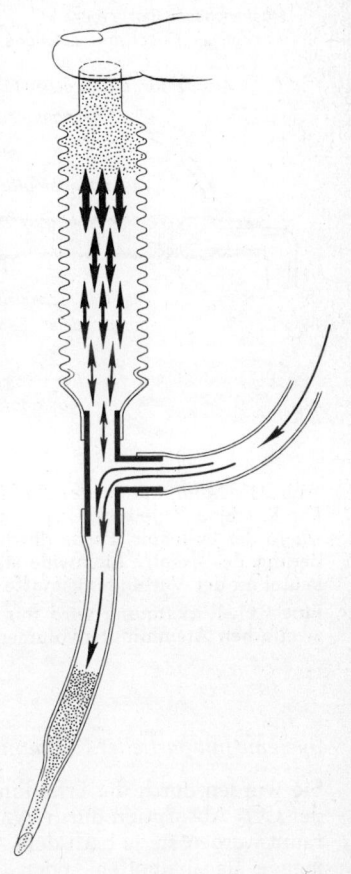

Abb. 50 *AYRE'sches T-Stück.* „Digitale" intermittierende Überdruckbeatmung. Atemgasverteilung beim Beginn der Inspirationsphase.

Merke: Nicht-Rückatmungssysteme werden im deutschen Sprachgebiet häufig als „offene Systeme" deklariert. Da ausschließlich Frischgas zur Inhalation gelangt, ist eine CO_2-Absorption überflüssig. Der Nachteil der NR-Systeme liegt für die Praxis in dem großen Narkosegasverbrauch (1 1/2–2fache des AMV) und in dem ungewöhnlich niedrigen Feuchtigkeitsgehalt der Inspirationsluft. Bei Anwendung von NR-Ventilen ist deren fehlerfreie Funktion oft zu kontrollieren.

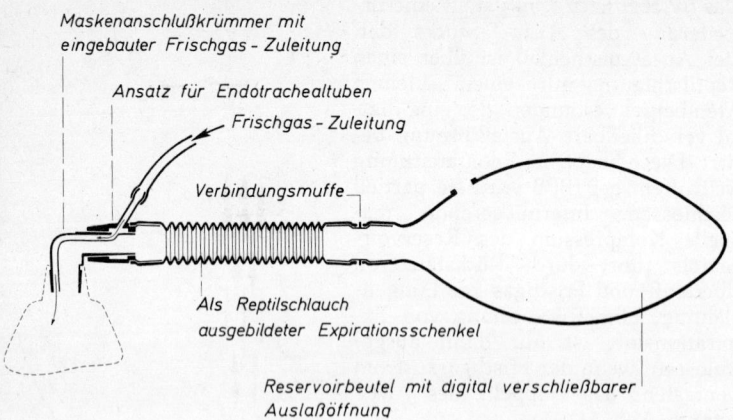

Maskenanschlußkrümmer mit
eingebauter Frischgas - Zuleitung

Ansatz für Endotrachealtuben

Frischgas - Zuleitung

Verbindungsmuffe

Als Reptilschlauch
ausgebildeter Expirationsschenkel

Reservoirbeutel mit digital verschließbarer
Auslaßöffnung

Abb. 51   *Modifikation des AYRE'schen T-Stücks nach* Kuhn (Fa. Dräger).
Die Frischgas-Zuleitung ist bis zum Maskenboden vorgeführt, so daß dieser in der ex-inspir. Pause durch Frischgas ausgespült wird. Zur Verminderung des exspir. Atemwiderstandes ist bei Spontanatmung der Atembeutel an der Verbindungsmuffe abzunehmen.
Eine CO_2-Rückatmung wird nur durch eine Frischgaszufuhr in Höhe des zweifachen Atemminutenvolumens verhindert!

Systeme mit partieller Rückatmung

Sie wurden durch die Erfindung einer praktisch gangbaren Methode der CO_2-Absorption durch Waters ermöglicht. Im deutschen Sprachraum werden sie je nach dem Anteil der zugelassenen Rückatmungsmenge als „halboffen" oder „halbgeschlossen" bezeichnet. Sie sind entweder als Pendel- oder Kreissysteme ausgelegt.

Pendelsystem. Es besteht aus Gesichtsmaske bzw. Endotrachealkatheter, einem Verbindungsstück mit maskennahem Einlaßstutzen für den Frischgaszustrom, dem zwischengeschalteten CO_2-Pendelabsorber und Reservoirbeutel. Ein druckregulierbares Auslaßventil am Verbindungsstück oder eine verstellbare Öffnung am distalen Ende des Atembeutels entläßt das Ventilationsgemisch.

Da durch Erhöhung des Frischgaszustroms sich der Anteil der CO_2-haltigen Pendelatmung proportional vermindert, kann das System wie ein Nicht-Rückatmungssystem angewandt werden, wenn der Frischgaszufluß etwa das Doppelte des AMV beträgt.

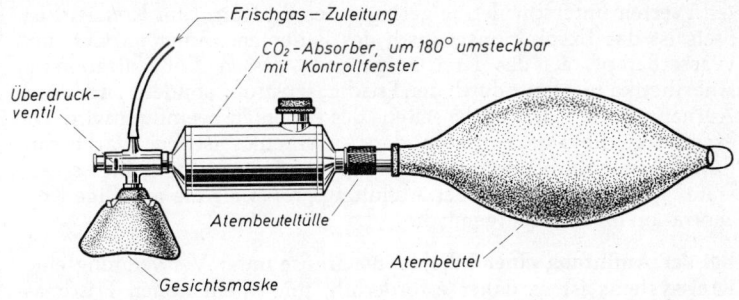

Abb. 52a   Pendel-System (Fa. Dräger) mit Pendel-Absorber.

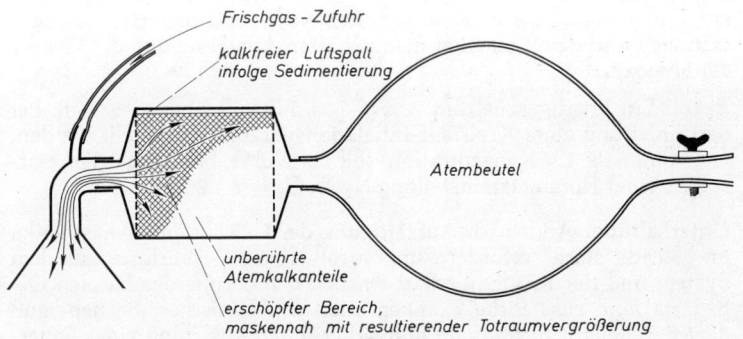

Abb. 52b   Pendelsystem, Schnittzeichnung

Nachteilig: Mit zunehmender Narkosedauer und Erschöpfung des CO_2-Absorbers nimmt der Totraum des Systems und damit die CO_2-Retention zu. Die patientennahe Lokalisation der Atemkalkpatrone ist wenig handlich, Aspiration der alkalischen Staubpartikel führt zu schwerer, chemisch induzierter Tracheobronchitis.

Kreissystem. Die Bauelemente des Kreissystems sind auf S. 60 beschrieben. Nach Eintritt verteilt sich das Frischgas in dem dort zirkulierenden Gasgemisch, dessen Zusammensetzung sich um so mehr von den an den Rotametern und vorgeschalteten Verdampfern eingestellten Werten unterscheidet, je geringer der Zustrom zum Kreislauf ist. Stets ist das Exspirationsgemisch des Patienten reicher an CO_2 und Wasserdampf, als das Kreislaufgemisch, dessen Konzentration an Anästhetika nicht nur durch den Frischgaszustrom, sondern auch durch Aufnahme wie ggf. Abgabe seitens des Patienten beeinflußt wird. Die exspiratorische Konzentration der Anästhetika ist bei Narkoseanflutung wesentlich geringer, während der Unterhaltung im „steady state" gleichgroß und bei der Abflutung größer als die jeweilige Konzentration im Kreislaufgemisch.

Bei der Anflutung einer Inhalationsnarkose unter Verwendung eines Kreissystems ist es daher erforderlich, mit einem hohen Frischgaszustrom zu arbeiten (8—10 l/min), wenn die inspiratorisch angebotene Kreislaufkonzentration der an Rotametern und vorgeschalteten Verdampfern eingestellten Frischgaszusammensetzung angenähert werden soll. Bei der Inhalationsnarkose wird das Kreislaufgemisch durch Ausatmung des in Lunge, Luftwegen und gelöst in den Geweben deponierten Stickstoffs verdünnt. Wird dieser freigesetzte Stickstoff nicht durch einen hohen Frischgaszustrom innerhalb der ersten 2—5 Min. aus dem Kreissystem ausgewaschen (Denitrogenisierung), führt dies zur Erniedrigung der alveolären Stickoxydul- und Sauerstoffkonzentrationen und damit zu einer mangelhaften Analgesie und der Gefahr der Hypoxie.

Regel: Ein Frischgaszustrom von 8—10 l/min soll über 2—5 Min. bei der Einleitung einer Kreislauf-Inhalationsnarkose eingestellt werden. Die minimale O_2-Konzentration soll 25 Vol% betragen; dies entspricht einer Rotametereinstellung $N_2O : O_2 = 6 : 2$ l/min.

Unterhaltung. Auch nach Aufsättigung der Gewebe mit Anästhetika im „steady state" erfordern unkontrollierbare Gasverluste aus dem System und der Körperoberfläche neben der Zufuhr des basalen O_2-Bedarfs eine zusätzliche Kompensation. Im klinischen Betrieb muß dieser Ausgleich fortlaufend und sicher unter Ausschluß eines Sauerstoffmangels im Ventilationsgemisch durchgeführt werden. Eine Reduktion des Frischgaszustroms zum Kreissystem macht die Erhöhung des Sauerstoffanteils erforderlich, da Meßungenauigkeiten (verschmutzte Rotameter, Fremdgaszumischung bis zu 5% im komprimierten Sauerstoff) eine Hypoxie um so eher zulassen, je geringer der Gesamtfrischgaszustrom zum Kreissystem gehalten wird.

Regel: Bei einem Zustrom von 1 l O_2/min zum Kreissystem soll die gleichzeitige Lachgaszugabe 2,7 l/min nicht überschreiten.

Rotametereinstellung: $O_2 : N_2O = 1 : 2,7$ l/min.

Abflutung. Die pulmonale Ausscheidung aller Inhalationsanästhetika ist von deren Gewebslöslichkeit und dem jeweiligen Partitionskoeffizienten abhängig. Bei Cyclopropan und Lachgas geht sie sehr schnell vonstatten, so daß bei Ausschluß der Rückatmung der Partialdruck dieser Gase im Blut bereits nach 2—4 Min. auf $1/3$ des Ausgangswertes abgefallen ist. Nach dem direkten Übergang von einer N_2O/O_2 Narkose auf Luftatmung diffundiert auf Grund des plötzlichen Partialdruckgefälles eine große Lachgasmenge über die Alveolarmembran in die Bronchialwege zurück. Die Vermischung mit frischer atmosphärischer Inspirationsluft führt zu temporärer Senkung des O_2-Gehaltes der Alveolarluft unter den physiologischen Wert bei normaler Luftatmung (Diffusionshypoxie s. S. 31).

Regel: Die Diffusionshypoxie läßt sich nach Beendigung einer Lachgasnarkose mühelos und sicher vermeiden, wenn das Kreissystem über 3 Min. mit einem Sauerstoffzustrom von 8—10 l/min von dem rückdiffundierenden N_2O „ausgewaschen" wird.

Rotametereinstellung $O_2 : N_2O = 8 : 0$ l/min.

Muskelrelaxantien

Allgemeine physiologische Grundlagen

Pharmaka, die die Erregungsübertragung vom motorischen Neuron auf die Endplatten der Skelettmuskelfasern blockieren und damit den Muskeltonus herabsetzen bzw. aufheben, werden als Muskelrelaxantien bezeichnet. Zum Verständnis der Wirkung dieser Stoffe sei die Physiologie dieser neuromuskulären Transmission vorausgeschickt.

Der im motorischen Neuron fortgeleitete Impuls setzt an der Endplatte seines Axons Acetylcholin frei, das von den cholinergischen Rezeptoren der gegenüberliegenden Endplatte der Muskelfaser gebunden wird. Hierdurch wird die Permeabilität der Endplatte kurzfristig geändert, das Spannungspotential zwischen Zellmembran und Zellinnerem entladen, d. h. depolarisiert. Na^+ wandert in die Muskelzelle hinein, K heraus. Dieser Depolarisationsvorgang greift dann auf die gesamte Muskelfaser über und führt zu deren Kontraktion, während gleichzeitig bereits wieder im Bereich der Endplatte ein neues elektrisches

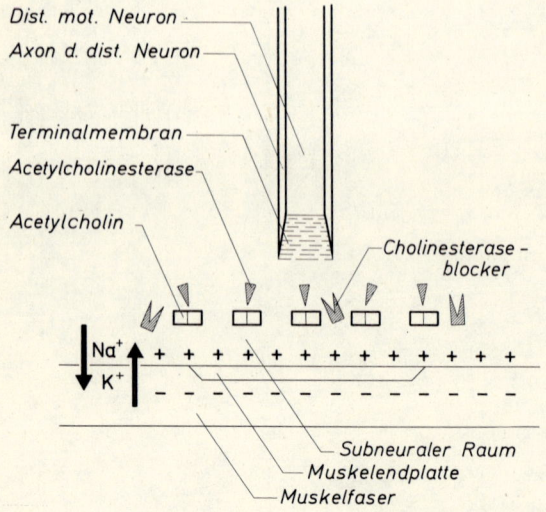

Abb. 53 Modell der neuromuskulären Impulsübertragung von der Terminalmembran des distalen motorischen Neurons auf die Muskelendplatte.

Potential aufgebaut wird. Diese Repolarisation wird durch Acetylcholinesterase gefördert, einem Enzym, das Acetylcholin innerhalb kürzester Frist in Essigsäure und Cholin spaltet und der Einwirkung auf die Endplatte entzieht.

Acetylcholinesteraseblocker wie Prostigmin, Mestinon und Edrophonium (Tensilon) verstärken die Wirksamkeit des an der Endplatte freigesetzten physiologischen Acetylcholins, indem sie es der hydrolytischen Spaltung durch die Acetylcholinesterase entziehen. Übermäßige Anhäufung des Acetylcholins kann zu einer anhaltenden neuromuskulären Blockade in Form eines Depolarisationsblockes führen.

Depolarisationsblock

Depolarisierende Relaxantien wie Succinyl-bis-cholin (Succinylcholin Asta, Lystenon, Pantolax, Celocurin) und Decamethonium (Syncurine) bewirken wie das physiologische Acetylcholin eine allerdings zeitlich wesentlich verlängerte Depolarisation, die sich durch faszikulierende, fibrillierende Muskelkontraktionen kenntlich macht und postoperativ für gelegentliche Myalgesien, vorwiegend im Bereich der Rücken- und Wadenmuskulatur, verantwortlich ist.

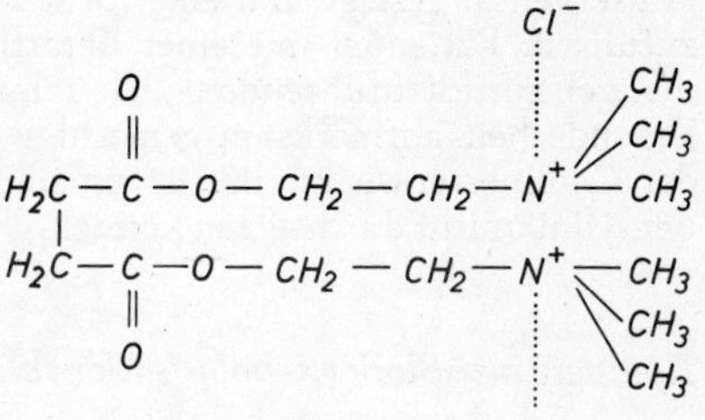

Abb. 54   Succinylcholin

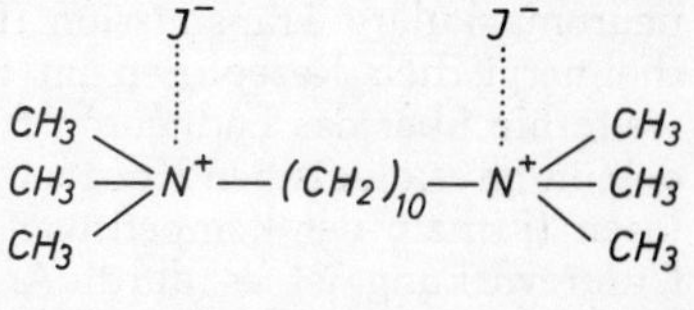

Abb. 55   Decamethonium

„Dual" Block

Während unter wenigen Einzelinjektionen von Succinylcholin dieser Depolarisationsblock zu beobachten ist, kommt es nach höheren

Dosen und mehrstündiger Anwendung (etwa $>$ 400 mg/Std. bei Erwachsenen, bei Säuglingen u. U. bereits bei mehr als 5 mg/kg Gesamtdosis) mehr und mehr zu einem „curariformen" Block, der durch Einlagerung von Succinylcholin an die Muskelzellproteine erklärt und als **Dual-Block** bezeichnet wird.

Beachte: Cholinesterasebusblocker, die zu einer Erhöhung des physiologischen Acetylcholinspiegels an der Endplatte führen, potenzieren einen Depolarisationsblock, z. B. durch Synergismus von Acetylcholin und Succinylcholin. Ihre Anwendung nach vorangehender Gabe von depolarisierenden Relaxantien ist daher streng kontraindiziert.

Atypisch prolongierter Depolarisationsblock

Eine bereits nach einmaliger Injektion von Succinylcholin zu beobachtende ungewöhnlich prolongierte Muskellähmung mit u. U. über Stunden anhaltender Apnoe bzw. respiratorischer Insuffizienz ist auf das Vorhandensein von kongenital vererbten, atypischen Esterasen zurückzuführen und kommt bei etwa 3 ‰ der Bevölkerung vor. Therapeutisch ist neben einer ausreichend langen künstlichen Beatmung die Zufuhr von 2 $\times$ einer Ampulle Serum-Cholinesterase Beringwerke bzw. von Serumcholinesterase in Blut- oder Plasmakonserven angezeigt und eine fortlaufende Kreislaufkontrolle durchzuführen. Patienten mit einer derartigen, auf Pseudocholinesterasemangel zurückzuführenden „Überempfindlichkeit" sollten auf diese Besonderheit aufmerksam gemacht werden (Attest). Die Vortestung der Cholinesteraseaktivität ist umständlich, unsicher und hat sich in der Klinik nicht durchsetzen können.

Kompetitiver Block (Repolarisationsblock)

Nichtdepolarisierende Relaxantien vom Typ des Curare wie d-Tubocurarin, Alloferin, Gallamine, Pancuronium, Imbretil verhindern eine neuromuskuläre Transmission (Depolarisation) dadurch, daß sie die cholinergischen Rezeptoren im Bereich der Endplatte besetzen. Das weiterhin über das Endneuron freigesetzte Acetylcholin kann zumindest in physiologischen Konzentrationen keine Erregungen mehr auslösen (Prinzip der kompetitiven Inhibition). Erst bei Abklingen der Curarewirkung ist es durch Anwendung von Acetylcholinesteraseblockern möglich, den Schwellenwert des Acetylcholins über die physiologische Norm zu erhöhen, so daß wieder Depolarisationen im Bereich der Endplatten und damit Muskelkontraktionen ausgelöst werden können. An Acetylcholinesteraseblockern sind in klinischem Gebrauch: Prostigmin, Neostigmin und Edrophonium (Tensilon).

Klinische Anwendung der Relaxantien, Stoffwechsel und Ausscheidung

Vorbemerkung zur Anwendung

Die Anwendung *sämtlicher* Muskelrelaxantien innerhalb der Anästhesie setzt die sichere Beherrschung der künstlichen Beatmung *mittels Maske und Endotrachealtubus* voraus. Selbst eine niedrige Dosierung, die den Skelettmuskeltonus nur unvollständig herabsetzt und zu keiner diaphragmalen Lähmung führt, enthebt nicht der Notwendigkeit einer assistierenden Beatmung. Wir fordern insbesondere beim Risikopatienten eine flache Narkosetiefe bei vollständiger Relaxation und kontrollierter Beatmung.

Die Verwendung von Relaxantien *erhöht* das Narkoserisiko und ist abzulehnen, wenn die oberen Luftwege des Patienten nicht im Bedarfsfall *kurzfristig* durch Einführung eines Endotrachealkatheters gegen Aspiration gesichert werden können und wenn keine Beatmungsmöglichkeit vorhanden ist. Narkosegerät und Instrumentarium für die Intubation der Trachea müssen also griff- und einsatzbereit sein. Spezielle Kenntnisse in der Intubationstechnik auch unter erschwerenden anatomischen Verhältnissen sind seitens des Narkotiseurs unabdingbare Voraussetzungen.

Bei partieller Kiefersperre (Mundbodenphlegmone, submandibulärer Abszeß), beträchtlicher Halswirbelsäulenkyphose (M. BECHTEREW) oder Vorliegen von Stridor als Anzeichen einer im Larynx- oder Trachealbereich liegenden Stenose ist eine erforderliche Intubation in Schleimhautoberflächenanästhesie (Xylocain-Spray 4 %, Pantocain 2 %) oder tiefer Inhalationsnarkose *ohne* Vorgabe eines Relaxans zu versuchen. Bei Mißlingen erschließt erst die vorherige Tracheotomie in Lokalanästhesie die zwei Voraussetzungen für die Anwendung der Muskelrelaxantien, nämlich sicher zugänglicher oberer Luftweg und Möglichkeit der künstlichen Beatmung.

Succinyl-bis-cholin (Succinyl-Asta, Lystenon, Pantolax, Celocurin)

Es wird als Chlorid, seltener als Jodid hergestellt und in Trockensubstanz oder als 5 %ige bzw. 1 %ige Lösung geliefert. Bereits während der ersten Kreislaufpassagen werden über 70 % der zugeführten Menge im zirkulierenden Blut durch die Cholinesterasen zu Succinyl-mono-cholin hydrolysiert. Succinyl-mono-cholin ist nur ein sehr schwacher neuromuskulärer Blocker und wird langsam zu Succinyl-Säure und Cholin aufgespalten.

Bei schweren Leberschäden und Kachexie ist der Cholinesterasespiegel stark erniedrigt, die Wirkungsdauer des einmal zugeführten Succinylcholins ist daher entsprechend verlängert. Bei normaler Stoffwechsellage führt eine Verdoppelung der Dosis zu keiner wesentlichen Verlängerung des Relaxationsintervalls.

Dosierung. Die zur schonenden Intubation erforderliche Relaxansdosis beträgt 1 mg/kg i. v. (entsprechend 2—3 mg/kg i.m.); sie wird *langsam* über 60 sec unter Pulskontrolle durch eine Hilfsperson injiziert, während der Anästhesist mit einem sauerstoffreichen Ventilationsgemisch zunehmend assistierend beatmet. Gelegentlich werden, insbesondere bei Zweitinjektion oder zu großer Injektionsgeschwindigkeit, Bradykardien, Bradyarrhythmien, ja kurzfristige Asystolien beobachtet, die häufig spontan revertieren, sich ansonsten mit Atropin ($^1/_4$—$^1/_2$ mg i. v.) oder/und Alupent ($^1/_4$—$^1/_2$ mg auf 10 ml physiologische NaCl-Lösung verdünnt i. v.), kombiniert mit äußerer Herzmassage, schnell beherrschen lassen. Bei zwei von uns bisher nach Succinylinjektion beobachteten Fällen mit Asystolien ließen sich durch diese Maßnahmen innerhalb von wenigen Minuten Sinusrhythmus und gute Herzauswurfleistung erzielen, ohne daß der Thorax zur blutigen Massage eröffnet oder daß von der geplanten Operation Abstand genommen werden mußte. Ursache dieser kardialen Rhythmusstörungen ist eine gelegentliche akute Kaliumfreisetzung aus dem Skelettmuskel, wie sie z. B. bei Verbrennungskranken und Vielfach-Verletzten nach der ersten bis zehnten Krankheitswoche beschrieben wurde.

Wir ziehen aus didaktischen Gründen die intermittierende i. v. Injektion von durchschnittlich 25 mg, nach Bedarf alle 5—8 Min., einer intravenösen Dauertropfinfusion vor, damit sich insbesondere der Anfänger einen Begriff von dem individuell unterschiedlichen und mit der Operationsdauer abnehmenden Bedarf bilden kann. Wenn auch wegen der fehlenden Toxizität eine Maximaldosierung nicht sicher angegeben werden kann, so droht doch bei einer Zufuhr von > 400 mg/Std. beim Erwachsenen die Ausbildung eines „Dual block" mit prolongierter postoperativer Hypoventilation und muskulärer Schwäche. Längere Nachbeatmung und Überwachung werden erforderlich. Succinylcholin ist für die Vornahme der endotrachealen Intubation und für kurzfristige Eingriffe das Relaxationsmittel der Wahl; bei zu erwartender langer Operationsdauer (> $^3/_4$ Std.) ziehen wir curariforme Blocker (Alloferin) zur Muskelrelaxation vor, weil bei kompetitivem Block der antagonistische Einsatz von Cholinesterasehemmern nach Beendigung des Eingriffs die Skelettmuskellähmung aufhebt. Kontraindikationen: Hyperkaliämie, maligne Hyperthermie.

d-Tubocurarin

Es ist ein gereinigtes Alkaloid pflanzlicher Herkunft (Chondodendron tomentosum), das nach dem Prinzip der kompetitiven Inhibition die Muskelkontraktionen durch Blockade der cholinergischen Rezeptoren der Endplatte für freigesetztes Acetylcholin unterbindet (Nicht-Depolarisationsblock). Die Initialdosis zur Herbeiführung der Atem-

Abb. 56   d-Tubocurarin

lähmung beträgt 0,2 mg/kg. 4 Min. nach der i. v. Injektion wird maximale Erschlaffung der Skelettmuskulatur erreicht. Zu diesem Zeitpunkt hat sich bereits ein Gleichgewicht zwischen dem gelösten und dem an die Plasmaproteine gebundenen Wirkstoff eingestellt. Zu 30 % wird die Droge unverändert mit dem Urin ausgeschieden, der Rest akkumuliert im extravasalen Raum, vorwiegend an die Muskelproteine gebunden. Da die Halbwertzeit des Abbaus im intermediären Stoffwechsel der Leber etwa 3 Std. beträgt, wird mit zunehmender Operationsdauer immer weniger Curare erforderlich: Nach jeweils 30 min führt anfangs die Hälfte, später $1/4$ der Initialdosis zur gleichen relaxierenden Wirkung.

Synergistisch auf die Muskelerschlaffung wirken die Inhalationsanästhetika Diäthyläther, Penthrane und weniger ausgesprochen Halothan, während Barbiturate, Cyclopropan, Opiate und die Pharmaka, die zur Neuroleptanalgesie verwendet werden (Butyrophenone und synthetische Morphinderivate) keinen potenzierenden Effekt auf die Muskelerschlaffung ausüben. Weiterhin kommt eine verlängerte Wirkung der nicht depolarisierenden Blocker vom Curare-Typ unter der künstlichen Hypothermie zur Beobachtung sowie nach vorausgegangener Gabe größerer Mengen Succinylcholin (etwa > 250 mg Gesamtdosis/Erwachsener) und anschließendem Übergang auf Curare, Imbretil etc., ein Verfahren der Mischung von depolarisierenden und nicht-depolarisierenden Relaxantien, von dem wir dringend abraten.

Dosierung. *Testdosis:* Eine individuelle Überempfindlichkeit erwachsener Patienten gegenüber kompetitiven neuromuskulären Blockern vom Typ des Curare kann durch i. v. Injektion von 3 mg = 1 ml d-Tubocurarin, bzw. Alloferin *vor* Einleitung der Allgemeinanästhesie erkannt werden.

Ptose, Maskengesicht und allgemeine Beklommenheit infolge Schwächung der Atemmuskulatur kennzeichnen diese hyperergische Reaktion. die insbesondere bei Patienten mit bisher unbekannter Myasthenia gravis und gelegentlich bei Karzinomkachexie zur Beobachtung kommt. Bei Auftreten dieser Warnsymptome nach Gabe der Testdosis ist es ratsam, eine weitere Zufuhr curariformer Relaxantien zu vermeiden und eine gegebenenfalls geforderte Muskelerschlaffung durch Vertiefung der Allgemeinnarkose und fraktionierte, sparsame und den jeweiligen operativen Erfordernissen angepaßte Gabe von Succinylcholin herbeizuführen.

Die Vorgabe einer 3 mg Testdosis Curare auch vor Allgemeinnarkosen, bei der endotracheale Intubation und Muskelerschlaffung unter Succinylcholin vorgenommen werden, hat zudem den Vorteil, daß die unter depolarisierenden neuromuskulären Blockern zu beobachtenden Muskelfaszikulationen in ihrer Intensität gedämpft und postoperativ nachfolgende Myalgesien vermieden werden.

Langzeit-Relaxation

Bei einer Operationsdauer von mehr als 45 min kann d-Tubocurarin als Langzeitrelaxans verwendet werden. Nach Narkoseeinleitung und Intubation unter Succinylcholin beträgt die Initialdosis 0,2 mg/kg, also beim durchschnittlichen Erwachsenen 12—15 mg = 4—5 ml d-Tubocurarin i. v. Eine gelegentlich auftretende Hypotension mahnt als Anzeichen ungewöhnlicher Empfindlichkeit zur Vorsicht bei weiteren Nachinjektionen. Ist sie mit einer Bradykardie vergesellschaftet, bewirkt $1/4$—$1/2$ mg Atropin i. v. eine Normalisierung von Frequenz und Herzauswurf. Nachinjektionen werden nach jeweils 30 min, anfangs mit der Hälfte, später einem Viertel der Initialdosis erforderlich. Zeigt der Patient einen ungewöhnlich großen Bedarf an Relaxantien, so ist die Vertiefung der Allgemeinnarkose durch Erhöhung der Konzentration des Inhalationsanästhetikums einer übermäßigen und ggf. postoperativ nachwirkenden Dosierung des Muskelrelaxans vorzuziehen. Wenigstens 30 min vor Beendigung der Operation sollten keine curariformen Blocker mehr verabreicht werden. Eine z. B. zum Bauchdeckenverschluß erforderliche zusätzliche muskuläre Entspannung ist durch Lagerung, Hyperventilation und ggf. kurzfristige Vertiefung der Inhalationsnarkose sicherzustellen.

Kontraindikationen für die Anwendung nicht-depolarisierender Blocker vom Typ des Curare: Anamnese mit Muskelschwäche (im Gefolge von Myasthenia gravis, fortgeschrittener Muskeldystrophie, Frühgeburten), allgemeine Kachexie bei konsumierenden Erkrankungen und fortgeschrittenem Karzinom; schwere Leberzellschäden, Asthma bronchiale und geburtshilfliche Operationen.

Eingeschränkte Dosierung erfordern Niereninsuffizienz, ausgeprägte Elektrolytstörungen, insbesondere Hypokaliämien bei mechanischem Darmverschluß und Peritonitis. Eine unerwünschte Potenzierung des kompetitiven neuromuskulären Blocks mit prolongierter postoperativer respiratorischer Insuffizienz kann durch gleichzeitige Gabe von Antibiotika parenteral (Streptomycin, Tetracyclin, Colistin) bzw. Neomycin in die Pleura- oder Peritonealhöhle oder durch i. v. Zufuhr von Ganglienblockern zur kontrollierten Blutdrucksenkung (Arfonad) hervorgerufen werden.

Postoperative „Decurarisierung"

Der Patient wird solange ausreichend mit einem 50 Vol $^0/_0$ N_2O enthaltenden Gasgemisch künstlich ventiliert, *bis eine beginnende Spontanatmung einsetzt.*

Eine Apnoe durch Hyperventilation und Hypokapnie wird durch den Hustenreflex nach transtrachealer Absaugung durch den liegenden Katheter kenntlich. Eine zentrale Depression des Atemzentrums durch Morphinderivate ist auszuschließen bzw. durch Nallorphin als Antidot aufzuheben.

Bevor Cholinesterasehemmer als Antagonisten der nichtdepolarisierenden Relaxantien eingesetzt werden, sollen zuvor ihre auf die Muscarinkomponente zurückzuführenden vagalen Nebenwirkungen (gesteigerte Bronchialsekretion, Bradykardie und Hemmung der kardialen atrioventrikulären Reizleitung) durch i. v. Gabe von 0,25—0,5 mg Atropin abgefangen werden. Ist nach der Atropinmedikation die Pulsfrequenz auf 90—100/min angestiegen, so wird unter fortlaufender Pulskontrolle der Cholinesterasehemmer *langsam* intravenös injiziert.

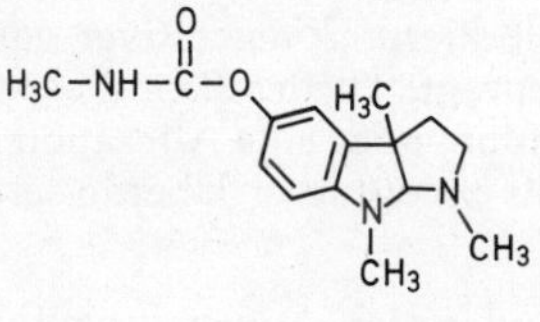

Abb. 57   Eserin (Physostigmin)

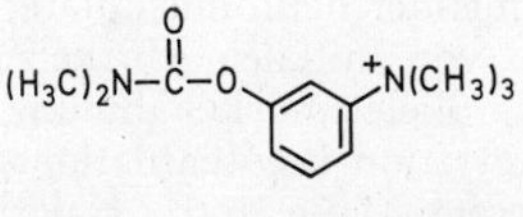

Abb. 58   Neostigmin (Prostigmin)

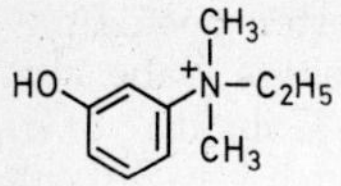

CH₃
|
HO—⟨benzene⟩—⁺N—C₂H₅
|
CH₃

Abb. 59   Edrophonium (Tensilon)

Dosierungen der klinisch gebräuchlichen Mittel

Prostigmin: 1,0 mg = 2 Ampullen zu 1,0 ml; Maximaldosis: 2,5 mg bzw. Mestinon 4 mg, Maximaldosis: 8 mg oder Tensilon (Edrophonium) 10 mg = 1 ml; Maximaldosis: 40 mg. Besondere Vorsicht erfordert die Anwendung der Curare-Antagonisten bei Patienten mit Asthma bronchiale (Gefahr der Sekretüberflutung der Bronchialwege) und kardialen Arrhythmien (Gefahr von Blockierung der atrioventrikulären Überleitung, ggf. Asystolie); u. U. ist in diesen Fällen der intramuskulären Injektion der Vorzug gegenüber der intravenösen zu geben und nachzubeatmen.

Cholinesterasehemmer sind nach Anwendung depolarisierender Relaxantien (Succinylcholin) zumindest während der ersten halben Stunde kontraindiziert, da sie selbst bei Überdosierung einen Depolarisationsblock der neuromuskulären Transmission hervorrufen.

Diallyl-Nor-Toxiferindichlorid, Alloferin. Alloferin ist ein synthetisches Diallylderivat des Toxiferins, eines genuinen Alkaloids des Kalebassen-Curare.

Es steht als 0,1 % Lösung (1 mg/ml) zur Verfügung und bewirkt eine starke, aber nur mittellang anhaltende Skelettmuskellähmung vom curariformen Typ (kompetitiver Nicht-Depolarisationsblock). Im Vergleich zum d-Tubocurarin sind Histaminfreisetzung (Intrakutantest) und die gleichzeitige Blockierung vegetativer ganglionärer Synapsen deutlich geringer ausgeprägt. Weder Bronchospasmen oder eine gesteigerte Bronchialsekretion, noch eine Alteration der Herzmuskelkontraktilität konnte bei bis zu 50facher Überdosierung beobachtet werden.

Blutdrucksenkungen sind unter Anwendung therapeutischer Dosen auf 10—20 % des Ausgangswertes beschränkt. Hypotensionen stärkeren Ausmaßes sind den gleichzeitig verwendeten Anästhetika, insbesondere Barbituraten und Halothan, zur Last zu legen.

Als depolarisationshemmender neuromuskulärer Blocker ist die Wirkung des Alloferin frei von initialen Muskelzuckungen oder nachfolgenden Myalgien. Die Skelettmuskellähmung wird durch Diäthyläther (Erhaltungskonzentration im Ventilationsgemisch 3—5 Vol %) und in etwas schwächerem Maße durch Halothan (Erhaltungskonzentration 0,5—0,7 Vol %) verstärkt; sie kann nach vorhergehender

Atropingabe zur Ausschaltung cholinergischer Nebenwirkungen durch Cholinesterasehemmer (Prostigmin 1,0—2,5 mg i. v.) antagonisiert werden.

Repetitionsdosen von Alloferin führen wie die aller depolarisationshemmender Curare-Analoga zur Kumulation, so daß mit zunehmender Operationsdauer die Dosierung eingeschränkt werden muß.

Dosierung. *Initialdosis:* 0,15 mg/kg i. v. = 1,5 mg/10 kg, entsprechend 8—10 mg i. v. für den durchschnittlichen Erwachsenen.

Repetitionsdosis: 0,25 mg/10 kg i. v. entsprechend 1—2 mg i. v. für den durchschnittlichen Erwachsenen.

Indikationen. Mittellanges Skelettmuskelrelaxans für Operationen von mehr als 30 Min. Dauer, die Skelettmuskelerschlaffung und kontrollierte Beatmung erfordern. Seine Verwendung zur Neurolept-Analgesie erscheint besonders vorteilhaft.

Kontraindikationen. Myasthenia gravis.

Relative Kontraindikationen. Höhere Grade der Niereninsuffizienz, Muskeldystrophien, Kachexie und schwere Elektrolytstörungen mit Hypokaliämie erfordern eine zurückhaltende Dosierung.

Pancuroniumbromid (Pavulon)

Pancuroniumbromid ist ein curariformes, nicht depolarisierendes Muskelrelaxans. Seiner chemischen Struktur nach leitet es sich von Steroiden ab; die relaxierenden Eigenschaften werden durch 2 quarternäre Ammoniumgruppen im Molekül bestimmt. Im Vergleich zu d-Tubocurarin ist die Wirkungsintensität 5mal so groß. Gelegentlich kann unmittelbar nach der Injektion eine mäßige Puls- und Blutdrucksteigerung nach Art eines Atropineffektes beobachtet werden. Ganglienblockierende Wirkungen fehlen, so daß auch in Kombination mit Halothane eine bemerkenswerte Kreislaufstabilität resultiert. Die Histaminfreisetzung ist im Vergleich zu dem d-Tubocurarin deutlich herabgesetzt.

Dosierung: Erst-Dosis: 0,1 mg/kg i. v. entsprechend 6—7 mg Gesamtdosis für den Erwachsenen. Wiederholungsdosis: 0,02 bis 0,04 mg/kg i. v. entsprechend 1—2 mg Gesamtdosis für den Erwachsenen. Die Wirkungsdauer der Initialdosis kann auf 45—60 Minuten angesetzt werden. Überdauert die Muskelrelaxation das Operationsende, so können als Antagonisten nach Atropinvorgabe entweder Prostigmin 1 bis 2,5 mg, oder Mestinon 5 mg i. v. verabreicht werden.

Pancuroniumbromid (Pavulon)

In den Fällen, in denen die Anwendung von Succinylcholin zur endotrachealen Intubation unerwünscht erscheint (perforierende Augenverletzung, Zustände bei Hyperkaliämie wie Verbrennungen, Vielfach-Verletzungen), kann auf Pancuroniumbromid zur Intubation zurückgegriffen werden, sofern die volle Initialdosis einzeitig verabreicht wird. Mit dem Wirkungseintritt ist in 30—90 Sekunden zu rechnen. Die Inhalationsanästhetika Äther, Penthrane und Halothan erhöhen die Wirkungsdauer und die Wirkungsintensität des Pancuroniumbromid.

Indikation: Skelettmuskelrelaxans für Operationen von mehr als 45 Min. Dauer (z. B. kardiochirurgische Eingriffe, Schenkelhalsnagelungen bei alten Patienten).

Patienten mit Hypotonie und Allergie.

Relative und absolute Kontraindikationen entsprechen denen der übrigen curariformen Relaxantien.

Gallamin

Gallamin (Flaxedil) ist ein nicht-depolarisierender neuromuskulärer Blocker, der sich von d-Tubocurarin durch etwas kürzere Wirkdauer, geringere Histaminfreisetzung und einen peripheren vagolytischen Effekt unterscheidet. Die Lähmung der quergestreiften Muskulatur beginnt wie nach Curare im Bereich des Kopfes, das Zwerchfell wird zuletzt betroffen. Cholinesterasehemmer sind verläßliche Antagonisten, deren parasympathikomimetische Nebenwirkungen durch vorherige Atropininjektion auszuschalten sind.

In 40 % der Fälle kommt es unter Gallamin zu einer deutlichen Sinustachykardie mit Blutdruckanstieg, die auf Hemmung vagaler Rezeptoren für Acetylcholin sowie die Stimulierung intrakardialer β-adrenergischer Rezeptoren zurückgeführt wird. Diese Tachykardie ist unter der Narkose in der Regel unerwünscht, weil sie eine unökonomische Belastung des Herzens darstellt und die Symptome der Hypoxie, Hyperkapnie bzw. des akuten Blutverlustes verdecken kann. Bei bedrohlicher Kammertachykardie ist ein Behandlungsversuch mit β-

Adrenolytika (Alderlin, Dichlorisoprenalin) angezeigt. Vorteilhaft erscheint die Anwendung von Gallamin als Langzeitrelaxans bei Patienten mit schwerem Asthma bronchiale oder atrioventrikulären Überleitungsstörungen des Herzens.

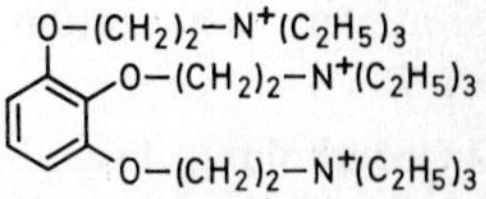

Abb. 60   Gallamin (Flaxedil)

$$O-(CH_2)_2-N^+(C_2H_5)_3$$
$$O-(CH_2)_2-N^+(C_2H_5)_3$$
$$O-(CH_2)_2-N^+(C_2H_5)_3$$

Die Ausscheidung erfolgt zu 70 % innerhalb der ersten 2 Std. über die Nieren, während der Rest in der Leber abgebaut wird.

Dosierung. *Erstinjektion:* 1—2 mg/kg i. v. entsprechend 60—80 mg/ Erwachsener = 3—4 ml

Reinjektionen: Etwa alle 20 Min. anfangs mit der Hälfte, später einem Viertel der Anfangsdosis.

Reduzierung der Dosis bei Inhalationsnarkosen mit Äther um 50 % mit Halothan um 30 %.

Imbretil (Hexamethylen-1,6-bis-carbaminoylcholinbromid)

ist ein synthetisch hergestellter bisquarternärer Cholinester, der die bisher besprochenen Relaxantien an Intensität und insbesondere Wirkungsdauer bedeutend übertrifft. 1 ml enthält 2 mg in wäßriger Lösung, die in der Wirkung etwa 6—10 mg Curare entsprechen.

Die durch Imbretil bewirkte neuromuskuläre Blockade ist *dualer Natur.* Einer kurzen initialen Depolarisationsphase folgt unmittelbar

$$(H_3C)_3N^+-(CH_2)_2-\underset{\underset{O}{\|}}{C}-NH-CH_2-NH-\underset{\underset{O}{\|}}{C}-(CH_2)_2-N^+(CH_3)_3$$

Abb. 61   Hexabiscarbacholin (Imbretil)

eine etwa 60 bis 90 Min. anhaltende Muskelerschlaffung vom Curaretyp, die am Operationsende verläßlich durch Cholinesterasehemmer antagonisiert werden kann. Da dem Imbretil die unerwünschten Nebenwirkungen hoher Curaredosen wie Histaminfreisetzung, Senkung des Blutdrucks durch sympathische Ganglienblockade und Stillegung der Darmperistaltik fehlen, eignet es sich insbesondere als Langzeitrelaxans bei künstlicher Dauerbeatmung im Rahmen der Behandlung schwerster Tetanusfälle. Hier werden z. T. > 30—50 mg = 15—25 ml/ Tag erforderlich, die entweder kontinuierlich in einer Dauertropfinfusion oder fraktioniert in 1—2stündigem Abstand i. m. verabreicht werden können. Die intraoperative Verwendung von Imbretil ist auf lang dauernde Eingriffe beschränkt. Die Relaxation zur endotrachealen Intubation wird mit Succinylcholin ausgeführt und solange aufrecht erhalten, bis die voraussichtliche Operationsdauer bekannt ist.

Die Initialdosis beträgt für den Erwachsenen etwa 4 mg = 2 ml, also 0,05 mg/kg, die der Wirkung von 9—15 mg d-Tucocurarin entsprechen. Konstitution und Alter des Patienten sind zu berücksichtigen.

Wiederholungsdosen besitzen im Vergleich zur Initialdosis eine etwa vierfache Wirkungsintensität und werden im allgemeinen zwischen 0,5—1,5 mg gewählt, wenn eine weitere Operationsdauer von wenigstens $1/2$ Stunde zu erwarten ist. Ist das zu schließende Relaxationsintervall erwartungsgemäß kürzer, so kann eine abklingende Imbretilblockade mit kleinen Succinylcholindosen (25 mg) verlängert werden, deren Wirkungsdauer dadurch etwa auf das Doppelte der Norm verlängert wird.

Antidot. Die durch Imbretil herbeigeführte Muskelerschlaffung läßt sich wie der Repolarisationsblock des Curare durch Cholinesterasehemmer verläßlich aufheben, doch soll zuvor der Beginn der Spontanatmung bei kontrollierter Beatmung abgewartet werden. Verwendung finden Prostigmin 1,5—2,5 mg bzw. Mestinon 4—8 mg oder Tensilon 10—40 mg. Die durch die Muscarinkomponenten dieser Antagonisten bedingten parasympathikomimetischen Nebenwirkungen auf Herz und Bronchialsekretion (Bradykardie, ggf. Av-Block, Verschleimung) sind zuvor durch Atropin ($1/4$—$1/2$ mg i. v.) zu blockieren.

Kontraindikationen. Sie entsprechen denen der Anwendung des Curare (s. S. 88). Bei Ausscheidungsinsuffizienz der Nieren und Narkose zu geburtshilflichen Eingriffen verbietet sich die Anwendung von Imbretil, bei Patienten mit Glaukom ist es nur mit Vorsicht anwendbar.

Eine Reduzierung der Dosierung ist bei Inhalationsnarkosen mit Äther und Halothan um 30—50 % geboten, desgleichen bei gleichzeitiger Anwendung von Ganglienblockern zur kontrollierten Blutdrucksenkung (Trimetaphan, Arfonad).

Endotracheale Intubation

Während die blinde Intubation der Trachea unter digitaler Kontrolle bereits 1880 von MAC EWEN beschrieben und ausgeübt worden ist, hat sich die endotracheale Intubation unter laryngoskopischer Sicht erst nach dem zweiten Weltkrieg als Routinemethode durchsetzen können. Die wesentlichen Vorteile der Anwendung dieses Verfahrens bei Allgemeinnarkosen sind weitgehende Sicherung der Freihaltung der oberen Luftwege und, bei Benutzung eines Manschettentubus, verläßliche Prophylaxe gegen Aspiration von Fremdmaterial in das Bronchialsystem der Lunge. Der anatomische Totraum wird um die Hälfte vermindert. Jederzeit besteht die Möglichkeit, Tracheobronchialsekret durch Absaugen zu entfernen und eine künstliche Beatmung des Patienten durchzuführen. Nach Anschluß des intubierten Patienten an das Narkosegerät kann der Anästhesist in beliebiger Entfernung vom Kopf postiert und der Kranke ohne Risiko für die Zugänglichkeit des Luftweges in die jeweils wünschenswerte Operationslage verbracht werden.

Aus dem Gesagten können die folgenden **Indikationsstellungen** für die endotracheale Intubation abgeleitet werden:

Aspirationsgefährdung. Alle Unfallpatienten, bei denen eine sofortige Operation aus vitaler Indikation unter Allgemeinanästhesie erforderlich ist; ferner Narkosen zum „eiligen Kaiserschnitt", bei Patienten mit mechanischem Darmverschluß, Peritonitis, Urämie (Lagerung des Patienten s. S. 107), bei Operationen im Mund-, Kiefer- und Rachenbereich.

Endothorakale Eingriffe, die in jedem Fall eine Beatmung erfordern. *Atemphysiologisch ungünstige Operationslagen* wie Bauch- und Seitenlage;

bei intraoperativ nicht mehr zugänglichen Luftwegen (Schädel- und Hirnoperationen).

Einsatz einer künstlichen Muskelrelaxation im Rahmen ausgedehnter Eingriffe und in der Alterschirurgie.

Bei allen Luftwegproblemen (zahnlose Patienten mit schlechter Maskenanpassung, Tracheobronchitis mit Sekretverhaltung, etc.).

Allgemeine Vorbetrachtung

Die Intubation der Trachea kann von oral oder von nasal, unter Schleimhautoberflächenanästhesie oder in Allgemeinnarkose (Stadium III, 3) durchgeführt werden. Eine wesentliche Erleichterung der Intubationstechnik erlauben die direkte Laryngoskopie und der Einsatz kurzfristig wirkender Muskelrelaxantien (Succinylcholin) bei anästhesierten Patienten. Die Methode der Intubation am künstlich apnoischen Patienten hat sich allgemein als Routinemaßnahme durchgesetzt. Sie kann jedoch immer dann zu Katastrophen führen, wenn der Kehlkopfeingang aus anatomischen Gründen erschwert zugänglich ist und eine nachfolgende Maskenbeatmung wegen Weichteilverlegung oder Erbrechen und Aspiration undurchführbar wird.

Beachte: Ein „Intubationsversuch" am relaxierten, apnoischen Patienten ist in folgenden Situationen streng kontraindiziert: Kiefersperre (abszedierende Parotitis, submandulärer Abszeß etc.), schwere Gesichtsschädelverletzungen, Mandibulafrakturen; raumfordernde Tumoren im Mund-, Rachen- oder Larynxbereich; bei allen Zuständen mit stridoröser Atmung, die auf partielle Verlegung der oberen Luftwege hinweisen: Struma maligna, subglottisches Ödem, Larynxkontusion oder Tumor etc.

Ist unter den obigen Umständen eine Allgemeinnarkose unumgänglich, so muß die Intubation *bei erhaltener Spontanatmung* ausgeführt werden. Methodisch bieten sich die blinde nasale Intubation nach vorausgehender Schleimhautoberflächenanästhesie oder die orale Intubation unter laryngoskopischer Sicht in mitteltiefer Allgemeinnarkose (III$_3$) an. Führen beide Verfahren nicht zum Erfolg, so erfüllt nur die vorausgeschickte Tracheotomie in Lokalanästhesie die Vorbedingungen für den gefahrlosen Einsatz von Muskelrelaxantien.

Eine zweite Mahnung sei für den Anfänger und Gelegenheitsnarkotiseur hinzugefügt: Manuelles Intubationsgeschick allein läßt keinen Rückschluß auf eine gute Narkoseführung zu. Schließlich wird die Qualifikation des Internisten auch nicht durch die Beherrschung der i. v. Injektion bestimmt.

Die Oberflächenanästhesie der Schleimhäute von Mundhöhle, Rachen, Kehlkopf und Luftröhre erlaubt das Einführen eines Endotrachealkatheters, ohne vegetative Abwehrreflexe zu mobilisieren (Husten, Blutdruckanstieg, Beschleunigung der Pulsfrequenz, u. U. Arrhythmien und, beschrieben, aber nicht beobachtet, Asystolie). Die Lokalanästhesie der Schleimhäute ist von besonderem Vorteil, wenn wegen eines besonders schlechten Allgemeinzustandes eine sehr oberflächliche Narkoseführung erforderlich wird. In Routinefällen beschränken wir uns auf die Applikation von Lokalanästhetikum in Gelform als Gleitmittel auf den einzuführenden Tubus (Xylocain-, Scandicain-Gel), nachdem zuvor eine mitteltiefe Allgemeinnarkose eingeleitet worden ist.

Lokalanästhetika mit gutem Penetrationsvermögen der Schleimhäute sind Pantocain, Xylocain und Scandicain, die als 1 %ige Lösungen entweder mit einem Tupfer direkt auf die Schleimhäute aufgetragen oder mit einem Vernebler versprayt werden. Fettfreie Gleitmittel mit Zusatz eines Lokalanästhetikums zum Bestreichen der Gummikatheter sind im Handel.

Die direkte Lokalanästhesie der Tracheal- und Larynxschleimhaut (nach CAYNUT) wird durch Injektion von 1—2 ml 0,5 %ige Lösung in das Tracheallumen durch die Membrana cricothyreoidea hindurch ausgeführt.

Technik. Abtasten der Lücke zwischen Schild- und Ringknorpel. Hier wird eine dünne Kanüle genau in der Mittellinie nach dorsal eingestochen. Die Aspiration von Luft beweist die richtige Lokalisation im Tracheallumen, desgleichen der der Instillation nachfolgende Hustenanfall.

Die allgemeine Toxizität der Lokalanästhetika auf Gehirn und Kreislauf ist von der Höhe des erreichten Blutspiegels abhängig. Daher spielt die Höhe der Gesamtdosis im Vergleich zu Resorptionsgeschwindigkeit und Resorptionsfläche eine sekundäre Rolle. Hohe Blutwerte, die denen einer intravenösen Injektion nahe kommen, werden bei der Spraytechnik erreicht, wenn die Applikation während der Inspiration erfolgt. Hier werden u. U. distale Bronchialbereiche in einem Anlauf erreicht, so daß bei Anwendung eines Verneblers zur Vermeidung von Allgemeinreaktionen schrittweises fraktioniertes Arbeiten, die Beschränkung der Gesamtmenge auf 1—2 ml 1 %ige Lösung und Zusatz einer Nor-Adrenalinlösung 1 : 200 000 (Verzögerung der Resorption durch Vasokonstriktion der Schleimhäute) zu empfehlen sind.

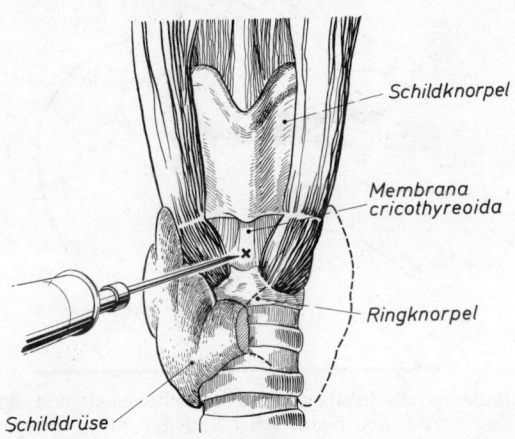

Abb. 62 Punktion der Membrana cricothyreoidea zur laryngotrachealen Lokalanästhesie

Über Maßnahmen zur Behandlung von Allgemeinreaktionen nach Überdosierung von Lokalanästhetika s. S. 264.

Nasale Intubation

Sie ist indiziert, wenn im Mund-Rachenraum operiert werden soll oder wenn die orale Einstellung des Kehlkopfeingangs bzw. eine blinde orale Intubation aus anatomischen Gründen nicht möglich sind. Oft kann ein Endotrachealkatheter ohne Schwierigkeiten blind nasal eingeführt werden, wenn bei kurzem, steifem Hals („Stierhals") das orale Vorgehen auf Hindernisse stößt.

Die blinde nasotracheale Intubation wird in Schleimhautoberflächenanästhesie oder in mitteltiefer Inhalationsnarkose ohne Muskelrelaxans vorgenommen. Der Kopf des Patienten wird im Atlantookzipitalgelenk überstreckt (einfache JACKSON-Position). Der mit Xylocain-Gel gut gleitfähig gemachte Nasaltubus (aus weichem Gummi mit betonter Spitze gefertigt) wird durch den unteren Nasengang vorgeschoben. Ein Widerstand an der hinteren Rachenwand gegenüber den Choanen läßt sich leicht überwinden, wenn die in der äußeren Nasenöffnung gelegene Kathetermitte mit dem Finger nach kranial gedrückt wird, so daß die Tubusspitze ihren Weg larynxwärts einschlägt. Eine regelmäßige, in- und exspiratorische Luftströmung kenn-

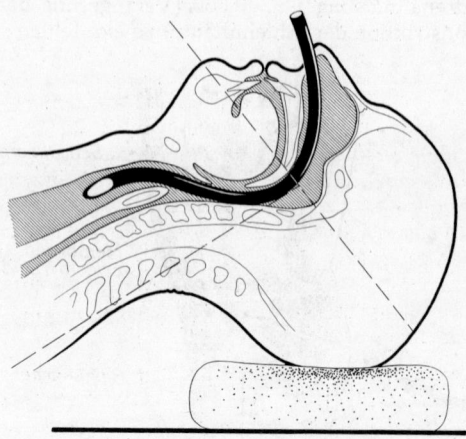

Abb. 63 Blinde nasale Intubation. Bei angehobenem und dorsal überstrecktem Kopf wird der Nasotrachealkatheter unter Beachtung freier Luftströmung bis vor den Kehlkopfeingang geschoben. Das Passieren der Stimmritze erfolgt während einer tiefen Inspiration. Das Vorziehen der Zunge oder äußerer Druck auf den Kehlkopf erleichtern das Vorgehen durch Aufrichten der Epiglottis.

zeichnet die richtige Lage des Katheters im Pharynx. Mit einer tiefen Inspiration wird nun der Tubus durch die Stimmritze hindurch bis in die Trachea vorgeschoben. Die richtige Lage ist durch Auskultation des Atemgeräusches über beiden Lungenoberfeldern zu verifizieren.

Das Mißlingen der Larynxpassage hat vier mögliche Ursachen:

Ungenügende Schleimhautanästhesie; Auftreten von Laryngospasmus, bevor der Tubus die Rima glottis passiert hat.

Übermäßige Überstreckung im Atlantookzipitalgelenk. Die Katheterspitze fängt sich an der Vorderwand zwischen Zungengrund und Epiglottis oder an der vorderen Schildknorpelkommissur oberhalb des Stimmbandansatzes.

Gegenmaßnahmen: Verringerung der HWS-Extension.

Ungenügende Überstreckung des Kopfes. Der Tubus gleitet in den dorsal gelegenen Ösophagusmund. Gegenmaßnahmen: Lagekorrektur, ggf. mäßiger äußerer Druck auf den Schildknorpel nach dorsal.

Verlagerung der Kehlkopfeingangsebene durch raumfordernde Prozesse im Halsbereich (Struma, Lymphome).

Die nasotracheale Intubation unter direkter Laryngoskopie erfordert die „verbesserte JACKSON-Position", eine Lagerung, die für die orotracheale Intubation als sehr vorteilhaft bekannt ist (Abb. 64). Der Kehlkopfeingang wird entsprechend der im folgenden Abschnitt beschriebenen orotrachealen Technik eingestellt. Daraufhin wird der nasal eingeführte Tubus entweder direkt auf die Stimmritze zugeschoben und während einer Inspiration in die Trachea vorgeführt oder unter Zuhilfenahme einer Faßzange nach MAGILL zwischen die Stimmbänder vorgeschoben. Eine mitteltiefe Inhalationsnarkose (Stadium III_3) oder (sofern keine Kontraindikationen gegen den Einsatz von Muskelrelaxantien zur Intubation gegeben sind, s. S. 96), eine intravenöse Barbituratnarkose und Muskelrelaxation durch Succinylcholin (1—2 mg/kg i. v.) erleichtern die nasotracheale Intubation unter direkter Laryngoskopie wesentlich.

Beachte: Bei Anwendung von Manschettentuben ist die weiche Wandung der Nasotrachealkatheter zu bedenken. Ein zu hoher „Cuff"-druck führt u. U. zu einer Stenosierung des Tubuslumen. Erlaubt ein relativ enger Nasengang nur die Einführung eines schmalen Nasotrachealkatheters (Ch. 30,32), so führt eine zusätzliche Tamponade des Hypopharynx mit einem Gazestreifen zu einem verläßlicheren Aspirationsschutz.

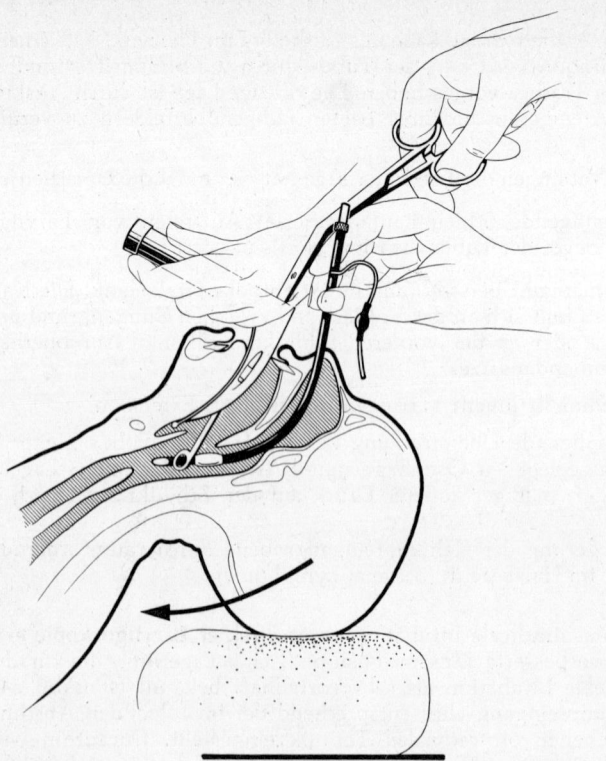

Abb. 64   Nasale Intubation unter laryngoskopischer Sicht. Nach Einstellung des Kehlkopfeingangs wird die aus dem Nasopharynx vorgeschobene Katheterspitze mit der MAGILL-Zange in den Larynx geleitet.

Orotracheale Intubation

Die „blinde" Methode unter digitaler Kontrolle erlaubt dem Erfahrenen bei Patienten mit ausgeschalteter reflektorischer Abwehr (Koma, schwere Schädel-Hirntraumen) das Einführen eines Endotrachealkatheters ohne jegliches Hilfsmittel zur Reanimation.

Technik: Die Zunge wird mit der rechten Hand nach vorn gezogen, dadurch richtet sich die Epiglottis auf und gibt den Zugang zum Larynx frei. Zeige- und Mittelfinger der *linken* Hand werden über dem Zungenrücken in den Mesopharynx vorgeführt, fixieren den Kehlkopfeingang seitlich und nach dorsal und dirigieren den mit der rechten Hand durch die Mundhöhle eingeführten Tubus in die Trachea.

Dieses von MAC EWEN bereits 1880 angegebene Verfahren ist auch bei Reflexausschaltung in tiefer Allgemeinnarkose ausführbar.

Die orotracheale Intubation unter direkter Laryngoskopie hat sich als Routinemethode der endotrachealen Intubation weltweit durchgesetzt und wird entweder in tiefer Inhalationsnarkose (Stadium III$_3$) oder in intravenöser Barbiturat-Lachgas-Anästhesie *und* künstlicher Muskelrelaxation ausgeführt. Kontraindikationen für den Einsatz von Relaxantien sind auf Seite 96 zusammengestellt.

Die Überprüfung von Narkosegerät und Zubehör (Dichtigkeit des Kreissystems, Flaschenfülldruck, Helligkeit der Laryngoskopspatel, Dichtigkeit der Tubusmanschetten) und die Bereitstellung einer kräftigen Saugapparatur sind *jeder* Narkoseeinleitung vorauszuschicken.

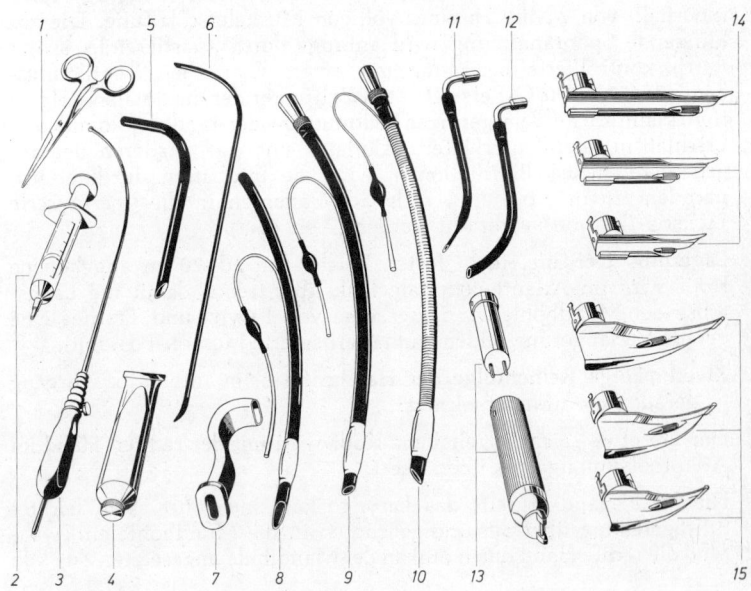

Abb. 65　*Zubehör zur endotrachealen Intubation:*

1 Klemme
2 Kunststoffinjektionsspritze zur Luftfüllung und Blockierung der Kathetermanschette
3 Metall-Mandrin, biegsame Einführungshilfe für Latex-Spiralkatheter
4 Gleitmittel, fettfrei, mit Schleimhaut-Lokalanästhetikum
5 Oxford Endotracheal-Katheter, ohne Manschette mit
6 Plastik-Einführungsstab
7 Oropharyngeal-Tubus nach GUEDEL

Die Einleitung einer Intubationsnarkose erfolgt in unserer Klinik im Regelfall mit einer Einschlafdosis von 200—300 mg Hexobarbital (Evipan), nachdem 3 Min. zuvor durch intravenöse Injektion von 3 mg = 1 ml d-Tubocurarin als Testdosis eine übermäßige Empfindlichkeit gegen dieses Langzeitrelaxans ausgeschlossen worden ist. Die Vorgabe einer unterschwelligen Curaredosis hat zudem den Vorteil, fibrillierende Faszikulationen der Skelettmuskulatur mit postoperativ nachfolgender Myalgie nach sekundärer Succinylgabe weitgehend zu verhindern.

Daraufhin wird die Narkose durch Inhalation von N_2O/O_2 (hoher Frischgaszustrom von 6 : 4 l/min zum Kreissystem) und Zusatz eines volatilen Anästhetikums (Halothan bis 2 Vol $^0/_0$ ansteigend) vertieft. Die von einer Hilfsperson unter Pulskontrolle *langsam* über eine Min. vorgenommene Injektion von Succinylcholin (1 mg/kg) führt innerhalb von 2 Min. zu einer völligen Muskelerschlaffung. Die abklingende Spontanatmung wird anfangs durch assistierende, später durch kontrollierte Beatmung mit einem O_2-reichen Ventilationsgemisch (50 Vol$^0/_0$ O_2) ersetzt. Zum Zeitpunkt der maximalen Relaxation, kenntlich an dem geringen Beatmungswiderstand, der kompletten Erschlaffung der Unterkiefermuskulatur und ggf. Sistieren der angedeuteten Muskelfibrillationen, wird die Intubation durchgeführt, nachdem zuvor Kopf und Hals des Patienten in die *„verbesserte* JACKSON-*Position"* verbracht wurden (Abb. 66 a).

Lagerung. Der auf einem festen Polster um 10—20 cm angehobene Kopf wird im Atlantookzipitalgelenk überstreckt, damit die Längsachse der Mundhöhle zur Längsachse von Larynx und Trachea eine gerade Verlängerung bilden kann (verbesserte JACKSON-Position).

Zweckmäßige Reihenfolge der Handgriffe beim Intubationsvorgang ist gerade für Anfänger wichtig:

Der um etwa 25 cm angehobene Kopf wird mit der rechten Hand im Atlantookzipitalgelenk überstreckt.

Die *linke* Hand ergreift das Laryngoskop und führt es in leichter Schrägstellung über den Zungenrücken in die Mundhöhle ein, während die rechte Hand durch oral an der Mandibula angesetzten Zug von

---

8 Nasotracheal-Katheter (weiches Gummi, spitzwinklig angeschnittene Trachealöffnung)
9 Orotracheal-Katheter und
10 Latex-Spiralkatheter nach WOODBRIDGE, jeweils mit Anschlußstutzen
11 Orotracheal-Katheter nach COLE und
12 Orotracheal-Katheter nach DEMING, jeweils mit Anschlußkrümmer für Säuglinge und Kleinkinder
13 Laryngoskop-Handgriff mit aufladbarem Einsatz
14 Satz gerader Laryngoskop-Spatel nach FOREGGER
15 Satz gebogener Laryngoskop-Spatel nach MCINTOSH

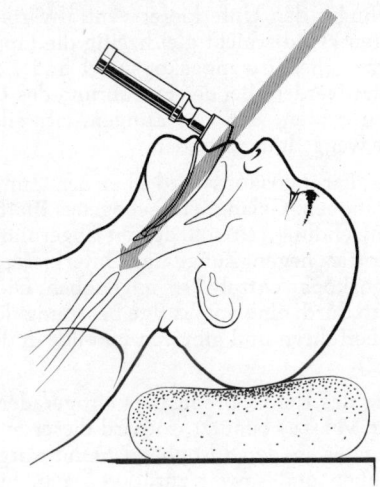

Abb. 66a Richtige Lagerung zur Intubation (verbesserte JACKSON-Position): Der Kopf liegt erhöht auf einer festen, 25 cm dicken Unterlage und wird im Atlantookzipitalgelenk nach hinten überstreckt. Zungengrund und Unterkiefer werden durch das Laryngoskopblatt nach ventral angehoben, so daß Seh- und Trachealachse eine Gerade bilden.

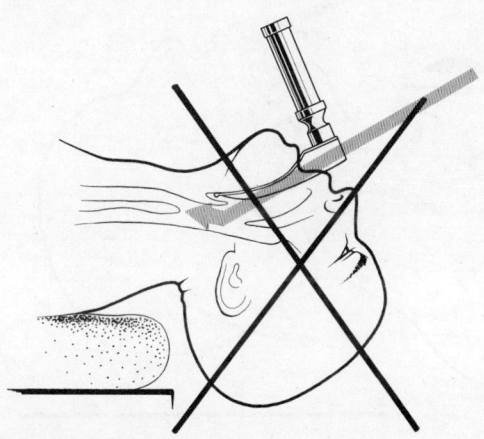

Abb. 66b Falsche Lagerung mit „hängendem Kopf". Seh- und Trachealachse bilden einen stumpfen Winkel; der Einblick in den Larynx ist versperrt.

Daumen und Mittelfinger den Unterkiefer ventralwärts anhebt. Der Zeigefinger der rechten Hand schiebt gleichzeitig die Lippenweichteile ab, damit sie nicht zwischen Laryngoskopspatel und Zahnreihe eingeklemmt und verletzt werden. Bei der Einführung des Laryngoskopspatels ist darauf zu achten, daß die Zungenweichteile zur linken Seite der Mundhöhle weggedrängt werden.

Der Leuchtspatel des Laryngoskops wird über den Zungengrund bis zur Epiglottis vorgeschoben. Gelangt ein gebogenes Blatt (Spatel nach MacIntosh) zur Anwendung, so soll dessen abgerundete Spitze in der Plica glossoepiglottica liegen. Zunge und Unterkiefer werden dann mit Hilfe des Laryngoskops ventralwärts angehoben. Die Aufrichtung der Epiglottis läßt sich durch eine vorsichtige Betonung des Drucks mit der Spatelspitze herbeiführen und gibt den Einblick in den Kehlkopfeingang frei (Abb. 67).

Wird zur Einstellung des Kehlkopfeingangs ein gerader Leuchtspatel (nach Foregger oder Miller) benutzt, so wird dieser an der hinteren Rachenwand entlang bis in den Ösophagusmund vorgeführt, dann ventralwärts angehoben und soweit zurückgezogen, bis die hintere Kommissur des Kehlkopfeingangs mit den beiden Höckern der Ary-

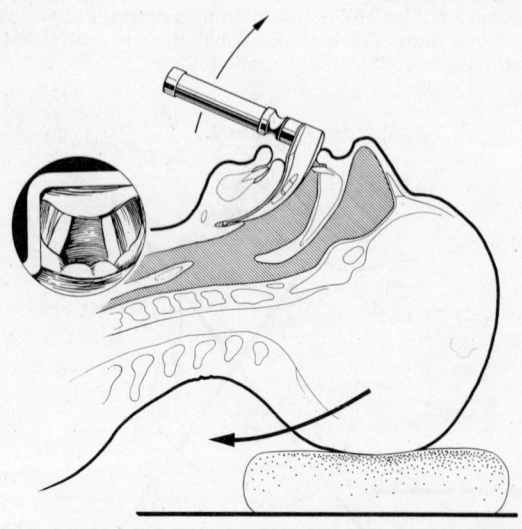

Abb. 67   Einführen des gebogenen Laryngoskopspatels über den Zungengrund bis zur Plica glossoepiglottica; durch Anheben und Abwinkeln des Handgriffs kranialwärts richtet sich die Epiglottis auf und gibt den Einblick in den Kehlkopf frei.

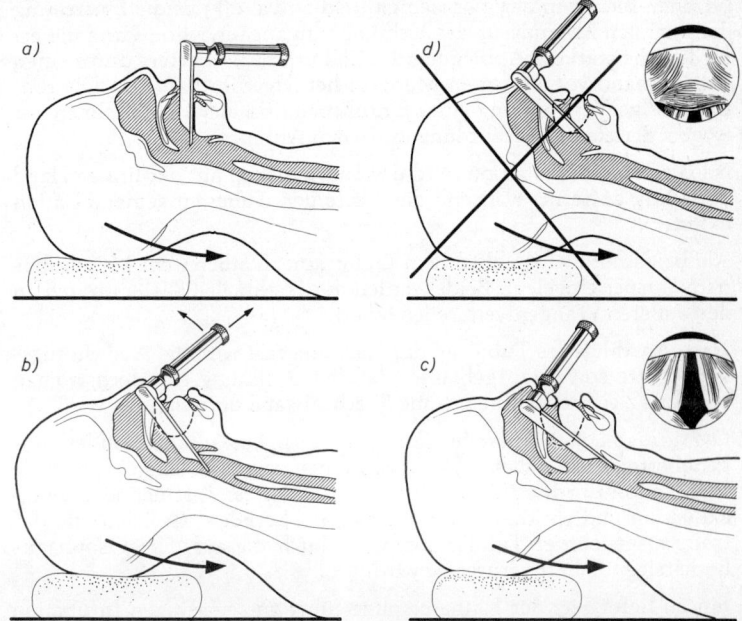

Abb. 68 Einführen des geraden Laryngoskop-Spatels über den Zungengrund (a), an der hinteren Rachenwand entlang bis in den Ösophagusmund (b); unter Anheben und Abwinkeln des Handgriffs kranialwärts wird das Laryngoskopblatt zurückgezogen, bis der Einblick in den Larynx freiliegt (c). Der Spatel hat die Epiglottis „aufgeladen". d: Falsche Position der Spatelspitze in der Plica glossoepiglottica.

knorpel sichtbar werden. Die Epiglottis liegt der Unterseite des geraden Blattes auf, die Stimmritze kann durch leichtere Betonung der Spatelspitze ins Blickfeld gerückt werden (Abb. 68).

Der mit Xylocain-Gel (2 %) gut gleitfähig hergerichtete Tubus passender Größe wird mit der rechten Hand durch den rechten Mundwinkel des Patienten bei Aussparung des mittleren Gesichtsfeldes bis in den Rachen vorgeführt und schließlich mit einer leichten Drehbewegung zwischen die Stimmbänder geschoben. U. U. erleichtert ein von einer Hilfsperson ausgeübter leichter äußerer Druck auf den Schildknorpel die Einstellung des Kehlkopfeingangs.

Ist trotz richtiger Lagerung des angehobenen Kopfes und exakter Position der Spatelspitze des Laryngoskops (bei Anwendung des gebogenen Blattes in der glossoepiglottischen Falte!) nur die Einstellung der dorsalen Kommissur des Kehlkopfeingangs möglich, kann die erforderliche stärkere Abbiegung des Endotrachealkatheters durch einen entsprechend vorgeformten Mandrin herbeigeführt werden. Die routinemäßige Verwendung eines Einführmandrin aus Metall lehnen wir wegen Verletzungsgefährdung durch den Anfänger ab.

Nach erfolgter Intubation wird das Laryngoskop mit der linken Hand vorsichtig entfernt, während die rechte den Tubus in seiner Position fixiert.

Als Beißschutz wird neben dem Endotrachealkatheter ein Mundtubus nach GUEDEL eingelegt. Beide werden durch schmale Pflasterstreifen an den äußeren Wangenweichteilen fixiert.

Nach Anschluß des Tubus an das Narkosegerät wird die Abdichtungsmanschette soweit aufgeblasen, daß bei Beatmung ein Hochströmen von Luft zwischen Katheter- und Trachealwand unterbunden wird.

Die richtige Lokalisation des Tubus ist durch Auskultation beider Lungenoberfelder zu sichern. Dem Erfahrenen zeigt sich eine ösophageale Dislokation durch erhöhten Beatmungswiderstand, fehlende Thoraxexkursion und ein charakteristisches „blubberndes" Geräusch an, das trotz ausgedehnter Tubusmanschette durch die aus dem Ösophagus hochsteigende Luft verursacht wird.

Ein zu tiefer Sitz der Katheterspitze führt zur einseitigen Intubation des rechten Stammbronchus, asymmetrischer Thoraxexkursion und Fortfall oder Abschwächung des Atemgeräusches über der linken Lunge.

Das für die Intubation am relaxierten Patienten ohne Hypoxie zumutbare Apnoeintervall ist vom Allgemeinzustand und insbesondere der Lungenfunktion sowie der Zusammensetzung der alveolären Residualluft abhängig. Bei ausschließlicher **Luft**beatmung sollte sie 1 Min. nicht übersteigen. Wird vor Inangriffnahme der Intubation über drei Min. mit einem O_2-reichen Ventilationsgemisch beatmet ($> 50 \text{ Vol}^0/_0$ O_2), kann ein Apnoeintervall von etwa 2 Min. vergehen, bevor der arterielle O_2-Druck schnell und deutlich abzusinken beginnt. Ein nicht zum Erfolg führender Intubationsversuch ist daher *vor* Ablauf der oben gesetzten Fristen abzubrechen. Der Patient wird für 3 Min. mit der Maske beatmet; nach Überprüfung der Lagerung und Injektion einer zweiten Dosis Succinyl (1 mg/kg) kann in Ruhe ein erneuter Versuch mit u. U. speziell ausgewähltem Zubehör (kleinerer Tubus, geeigneterer Laryngoskopspatel, Einführungsmandrin) unternommen werden. Eine unzureichende Relaxation muß stets den Verdacht auf Maligne Hyperthermie-Gefahr wachrufen! (s. S. 243).

Intubation bei manifester Aspirationsgefährdung (mechanischer Darmverschluß, Peritonitis, Urämie, Magenausgangsstenose, „eilige"

Sectio, Unfallpatienten): Die Aspiration von erbrochenem Mageninhalt rangiert in der Statistik akuter Todesfälle in tabula auch heute noch an erster Stelle. Wird die akute Asphyxie beherrscht, so fordern Pneumonie und u. U. die Entstehung von Lungenabszesen weitere Opfer in der postoperativen Periode. Sorgfältige Narkosevorbereitung und geschickte Einleitung werden in den oben aufgeführten Situationen entscheidend für das Schicksal des Kranken! Auf die Bereitstellung eines leistungsfähigen Saugapparates und das Einführen eines großlumigen Magenschlauches *vor* Narkosebeginn wird nochmals ausdrücklich verwiesen.

Lagerung. Der Patient wird in „Sitzlage" mit wenigstens um 30 ° aufgerichtetem Rumpf auf dem Operationstisch gelagert. Wir bevorzugen die intravenöse Prämedikation 5 Min. vor Ansthesiebeginn und leiten die Narkose durch Inhalation von N_2O/O_2 mit Halothanzusatz bis zu 1 Vol $^0/_0$ ein. In noch oberflächlichem Stadium werden eine ausreichend hohe Dosis Succinyl (2 mg/kg) i. v. verabreicht und **ohne** assistierende Beatmung der Kehlkopfeingang mit dem Laryngoskopspatel eingestellt, sobald die Muskelerschlaffung ausreicht.

Bis zur erfolgten Intubation beobachten wir ständig den entblößten Oberkörper: Eine drohende Regurgitation kündigt sich durch singultusähnliche Bewegungen des Epigastrium an und kann durch Druck des Larynx gegen den Ösophagusmund unterbunden werden. Erst

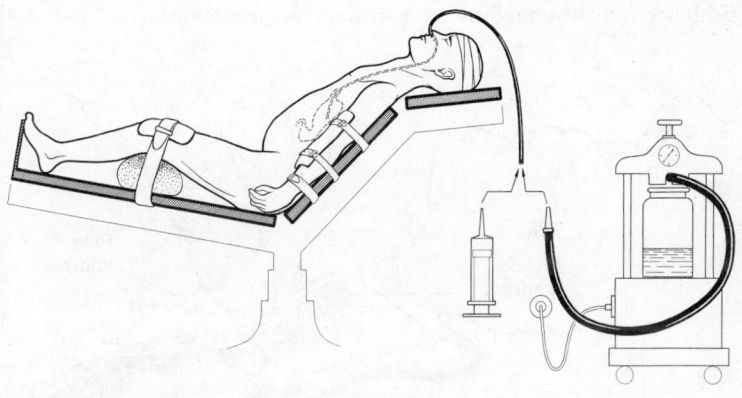

Abb. 69 a   Lagerung und Narkoseeinleitung bei *„Patienten mit vollem Magen"* (Ileus, Peritonitis, Unfallpatienten, eilige Sectio caesarea, Urämie, zur Sekundärnaht eines „Platzbauches" etc.).

Beachte: Einführen eines Magenschlauches, möglichst noch auf der Station und Aushebung des Mageninhaltes, Oberkörperhochlagerung, Bereitstellung eines funktionskräftigen Sauggerätes.

nach Intubation *und Aufblasen* der Abdichtungsmanschette wird der Patient in die Horizontallage verbracht.

Bei Patienten „mit vollem Magen" sind wir von der Narkose-Einleitung mit intravenöser Barbituratgabe und kurzfristig nachfolgendem Muskelrelaxans abgekommen, weil

der Tonusverlust des Kardiaverschlusses unter Barbituraten frühzeitig auftritt und

die Depression von Myokard und Vasomotoren auch unter kleinen Barbituratdosen bei Schwerstkranken ein beachtliches Ausmaß annehmen kann.

Beachte: Kopftief- und Seitenlage, die typische Lagerung zur Aspirationsprophylaxe bei Bewußtlosen, sind unter Narkoseeinleitung **nach Injektion des Succinylcholins kontraindiziert!** Das präoperative Einführen eines weitlumigen Magenschlauchs wie die Magenspülung sind keine Garantie für die Ausschaltung der Regurgitation. Nur die „Sitzlage" mindert nach Erschlaffung des Kardiaverschlusses ein Überlaufen des unter Überdruck stehenden Intestinalinhalts. Äußerer Druck auf den Kehlkopf nach dorsal verschließt den Speiseröhrenmund und verschafft ggf. kostbaren Zeitgewinn, bis die Relaxation der Kiefermuskulatur die Intubation erlaubt. Die Horizontallagerung des Patienten ist erst nach Aufblähung der Dichtungsmanschette statthaft.

Die Extubation dieser Patienten wird spät, d. h. **nach** Rückkehr der Schluck- und Hustenreflexe, in Seitenlage vorgenommen.

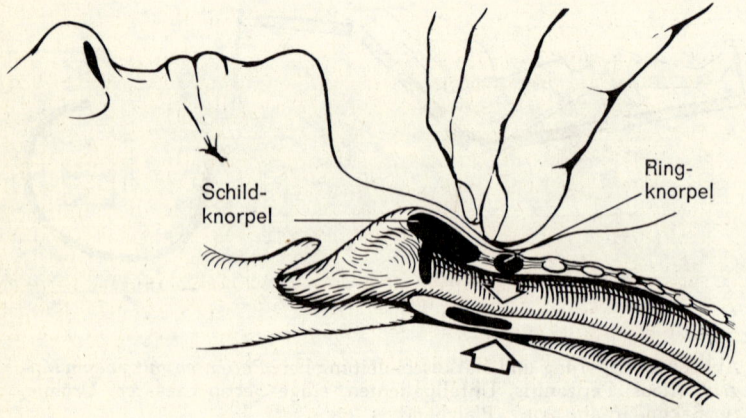

Abb. 69 b Unterdrückung der Regurgitation durch Druck auf den Kehlkopf.

Intravenöse Narkosen

Übersicht

Im Laufe der letzten Jahrzehnte sind Pharmaka der verschiedensten chemischen Konfiguration entwickelt worden, die durch Depression des ZNS, also der Bewußtseinslage, der Motorik, aber auch von Atmung, Kreislauf und vegetativen Schutzreflexen, am Patienten einen Zustand der Operationsfähigkeit hervorrufen.

Bewährt und durchgesetzt haben sich die kurzwirksamen Barbiturate und Thiobarbiturate besonders zur Narkoseeinleitung sowie die Kombination von hochwirksamen synthetischen Morphinderivaten mit Neuroleptika, eine Narkoseform, die unter Aufrechterhaltung des Schlafzustandes mit einer N_2O/O_2-Ventilation als **Neuroleptanalgesie** bekannt geworden ist.

Während die Steroidnarkose (Presuren) vorwiegend wegen der Häufigkeit der induzierten Thrombophlebitiden verlassen und 2-Methoxy-4-allylphenoxyessigsäure-Diäthylamid (Estil, Detrovel) wegen Nierenparenchymschäden mit hämorrhagischer Nephrose und Ausbildung schwerster ischämischer Nekrosen nach versehentlicher intraarterieller Injektion aus dem Handel zurückgenommen werden mußten, hat das Phenoxyessigsäurederivat Propanidid (Epontol) eine neue Entwicklung auf dem Gebiet der intravenösen Kurznarkose, insbesondere bei Ambulanzpatienten, eingeleitet.

Ketamine (Ketanest, Ketalar) ist ein Phencyclidinderivat. Es hat sich als intravenöses Anästhetikum, — allerdings nur bei speziellen Indikationen-, in unserer Klinik einen Platz erworben. Die erzielte Allgemeinanästhesie wird als „dissotiativ" bezeichnet, weil beim Aufwachen die einzelnen sensorischen Qualitäten (Hören, Sehen, Berührungs-, Temperatur-, Schmerz-, Tiefensensibilität) in zeitlich unterschiedlicher Reihenfolge zurückkehren. Insbesondere bei Erwachsenen hat diese Eigenschaft zu psychomotorischen Störungen geführt, die als Narkoseträume beschrieben wurden.

Allen intravenös gegebenen Anästhetika gemeinsam ist die **fehlende Steuerbarkeit.** Narkosetiefe und Dauer hängen wesentlich von der einmal verabfolgten Dosis und der Schnelligkeit der nachfolgenden Verteilung in den verschiedenen Organsystemen des Körpers und erst in zweiter Linie vom Abbau im intermediären Stoffwechsel bzw. von der Ausscheidung durch Niere und Darm ab. Eine indirekte Steuerung bzw. Verlängerung des depressiven Zustandes ist ggf. durch fraktionierte Repetitionsdosen möglich. Die Dosierung hat also niemals schematisch, sondern nur **nach Wirkung** zu erfolgen!!

Punktionstechnik

Voraussetzung für eine gefahrlose Anwendung ist in jedem Fall ein *sicherer intravenöser* Zufuhrweg. Wir meiden die Venen der Gelenkbeugen und bevorzugen die des Hand- oder Fußrückens oder der Radialseite des Unterarmes zur Plazierung einer Venenverweilnadel nach GORDH (s. Abb. 8) bzw. einer Braunüle (s. Abb. 11). Vor einer versehentlichen intraarteriellen Injektion schützt weder die Beachtung der Farbe noch der Pulsation des aspirierten Blutes (Staubinde!). Das Einspritzen einer „Test"-Dosis kann bereits den typischen, nach peripher mit der arteriellen Versorgung ausstrahlenden heftigen Schmerz auslösen, dem eine vasokonstriktorische Blässe und nach wenigen Tagen schwerste Nekrosen folgen können, ist also in dubio *nicht* statthaft.

Das Auftreten von ischämischen Gewebsschäden nach versehentlicher intraarterieller Injektion wurde in der Reihenfolge ihrer Schwere und Häufigkeit beobachtet nach Estil bzw. Detrovel, Presuren, Thiobarbituraten (Thiopental, Trapanal) (5 %ige Lösung), Evipan (10 %-ige Lösung), Strophanthin etc.

Folgende **Maßnahmen sind bei einer versehentlichen intraarteriellen Injektion** (z. B. bei atypisch verlaufender suprafaszialer A. radialis) zu treffen: Injektion sofort abbrechen und Nadel *intraarteriell liegen lassen*. Nachfolgende Injektion von 10 ml einer 0,5—1,0 %igen Novocain-Lösung und eines Nebennierensteroids (z. B. Ultracorten 25 mg) intraarteriell. Bei anhaltender Blässe des Unterarms Eupaverin 0,15 g als Dauertropf i. v., ggf. Versuch einer Durchblutungssteigerung durch Stellatumblockade.

Cave: Wärmeapplikation!

Der therapeutische Gewinn der vorgeschlagenen Maßnahmen ist im Einzelfall fraglich und bei der kleinen Zahl vergleichbarer Fälle statistisch nicht zu belegen. Darum größtmögliche Sorgfalt bei der Venenpunktion! Vorbeugen ist gerade hier besser als Heilen!

Barbituratnarkose

Vorbemerkung: Die Synthese der Barbitursäure aus Harnstoff und Malonsäure (FISCHER und VON MEHRING, 1903), insbesondere die Darstellung des Evipan durch Methylierung und Seitenkettensubstitution (WEESE, 1932) sowie die Entwicklung von Thiobarbituraten durch Kondensation von Thioharnstoff mit Malonsäure führte zu der Vielzahl intravenös zu verabfolgender *kurzwirksamer* Verbindungen:

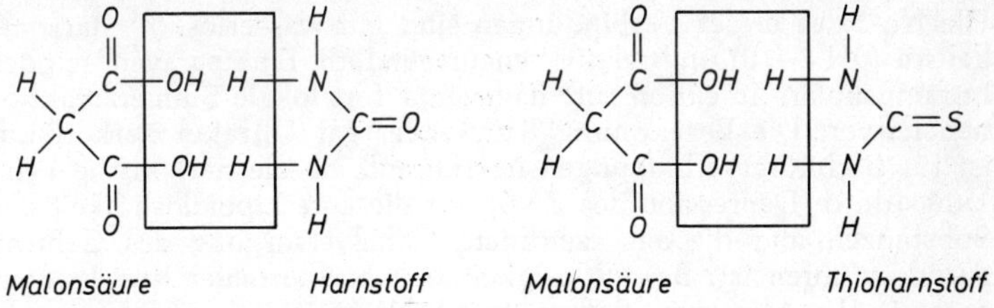

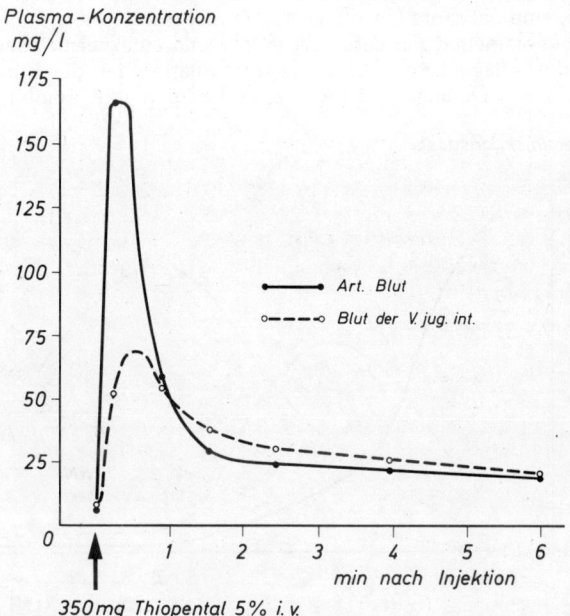

Malonsäure   Harnstoff   Malonsäure   Thioharnstoff

Abb. 70   Barbitur- und Thiobarbitursäure.

Barbiturate: Evipan   Thiobarbiturate: Thiopental
                   Amytal   Trapanal
                   Brevimytal   Inaktin
                   Pernocton   Baytinal, Surital

Plasma - Konzentration
mg / l

— Art. Blut
○---○ Blut der V. jug. int.

min nach Injektion

350 mg Thiopental 5% i. v.

Abb. 71   Barbiturat-Konzentrationen in der A. carotis und der V. jugularis int. nach intravenöser Thiopental-Injektion. Bei normalem Herz-Zeit-
Volumen wird bereits eine Minute nach der Injektion mehr Barbiturat aus
dem Gehirn „ausgewaschen" als arteriell zugeführt (nach DRIPPS, ECKEN-
HOFF, VANDAM: Introduction to Anesthesia).

Die Na-Salze dieser Verbindungen sind gut wasserlöslich, stark alkalisch (pH 8—10) und relativ venenfreundlich. Eine paravenöse oder intramuskuläre Injektion ruft dagegen sofort **lokale** Schmerzreaktionen hervor. Die Bezeichnung Kurz- oder gar Ultrakurznarkotikum ist für Barbituratverbindungen irreführend, da die narkotische Wirkung (durch Depression des ZNS) auf die gute Lipoidlöslichkeit der Substanzen und die ausgezeichnete Gefäßversorgung des Gehirns zurückzuführen ist. Bewußtlosigkeit tritt bei normaler Kreislaufzeit nach 1—1¹/₂ Min. ein. Sofern keine Nachinjektion vorgenommen wird, beginnt bereits mit der nachfolgenden Kreislaufpassage ein „Auswaschen" aus dem ZNS und eine Verlagerung der Verbindungen in die übrigen gut durchbluteten Organe und schließlich, mit zunehmender Nivellierung, in die Fettdepots des subkutanen Gewebes.

Bei Anwendung größerer Gesamtdosen kommt es daher zu einem unerwünscht langen postnarkotischen Nachschlaf. Wird zudem der operativ gesetzte Wundschmerz ungenügend mit Analgetika gedämpft, sind delirante Unruhezustände insbesondere bei muskelkräftigen, benommenen Patienten die Regel und eine vermeidbare Belastung des Pflegepersonals. In dieser Situation ist die **intravenöse** Injektion von Dolantin (25—50 mg) fraktioniert ggf. kombiniert mit

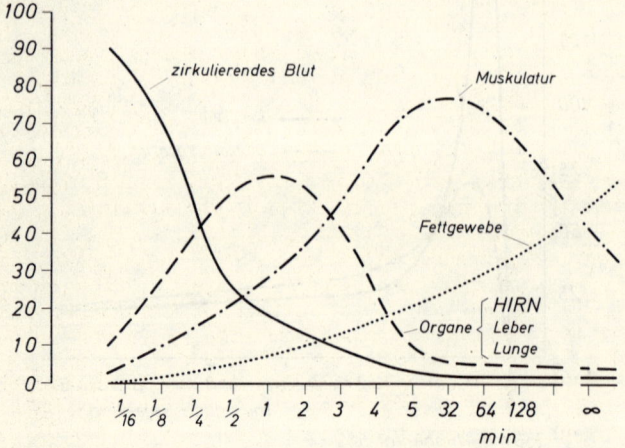

Abb. 72   Verteilung intravenös verabfolgter Barbiturate im Organismus. Von primärer Bedeutung ist die Durchblutung der verschiedenen Gewebe. Die Lipoidaffinität führt sekundär zur Deponierung im subkutanen Fettgewebe. Zu diesem Zeitpunkt besteht bereits eine subnarkotische Konzentration im Gehirn und zirkulierenden Blut (nach VANDAM, DRIPPS, ECKENHOFF: Introduction to Anesthesia).

Verophen (10—20 mg) oder Atosil (25—50 mg) angebracht. Barbiturate eignen sich daher nicht für die ambulante Kurznarkose, wenn nach dem Eingriff volles Orientierungsvermögen und Verkehrstüchtigkeit des Patienten erwünscht sind, wohl aber als ideale Einleitungsmittel für die Inhalationsnarkose. Die durchschnittlichen Einschlafdosen betragen für den Erwachsenen:

Evipan: 200—400 mg = 2—4 ml 10 %iger Lösung i. v.

Thiopental: 200—300 mg = 4—6 ml 5 %iger Lösung i. v.

Brevimytal: 50—80 mg = 5—8 ml 1 %iger Lösung i. v.

Klinische Anwendung

Unterschiede zwischen Barbituraten und Thiobarbituraten in der Halbwertszeit ihres metabolischen Abbaus bzw. ihrer Ausscheidung sind bei der klinischen Anwendung als Induktionsmittel von sekundärer Bedeutung. Barbiturat-„Langzeitnarkosen" widersprechen einer neuzeitlichen Narkoseführung. Die maximale Barbituratgesamtdosis sollte 1 g selbst bei Alkoholikern und Athleten nicht überschreiten. Barbiturate bewirken kaum eine Muskelerschlaffung oder eine meßbare Analgesie, so daß bei schmerzhaften Eingriffen entweder mit heftigen Abwehrbewegungen oder mit toxischer Überdosierung gerechnet werden muß. Auch die Blockade vegetativer Schutzmechanismen ist unzureichend. Zwischenfälle bei Eingriffen im Hals- und Rachengebiet sind infolge mangelhafter afferenter Dämpfung selbst nach vorausgegangener Atropinprämedikation auf Laryngo- oder Bronchospasmus, Erbrechen und ggf. Aspiration zurückzuführen. Husten wird besonders unter zu schneller Injektion von Thiobarbituraten beobachtet. Die Vertiefung der Allgemeinnarkose durch Inhalationsanästhetika ist vor derartigen Eingriffen, z. B. auch vor der endotrachealen Intubation, erforderlich. Wir konnten klinisch eine spezielle parasympathikomimetische Wirkung von *kleinen Barbiturateinschlafdosen* selbst bei allergisch-hyperergischen Patienten *nicht* beobachten, sehen daher keine Veranlassung, z. B. Patienten mit Asthma bronchiale oder Urtikaria eine erbetene intravenöse Narkoseeinleitung zu verwehren.

Ein Blutdruckabfall folgt regelmäßig der i. v. Barbituratgabe für etwa 5—10 Min. Er ist vornehmlich durch den negativ inotropen Effekt auf das Myokard sowie die Depression des zentralen Vasomotorenzentrums zu erklären und von der Konstitution des Patienten, der verabfolgten Dosis und der Injektionsgeschwindigkeit abhängig. Eine Barbituratnarkoseeinleitung ist daher bei drohendem Kreislaufversagen oder latenter Herzinsuffizienz (Schock, schwere Blutung, Herzmuskelschwäche) kontraindiziert, desgleichen überflüssig und schädigend bei allen stuporösen oder komatösen Zuständen.

Die Atemdepression kann insbesondere bei älteren Patienten und bei Potenzierung durch eine Opiat- bzw. Phenothiazinprämedikation eine assistierende oder kontrollierte Beatmung erforderlich machen; eine Beatmungsmöglichkeit des Patienten muß bei allen i. v. Narkosen jederzeit gegeben sein!

Große Gefahren birgt eine i. v. Barbituratnarkoseeinleitung bei partieller Verlegung der oberen Luftwege (Struma mit Stridor, Pharynx- und Larynxtumoren, Kieferfrakturen, submandibuläre Abszesse), weil bei Ausfall der Koordination der Atemmuskeln und Erschlaffung des Mundbodens eine komplette Okklusion eintreten kann. *Sicherer* ist in diesen Fällen die Einleitung mit einem Inhalationsanästhetikum bis zum Stadium III-1, oder Schleimhautoberflächenanästhesie mit Pantocain 2 % oder Xylocain 1 % als Spray und anschließender Intubation *ohne* Muskelrelaxans, bzw. die präoperative Tracheotomie in Lokalanästhesie. Die Barbiturat-Einleitung provoziert bei mechanischem Darmverschluß, paralytischem Ileus, in der Unfallchirurgie insbesondere bei alkoholisierten Schädel-Hirnverletzten trotz liegender Magensonde häufig Erbrechen und damit die Gefahr der Aspiration. Wir leiten die Allgemeinnarkose in diesen Fällen *in Sitzlage* per inhalationem ein, geben 50—100 mg Succinylcholin i. v. *ohne assistierende Beatmung* und intubieren *frühzeitig* bei abklingender Spontanatmung, selbstverständlich mit Manschettentubus. Die Beobachtung des entblößten Abdomens ermöglicht zudem, eine drohende Regurgitation an den ruckartigen Oberbauchaktionen frühzeitig zu erkennen und dem „Überlaufen" entweder durch Einführen eines großkalibrigen Saugrohres in den Ösophagusmund oder durch Druck des Larynx gegen die Wirbelsäule zuvorzukommen (s. S. 108).

Die psychische Schonung des Patienten durch eine i. v. Narkoseeinleitung wird hinfällig, wenn infolge venöser Vasokonstriktion oder mangelnder Technik mehrfache Punktionsversuche notwendig werden, oder wenn man nach erfolgreicher Injektion einen ungenügend langen Zeitraum bis zum Aufsetzen der Gesichtsmaske verstreichen läßt. Kleinkinder sind ungeeignete Kandidaten für eine i. v. Barbituratnarkose-Einleitung.

Abzuraten ist insbesondere *bei „Poor risk"-Patienten* (Geriatrie, Herzkreislaufkranke, Hypovolämie) von der häufig anzutreffenden *Schnelleinleitung* mit 300—500 mg Barbiturat, gleichzeitig mit oder gefolgt von 75—100 mg Succinylcholin zur Relaxation und Intubation. Die so induzierte Hypotension kann Zerebralthrombose, Herzinfarkt und gelegentlich akuten Herzstillstand auslösen.

Kontraindikationen für Barbituratnarkosen wie -einleitungen stellen alle komatösen Zustände, schwere Leber- und Nierenparenchymschäden, Herzinsuffizienz oder drohendes Kreislaufversagen bei hypovolämischen Zuständen dar. Bei Patienten mit Porphyrinurie können akute Krisen mit zentralnervösen oder abdominellen Symptomen ausgelöst werden. Cave: Barbiturat-Allergie!

„Potenzierte" Barbiturat-Lachgasnarkose

Ist aus äußeren Gründen nach Barbiturateinleitung der Übergang auf ein volatiles Inhalationsanästhetikum nicht möglich oder erwünscht, so kann bei einer Operationsdauer bis zu etwa 1 Stunde die Narkose unter neuromuskulärer Blockade und kontrollierter Beatmung mit einem O_2/N_2O-Gemisch von 1 : 2,8 l/min, durch fraktionierte Barbituratdosen von 100—150 mg unterhalten werden. Bei muskelkräftigen Patienten oder schmerzhaften Eingriffen empfiehlt sich eine zusätzliche intravenöse Analgesie mit synthetischen Morphinderivaten (z. B. Dolantin 25—50 mg i. v.). Zur Verhinderung einer postoperativen Atemdepression ist darauf zu achten, daß in der letzten halben Stunde vor Beendigung des Eingriffs keine Opiate mehr verabfolgt werden. Die Barbituratgesamtdosis soll 1 g nicht übersteigen.

Dieses Verfahren ist vielerorts von der Neurolept-Analgesie abgelöst worden.

Intravenöse Ultrakurznarkose (Propanidid)

Mit dem Phenoxyessigsäurederivat Propanidid (Epontol) wurde 1961 ein intravenöses Kurznarkotikum in die Klinik eingeführt, das eine Allgemeinnarkose von durchschnittlich 3—4 Min. Dauer bewirkt und sich durch eine sehr kurze postnarkotische Phase auszeichnet. Die Substanz wird bereits von der ersten Kreislaufpassage an durch unspezifische Esterasen in narkotisch unwirksame Produkte zersetzt und durch weitere hydrolytische Spaltung abgebaut.

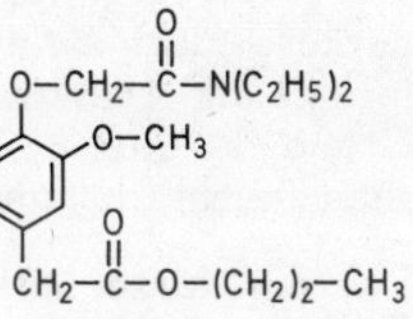

Abb. 73   Propanidid (Epontol)

Durchschnittlich 3—5 Min. nach der Narkose sind die Patienten wieder voll ansprechbar und im Besitz kontrollierter Motorik, so daß sie den Operationstisch selbständig verlassen können. Da postnarkotischer Nachschlaf oder verminderte Reaktionsfähigkeit fehlen, ist Pflegepersonal fordernde Überwachung kaum erforderlich und die Entlassung 20—30 Min. später mit einer Begleitperson zu Fuß oder allein mit Taxi möglich. Übelkeit und Erbrechen kommen selten vor, die übliche Nahrungskarenz von 4 Std. muß eingehalten werden.

Indikationen: Propanidid eignet sich besonders für Narkosen der kleinen, ambulanten Chirurgie, sofern der Eingriff sich innerhalb kurzer Zeit (d. h. bei zweimaliger Nachinjektion max. 6—8 Min.) ausführen läßt und keine absolute Ruhigstellung des Patienten erfordert.

Kleine Chirurgie; Inzisionen, Probeexzisionen, kurzdauernde Repositionen von Frakturen und Luxationen, Drahtextensionen, Punktionen, Entfernung von Finger- und Zehennägeln, Abszeßspaltung, Verbandwechsel, Sphinkterdehnung, Spaltung bzw. Ligatur von Perianalfisteln.

Gynäkologie: Narkoseuntersuchungen, Kürettagen, Probeexzisionen. *Geburtshilfe:* Narkose zum Druchtritt des kindlichen Kopfes, Einleitung einer Narkose für den **eiligen** Kaiserschnitt.

Interne Medizin: Sternalpunktion, diagnostische Organpunktionen, Kardioversion von Herzrhythmusstörungen.

HNO: Narkose-Einleitung zur Endoskopie und Tonsillektomie.

Kieferklinik: Entfernung einzelner Zähne, Abszeßspaltung.

Prämedikation und Operationsvorbereitung. Da dem Epontol ein analgetischer Effekt über die Narkosedauer hinaus fehlt, ist bei schmerzauslösenden Eingriffen (z. B. Spaltung eines Panaritium) die Vorgabe von Opiaten (25—50 mg Dolantin) und Phenothiazinen (12,5—25 mg Atosil bzw. 10 mg Psyquil) i. v. 5—10 Min. vor dem Eingriff empfehlenswert, auch wenn dadurch eine Verlängerung der postnarkotischen Phase in Kauf genommen werden muß.

Eine Atropinprämedikation (Erwachsene $1/2$—$1/4$ mg, Kinder 0,1 mg/-10 kg Körpergewicht i. v.) ist für eine ausschließliche Propanididnarkose nicht zwingend erforderlich, dagegen unumgänglich, wenn infolge der Ausweitung des Eingriffs auf Inhalationsanästhetika (auf Grund der kuzen An- und Abflutungszeit sind Lachgas und Halothan angebracht) und Muskelrelaxantien übergegangen wird.

Um die kurze narkotische Phase (2—4 Min.), die noch unter der Injektion mit Beginn der Hyperventilation einsetzt, voll ausnutzen zu können, müssen Operateur und Operationsgebiet vorbereitet sein, damit der Eingriff *sofort* begonnen werden kann.

Dosierung und Anwendung erfolgen nach Wirkung. Gesunde Erwachsene und Jugendliche: 5—8 mg/kg Kinder: bis 10 mg/kg.

Bei Kachexie und Alter über 65 Jahre: 2—5 mg/kg (Eine Ampulle = 10 ml 5 %iger Lösung = 500mg).

Epontol soll bei Kindern wegen der englumigen Venenverhältnisse, bei geriatrischen Patienten zur besseren Verträglichkeit zu gleichen Teilen mit physiologischer NaCl-Lösung zu einer Konzentration von 2,5 % verdünnt werden. Die Injektionsgeschwindigkeit wird so gewählt, daß die Hälfte der Gesamtmenge innerhalb von 30 Sekunden injiziert und der Rest über die folgende Minute gleichmäßig verteilt werden. Dauert der Eingriff länger als primär vorgesehen, so kann unbedenklich zweimal die vollnarkotische Dosis nachinjiziert werden, um eine Gesamtoperationszeit von 6—8 Min. zu erzielen. Die Nachinjektion hat bereits bei Wiedereintreten des Lidreflexes, also möglichst vor Auftreten der ersten Abwehrreaktion, zu erfolgen. Eine Erhöhung der Initialdosis bewirkt dagegen keine Verlängerung der Narkosedauer.

Bei Erfordernis soll der Übergang auf ein Inhalationsanästhetikum (Lachgas, Halothan) frühzeitig, d. h. möglichst während der Hyperventilationsphase erfolgen, damit ein gleichmäßiges Narkoseplanum erhalten bleibt. So kann nach erfolgter Reposition einer Fraktur unter Propanidid das Erhärten des Gipsverbandes unter Ruhigstellung des Patienten mit $N_2O/O_2 = 3 : 1$ l/min Inhalation im halboffenen System abgewartet werden, ohne daß Erwachen und Verkehrstüchtigkeit nach Beendigung der Narkose verzögert werden.

Narkoseverlauf. Die Zeit zwischen Injektionsbeginn und Narkoseeintritt, erkenntlich am Einsetzen der charakteristischen Hyperventila-

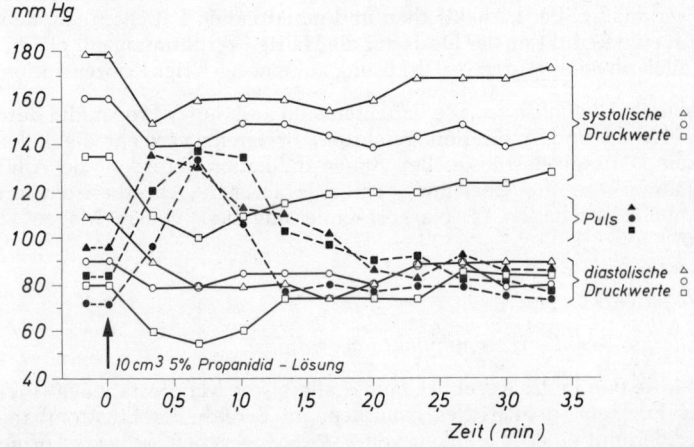

Abb. 74 Verhalten von systolischem und diastolischem Blutdruck und Puls unter drei Epontol-i. v.-Narkosen. (PODLESCH u. ZINDLER, Anaesth. and Resuscitation, Bd. 4).

tion, beträgt etwa 10—40 Sekunden und ist von der Injektionsgeschwindigkeit und der Kreislaufzeit des Patienten abhängig. Durch
die einmalige Injektion von 5—8 mg/kg läßt sich ein oberflächlich
erscheinendes *Toleranzstadium* von 2—4 Min. erzielen, *das mit der
Hyperventilationsphase beginnt* und sofort ausgenutzt werden muß.
Leichter Blutdruckabfall und ein deutlicherer Pulsanstieg, verursacht
durch kurzfristige Verminderung der myokardialen Kontraktionskraft
gehen der von einer Hypnose gefolgten Hyperventilationsphase
voraus.

Zwei Minuten nach Narkosebeendigung sind die Patienten zeitlich
und örtlich wieder voll orientiert und psychisch in der Regel unauf-
fällig. EEG-Befunde und psychophysische Testkombinationen erwei-
sen bereits nach 20 Minuten präanästhetische Ausgangswerte; eine
aktive Teilnahme am Straßenverkehr ist dennoch für die folgenden
6 Std. aus Vorsichtsgründen abzulehnen.

Kontraindikationen. Patienten mit koronaren Durchblutungsstörungen, Herzinsuffizienz und Hypertonie mit klinischen Manifestationen.

Vorsichtsindikationen. Patienten mit allergischer Diathese sollen mit
einem Antihistaminikum prämediziert werden (Atosil 25 mg bzw.
Tavegil 2 mg). Bei Erkrankungen, die erfahrungsgemäß mit einem
erhöhten Bluthistaminspiegel einhergehen (z. B. Verbrennungen,
septische Zustände, erhöhter Gewebszerfall, wie bei Malignomen und
Bestrahlungen), ist eine zusätzliche Kortikosteroid-Prämedikation
zweckmäßig. Bei kachektischen und geriatrischen Patienten empfiehlt
sich eine Reduktion der Dosis auf die Hälfte (Verdünnung mit gleichen
Teilen physiologischer NaCl-Lösung auf eine 2,5 %ige Konzentration).

Akuter Alkoholismus. Die Patienten sind auch unter Propanidid durch
Erbrechen und Aspiration gefährdet. Präferenz verdient die Lokal-
oder Leitungsanästhesie. Bei vitaler Indikation erfordert die Allgemeinnarkose die Zuziehung eines erfahrenen Anästhesisten und
schnelle Intubation (s. Narkose-Einleitung bei „vollem Magen" S.
107).

Nebenwirkungen

Allergie-Reaktion; Anaphylaktoider Schock:

Leichte und in der Regel belanglose allergische Manifestationen (loka-
les Erythem, urtikarielles Exanthem im Bereich der Einstrombahn)
werden mit einer Häufigkeit von 2—7 % angegeben. Schwere Formen
einer speziellen Überempfindlichkeit durch Histaminliberation sind
Bronchospasmus und anaphylaktoide Reaktionen mit Kreislaufzusammenbruch und Atemstillstand bei vorausgehendem generalisier-

ten Erythem. Sechs letale Ausgänge bei mehr als 1 Million nachweis-licher Propanidid-Narkosen zeigten in der Anamnese teilweise eine Sensibilisierung durch eine 1—3 Wochen vorausgehende Erstinjektion sowie gehäuft anderweitige allergische Reaktionen (artfremdes Ei-weiß, Streptomycin, Penicillin).

Gegenmaßnahmen: Bereits bei Auftreten eines fleckigen oder disse-minierten Exanthems: Prednison bzw. Prednisolon i. v. (Solu-Decor-tin 100 mg, Urbason 40 mg). Bei Kreislaufdepression: O_2-Überdruck-beatmung und Dextran-Infusion (Macrodex), ggf. Vasokonstrikto-ren (Effortil 10 mg i. v., Akrinor 200 mg i. v.). Bei Herz-Kreislaufstill-stand: Äußere Herzmassage, endotracheale Intubation und O_2-Beat-mung, Adrenalin bzw. Alupent (0,5—1,0 mg), Urbason 1000 mg i. v.

Urtikarielles Exanthem und Bronchospasmus lassen Histaminfreiset-zung vermuten. Phenothiazine mit Antihistamineffekt (Tavegil 2 mg bzw. Atosil 25 mg), Urbason 250 mg i. v. und ggf. Alupent 0,5 mg. sind angezeigt.

Ketamine (Ketalar, Ketanest)

Ketamine ist ein Phencylidin-Derivat, das eine relativ lange postnar-kotische Phase besitzt. Das Pharmakon kann bei guter Gefäß- und Gewebsverträglichkeit sowohl i. v. als auch i. m. verabreicht werden.

Ketamine (Ketanest, Ketalar)

Klinischer Narkoseverlauf. In Abhängigkeit von der Kreislaufzeit tritt 1 bis 1,5 Min. nach der über 30 Sek. verteilten i. v. Injektion, und in annähernd kurzem Intervall auch nach der i. m. Injektion, die Medikamentwirkung schlagartig ein. Diese bietet für den mit der i. v. Barbiturat- oder Propanadid-Narkose vertrauten Anästhesisten ein befremdendes Bild: Die Unterhaltung mit dem Patienten ver-stummt. Der Gesichtsausdruck wird eigentümlich leer, verliert seine Mimik. Bei in der Regel erhaltenem Konjunktival- und Kornealreflex öffnen sich die Lidspalten. Nicht selten kommt ein horizontaler Ny-stagmus zur Beobachtung, der bis in die Aufwachphase hinein anhält. Schluck- und Hustenreflexe sind bis zu einer Dosierung von 2 mg/kg i. v. sicher und vollständig erhalten. Der Skelettmuskeltonus ist eher erhöht und garantiert die selbständige Freihaltung der oberen Luft-wege ohne Esmarchschen Handgriff oder Einlegen eines Guedel-

Mundtubus. Für Eingriffe im Bereich der Zahnreihen ist ein Kiefersperrer erforderlich. Die Rückkehr des Bewußtseins kündigt sich durch Schließen der bisher weitgeöffneten Augenlieder und durch Zunahme unwillkürlicher Bewegungen an. Analgesie und Blockade der Tast-, Temperatur- und Tiefensensibilität überdauern die Phase der Amnesie. In der Aufwachphase ist die Sprache anfänglich verwaschen. Trotz anschließender schneller Orientierung über Raum und Zeit vermag der Patient offensichtlich nur mit Mühe, wieder eine Beziehung zu sich und seinem Körper aufzunehmen. Bei einer Dosierung von 1 mg /kg Ketamine i. v. ist das Vermögen, sich aus der Horizontalen selbständig aufzusetzen, über 15 bis 30 Min. gestört. Nach etwa einer Stunde kann der Patient aufstehen, der Gang bleibt unsicher, schwankend und ataktisch. Die Wiederherstellung der normalen psychophysischen Leistungsfähigkeit erfolgt bei einer Dosierung von 2 mg/kg nach etwa 8 Stunden.

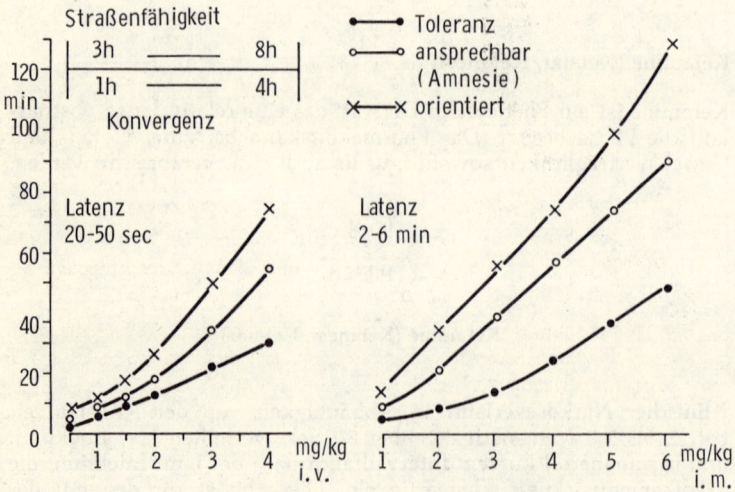

Abb. 75 Dosiswirkungsrelation nach i. v. und i. m. Ketamineinjektion (nach LANGREHER).

Ketamine hat auf das Kreislaufsystem einen stimulierenden Effekt, der sich durch Anstieg des systolischen und diastolischen Blutdrucks bei Pulsfrequenzsteigerung kenntlich macht. Eine Störung der Atmung ist unter klinisch üblicher Dosierung von 1—2 mg/kg i. v. bzw. 5—8 mg/kg i. m. kaum zu befürchten, sofern eine Prämedikation mit atemdepressorischen Analgetika vermieden wird. Allenfalls kommt es zu einer unregelmäßigen Atemzugtiefe, wenn bei intravenöser Injektion eine zu schnelle Injektionsgeschwindigkeit gewählt wird. Der Muskeltonus ist auch während der Tiefschlafphase mäßig erhöht, die Sehnenreflexe leicht gesteigert.

Nach Rückkehr des Bewußtseins werden von etwa 15 % der erwachsenen Patienten „Narkoseträume" angegeben, die häufig das Gefühl der Schwerelosigkeit umschreiben. Ursächlich für die psychomimetischen Traumerlebnisse dürfte der Ausfall sensorischer Afferenzen, wie von Berührung, Schmerz- und Tiefensensibilität während der Aufwachphase sein. Eine die Abklingphase des Ketamine überdauernde Inhalationsnarkose läßt derartige Traumerlebnisse nicht entstehen. Ferner kann die Häufigkeit psychomimetischer Reaktionen durch Prämedikation mit Diazepam (Valium) oder Dehydrobenzperidol und eine ruhige Umgebung im Aufwachraum entscheidend verringert werden.

Prämedikation. Um eine medikamentspezifische Hypersalivation zu vermeiden, ist eine Skopolamin- oder Atropinprämedikation erforderlich. Ein Analgetikum ist nicht wünschenswert, weil dieses die Aufwachphase verlängert und die Atmung deprimieren kann. Dehydrobenzperidol (0,1 mg/kg) oder Valium (0,2 mg/kg) bewirken eine präoperative Sedierung und eine Verminderung der insbesondere von Erwachsenen als unerwünscht bezeichneten psychomimetischen Reaktionen der Aufwachphase.

Vorteile der Ketamine-Anästhesie. Stimulierung des kardiovaskulären Systems, insbesondere bei hypotensiver Ausgangslage.

Orthostatische Belastungen werden gut vertragen. Bronchodilatatorische Nebenwirkung bei Patienten mit Asthma bronchiale.

Bei starker Analgesie fehlt eine Atemdepression. Ketamine bewirkt auch bei vollem Magen keine Übelkeit. Postoperativ ist baldige orale Nahrungsaufnahme möglich (Verbrennungen!).

Da der Muskeltonus und die vitalen Schutzreflexe wie Schlucken, Husten und Nießen erhalten bleiben, werden operative und diagnostische Maßnahmen auch bei ungünstiger Lagerung ohne Sicherung des Luftweges ermöglicht. (Pneumenzephalographie, Ventrikulographie). Ein Übergang auf Inhalationsanästhetika oder die Einleitung einer Kombinationsnarkose mit Ketamine sind möglich.

Die gute Gewebsverträglichkeit ermöglicht die i. m.-Applikation mit schnellem Wirkungseintritt in den Fällen, in denen eine Venenpunktion erschwert ist. (Säuglinge, ausgedehnte Verbrennungen).

Nachteile der Ketamine-Anästhesie. Der vasopressorische Effekt kann bei Hypertonikern zu gefährlichen Blutdruckkrisen führen. Ohne Atropinprämedikation findet sich eine störende Salivation. Die psychotrope Nebenwirkung läßt die Anwendung des Ketamine als Monoanesthetikum beim Erwachsenen nur in speziellen Situationen zu. Die Kontraktilität des Myokards wird unter Ketamine gemindert, der Sauerstoffverbrauch gesteigert. Bei vorbestehendem erhöhten intracraniellen Druck kann eine weitere Hirndrucksteigerung zur Dekompensation der Eigenregulation (Atemstillstand) führen.

Kontraindikationen

1. Hypertension (RR über 160/100 mmHg bzw. Schlaganfall in der Vorgeschichte).
2. Schwere Herz- oder Koronarinsuffizienz.
3. Eingriffe im Bereich von Kehlkopf, Schlund und Bronchien, (zumindest, wenn auf Intubation und Muskelrelaxation mit Beatmung verzichtet wird).
4. Erhöhter intracranieller Druck.

Spezielle Indikationen. Die Erfahrung der letzten Jahre hat für den Einsatz des Ketamine folgende Indikationen als günstig erscheinen lassen:

a) Nekroseabtragung, Verbandswechsel und Wundversorgung von schweren Verbrennungen, insbesondere bei Kindern.
b) Pneumenzephalographie bzw. Ventrikulographie (Neurochirurgie). Cave: Erhöhter Hirndruck.
c) Herzkatheteruntersuchungen bei Kindern und Säuglingen.
d) Kurzdauernde plastische Chirurgie an Kopf, Augen oder Hals.
e) Zahnextraktion oder Spaltung von perimandibulären- bzw. Mundbodenabszessen.
f) Geschlossene Reposition von Frakturen mit Ruhigstellung im Gipsverband (Kinder).
h) Allgemeinanästhesie zum Kopfdurchtritt bei vaginalen Entbindungen.
i) Einleitung einer Narkose zum Kaiserschnitt unter anschließender Relaxation und Beatmung mit Lachgas-Sauerstoff.
j) Durchführung chir. Eingriffe an den Extremitäten (z. B. unter Katastrophen-Bedingungen).

Die Beachtung grundsätzlicher Sicherheitsvorkehrungen ist auch bei der Ketamineanästhesie angezeigt: Bereitstellung von Beatmungs- und Absaugmöglichkeiten, Vorkehrungen für die Sicherung des Luftweges durch Intubation und zur Reanimation von Atmung und Kreislauf müssen getroffen sein. Die allgemeine Erfahrung zeigt, daß der erforderlichen Sorgfaltspflicht dann am besten Genüge getan ist, wenn die operativen und anästhesiologischen Verantwortlichkeiten nicht in *einer* ärztlichen Hand vereint sind.

Weitere intravenöse Narkose-Einleitungsmittel

Steroidnarkotika

a) *Hydroxydione:* Presuren bzw. Viadril, Abkömmlinge der Neben-
nierenrindenhormone, sind wegen ihrer hypnotischen Eigenschaften
zur intravenösen Narkoseeinleitung verwandt worden. Die für den
Erwachsenen erforderliche mittlere Dosierung beträgt 1 g, aufgelöst in
100 ml 5 %iger Glukoselösung; Kleinkinder erhalten 20 mg pro kg
Körpergewicht. Bei fehlender Lebertoxizität sind als Nachteile ungenügende Analgesie, schlechte Steuerbarkeit und starke Venenreizung
mit häufigen Thrombophlebitiden zu nennen. Die Injektion sollte daher stets als Tropfinfusion in eine weitlumige Vene bzw. einen Kava-
katheter erfolgen.

b) *Althesin (CT 1341)* ist eine Mischung von zwei Steroidkomplexen
in dem Lösungsvermittler Cremophor. Die empfohlene Dosierung
liegt bei 0,05—0,07 ml pro kg Körpergewicht, entsprechend 50—70 mg
pro kg. Das intravenöse Narkoseeinleitungsmittel kann mit allen
Inhalationsanästhetika sowie derzeit gebräuchlichen Muskelrelaxantien kombiniert werden. Intraarterielle Injektionen führen zu schweren ischämischen Gewebsstörungen. Da konzentrationsabhängige
Minderung der Myokardkontraktilität und gelegentlich Exzitationen
beobachtet wurden, ist die klinische Anwendung begrenzt.

Etomidate

Etomidate (Janssen R 2694) ist ein potentes Hypnotikum mit großer
therapeutischer Breite. Chemisch leitet es sich von einer Imidazol-Car-
boxylatstruktur ab. Die mittlere Dosierung zur intravenösen Narkoseeinleitung liegt bei 0,2 mg/kg Körpergewicht; dies entspricht der Wirkung von 5 mg/kg Propanidid bzw. 0,075 ml/kg Althesin.

Tierexperimentelle Untersuchungen und erste klinische Befunde am
Menschen schließen — im Gegensatz zu den Effekten der Barbiturate,
des Propanidid und der Steroidanästhetika — depressive Einwirkungen
auf Myokard und Koronardurchblutung aus. Da eine, auch für kurze
Eingriffe ausreichende Analgesie fehlt, ist eine vorangeschickte intravenöse Potenzierung mit einem Analgetikum, — empfohlen werden
1—2 ml Fentanyl oder Thalamonal- und die gleichzeitige Inhalation
von einem Sauerstoff-Lachgasgemisch erforderlich.

Etomidate erscheint zur Narkoseeinleitung von kardiovaskulären Risikopatienten und — falls vom Patienten erbeten — zur intravenösen
Einleitung einer nachfolgenden Neuroleptanalgesie geeignet, da negativ inotrope Einwirkungen auf den Herzmuskel vermißt werden und
nach bisherigen Befunden einer gesteigerten Koronardurchblutung
keine gleichzeitige Erhöhung des myokardialen Sauerstoffbedarfs
gegenübersteht.

Es ist zu hoffen, daß dieser erste günstige Eindruck durch die Einführung in die allgemeine klinische Anwendung bestätigt wird.

Neuroleptanalgesie (NLA)

Die Entdeckung der Butyrophenone (Haloperidol, Dehydrobenzperidol (DHB) als wirksame Neuroleptika sowie die Weiterentwicklung höchst potenter und kurzfristig wirksamer synthetischer Morphinsubstitute wie Phenoperidin und Fentanyl (Analgetika, die dem Dolantin chemisch nahestehen), kommen dem derzeitigen Trend der Anästhesie entgegen, spezifisch wirksame Pharmaka getrennt zur psychischen Sedierung bzw. Analgesie anzusetzen. Diese Medikamente können mit neuromuskulärer Blockade und einer N_2O-Hypnose kombiniert werden und führen damit zu einem Narkoseverfahren, das unter der Bezeichnung NLA Eingang in die Klinik gefunden hat.

Die interessanten pharmakologischen Eigenschaften der derzeit gebräuchlichsten Substanzen DHB und Fentanyl rechtfertigen deren einleitende Besprechung, bevor wir unsere Technik der NLA, die sich an die Vorschläge von HENSCHEL anlehnt, darlegen.

Dehydrobenzperidol

Dehydrobenzperidol (DHB) führt am Patienten einen Zustand der psychischen Indifferenz und Schläfrigkeit herbei, ohne daß dessen Ansprechbarkeit verloren geht. Bei Anwendung therapeutischer Dosen, d. h. 5—25 mg i. v. bei Erwachsenen und 0,1 mg/kg bei Kindern, ist die Stabilität des Herz-Kreislaufsystems besonders hervorzuheben. Der initiale Blutdruckabfall erreicht durchschnittlich 10 % des Ausgangswertes. Ein stärkerer Blutdruckabfall nach Injektion des DHB weist auf eine bestehende Hypovolämie hin, die sofort durch Infusion von 300—500 ml eines Plasmaexpanders (Macrodex, Haemaccel) ausgeglichen werden soll. Arrhythmien kommen nicht zur Beobachtung. Die Funktion des Vasomotorenzentrums ist kaum beeinträchtigt, so daß orthostatische Belastungen gut ertragen werden. Der Ausbildung eines traumatischen Schockzustandes wird vorgebeugt. Hervorzuheben ist die starke antiemetische Wirksamkeit der Butyrophenone, insbesondere bei durch Opiate induziertem Erbrechen, die den Effekt von Antiemetika aus der Gruppe der Phenothiazine wie Psyquil, Randolektil etc. weit übersteigt und die therapeutisch auch bei Übelkeit und Erbrechen unter und nach Inhalationsanästhetika wie Äther erfolgreich ausgenutzt werden kann. Über das Vestibularissystem ausgelöste

Schwindel- und Nauseazustände werden dagegen nicht beeinflußt. Es fehlen antikonvulsive oder temperatursenkende Eigenschaften. Bei wiederholter Anwendung hoher Dosen (50—80 mg/die) wurden gelegentlich extrapyramidale Erregungszeichen und Parkinsonismen beobachtet. Antidot: $^{1}/_{2}$ Amp. Akineton i. v.

Abzuraten ist von der Anwendung des DHB und des Haloperidol bei Patienten mit depressiven Gemütsleiden in der Anamnese, da postoperativ gehäuft Rezidive beobachtet werden konnten. Da die Butyrophenone (wie auch die Opiate Phenoperidin und Fentanyl) in der Leber abgebaut werden, empfiehlt sich bei Leberzellschäden und schwerem Ikterus eine Reduzierung der Dosis auf etwa die Hälfte der Norm. Hinweise auf eine leberschädigende Wirkung dieser Substanzen konnten trotz zahlreicher Untersuchungen nicht gefunden werden. DHB führt gelegentlich zu einer Exspirationsbehinderung, die u. E. nicht bronchospastisch bedingt ist, sondern auf Muskelrigidität und Dyskinesie des Kehlkopfes zurückgeführt werden kann.

Fentanyl ist eines der potentesten synthetischen Analgetika, die bisher entwickelt wurden und zeichnet sich durch eine relativ kurze Wirkungsdauer von etwa 30' aus. Wie Opiate, so führt auch Fentanyl in höheren Dosen ($> 0{,}1$—$0{,}2$ mg) zur Atemdepression und ggf. zum Atemstillstand. Ohne vorherige Gaben von Antiemetika wie Haloperidol oder Dehydrobenzperidol können Übelkeit und Erbrechen induziert werden. Bei chronischer Anwendung sind Gewöhnung und Sucht zu erwarten.

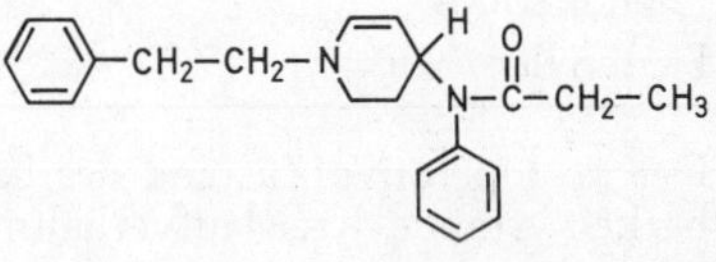

Abb. 76   Fentanyl
(synthetisches Morphinderivat).

Dosierung. Die max. Einzeldosis für den Erwachsenen beträgt 0,1—0,15 mg i. v., wenn die Spontanatmung erhalten bleiben soll; sofern eine künstliche, kontrollierte Beatmung sichergestellt ist, werden initial 0,4—0,5 mg i. v. gegeben. Innerhalb weniger Minuten tritt nach der i. v. Applikation vollständige Analgesie ein. Nach jeweils etwa 30' wird die Nachinjektion von 0,05—0,1 mg erforderlich, um eine chirurgische Analgesie zu gewährleisten. Um eine überhängende Atemdepression am Operationsende zu vermeiden, soll in der letzten halben Stunde des Eingriffs kein Fentanyl mehr gegeben werden. Bei Bedarf kann zudem mit 2—10 mg Lethidrone bzw. 1—2 mg Lorfan

i. v. der depressive Effekt auf das Atemzentrum antagonisiert werden. Fentanyl kann mit allen Inhalationsanästhetika, Barbituraten und Muskelrelaxantien kombiniert werden. Toxische Nebenwirkungen wurden nicht beobachtet.

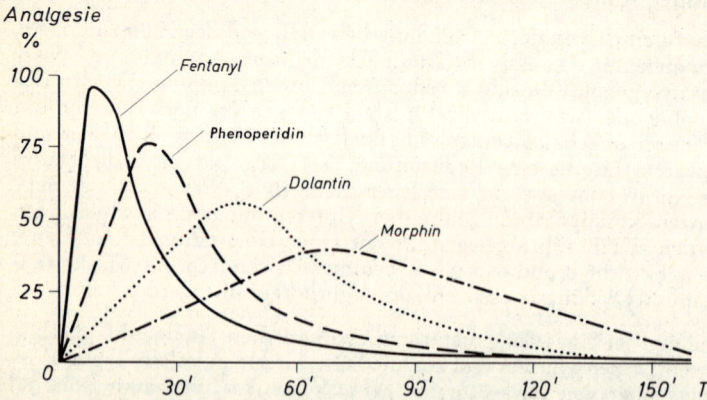

Abb. 77   Schematische Darstellung der unterschiedlichen Wirkdauer und Intensität von Morphin und synthetischen Derivaten.

Tabelle 3   **Analgetika, equipotente Dosen von Opiaten.**

Morphin	15 mg
Dolantin	75 mg
Phenoperidin	5 mg
Fentanyl	0,1—0,15 mg

Der postoperative Zustand des Patienten ist durch rasche Ansprechbarkeit, stabile Kreislaufverhältnisse und eine 4—6 Stunden anhaltende Analgesie gekennzeichnet.

Nebenwirkungen. Fentanyl führt wie alle Opiate obligatorisch zur Depression des Atemzentrums; assistierte oder kontrollierte Beatmung ist daher bei Anwendung höherer Dosen zwingend erforderlich. Bei Überdosierung kann eine mäßige Hypotension mit Bradykardie auftreten; wirksames Antidot: Atropin $1/4$ mg i. v.

Miosis, auch bei ausreichender Atropinprämedikation.

Nausea und ggf. Emesis, denen durch Vorgabe von Haloperidol oder DHB sicher vorgebeugt werden kann.

Bei der intravenösen Einleitung einer NLA kommt gelegentlich eine Erhöhung des Beatmungswiderstandes zur Beobachtung, die auf muskuläre Rigidität der Thoraxwand und nicht auf bronchospastische Komponenten zurückzuführen ist. Der Muskelrigor wird durch DHB ausgelöst, aber erst nach Gabe von Fentanyl und Sistieren der Spontanatmung klinisch faßbar. Die übliche Intubationsdosis von Succinylcholin (50—75 mg i. v.) ist in jedem Fall ausreichend, den Skeletmuskeltonus anhaltend aufzuheben.

Klinische Anwendungen

Unter Neuroleptanalgesie (NLA) verstehen wir die intravenöse Anwendung von Neuroleptika und potenten Analgetika, die je nach Erfordernis mit Muskelrelaxation und kontrollierter O_2/N_2O-Beatmung kombiniert werden kann. Als Neuroleptikum hat sich uns das Dehydrobenzperidol, als Analgetikum Fentanyl bewährt.

Die speziellen Vorzüge dieses Anästhesieverfahrens können wie folgt zusammengefaßt werden:

Stabilität von Herzleistung und Herzrhythmus; reaktionsfähiges Vasomotorenzentrum; Schockprophylaxe gegen operativ gesetzte oder traumatische Belastungen, sofern die Hypovolämie ausgeglichen wird; schnelles postoperatives Erwachen, insbesondere bei alten Patienten, ohne Desorientiertheit.

Anhaltende postoperative Analgesie, die sich besonders vorteilhaft nach Thorax- oder Oberbauchoperationen erweist, da schmerzbedingter Hypoventilation, Atelektasenbildung und respiratorischer Azidose vorgebeugt wird.

Einfaches und schnell erlernbares Verfahren.

Anmerkungen zu Dosierung und Technik

Prämedikation: 10—15 min. vor Narkose-Beginn:

Erwachsene: 5 mg = 2 ml DHB + $1/4$ mg Atropin i. m.; bzw. bei präop. Schmerzen: 2 ml Thalamonal + $1/4$ mg Atropin i. m. (1 ml Thalamonal = 2,5 mg DHB + 0,05 mg Fentanyl)

Kinder: 0,1 mg/kg DHB + 0,01 mg/kg Atropin i. m.

Einleitung (**Erwachsene**). DHB 5—25 mg (2—10 ml) i. v., anschließend

Fentanyl 0,15 mg (3 ml) i. v., falls die Spontanatmung erhalten bleiben soll (kein Idealverfahren!!), bzw.

0,3—0,5 mg (6—10 ml) i. v. bei kontrollierter Beatmung mit N_2O/O_2 = 6 : 2 l/min, anschließend zur Intubation 50—75 mg Succinylcholin i. v.

Ist nach DHB- oder Thalamonal-Prämedikation der Ausgangsblutdruck merklich reduziert, so ist neben der Blutvolumenauffüllung mit
einem Plasmaexpander die Einleitung der NLA über eine Dauertropf-
Infusion bei reduzierter Dosierung vorteilhaft (s. S. 135).

Unterhaltung

Beatmung mit einem N_2O/O_2 Gemisch von 2,7 : 1 l/min im halbgeschlossenen Kreissystem

Nachinjektion von Fentanyl 0,05—0,1 mg i. v. alle 30'

Muskelrelaxation: Nach Wirkung fraktionierte Dosen von Succinylcholin 10—25 mg i. v., etwa alle 5'; bzw. d-Tubocurarin, Initialdosis
0,2 mg/kg; Nachinjektionen von 6 mg/Dosis, etwa alle 20—30'.

Damit das Erinnerungsvermögen an den unter NLA nicht unange-
nehm empfundenen Intubationsvorgang sicher ausgeschaltet wird,
empfiehlt sich eine ausreichend hohe Dosierung des DHB und eine
etwa 5 Min. dauernde assistierende Beatmung mit einem N_2O/O_2-
Gemisch von 6 : 2 l/min im halboffenen Kreissystem bei Gabe des
Fentanyl und **vor** der Intubation. Eine Barbiturateinleitung ist überflüssig und wegen der möglichen Auslösung einer transitorischen
Hypotension unerwünscht, insbesondere bei Risikopatienten.

Die Ansprechbarkeit des Patienten kann bei Erfordernis (z. B. bei
stereotaktischen Operationen) in wenigen Minuten durch Abschalten
der Lachgaszufuhr hergestellt werden, ohne daß der einliegende Endotrachealtubus als störend empfunden wird.

Das Abschätzen der Analgesietiefe unter der Operation ist an Hand
des Verhaltens von Puls und Blutdruck möglich. Blutdruck- und
Pulsfrequenzanstieg zeigen noch vor Auftreten von Tränenträufeln
und beginnenden Bewegungen ein Nachlassen der chirurgischen Analgesie an und sollten zur Nachinjektion von 0,05—0,1 mg Fentanyl
veranlassen, wenn die voraussichtliche Operationsdauer $1/2$ Std. übersteigt. Die Erfahrungen der letzten Jahre haben gezeigt, daß weitere
fraktionierte Zugaben von DHB nicht erforderlich sind.

Beträchtliche Blutdrucksteigerung und Pulsbeschleunigung trotz ausreichender Fentanyl-Dosierung können Hinweis auf Opiatgewöhnung
sein. Zumischung von 0,3 Vol% Halothan — u. U. nur für kurze Zeit —,
führt prompt zur Kontrolle der hypertensiven Phase.

Bei Bedarf kann dem Beatmungsgemisch ferner Halothan in niedriger
Konzentration (0,5 Vol%) zugesetzt werden (z. B. gegen Operationsende), wenn bei nachlassendem Effekt des Analgetikums ohne Nachinjektion für eine kurze Zeit eine größere Narkosetiefe sicherzustellen
ist.

Die postoperative Phase ist durch sofortige Ansprechbarkeit des Patienten 3—5' nach Unterbrechung der Lachgaszufuhr und durch eine über 4—6 Std. anhaltende Analgesie gekennzeichnet. Sollte Fentanyl überdosiert oder kurz vor Operationsende nachinjiziert worden sein, so führt Lorfan 0,5—2,0 mg i. v. (1 ml = 1 mg) oder Lethidrone 5 bis 10 mg i. v. („Nalline"-Cl) kurzfristig zum Wiedereinsetzen der Spontanatmung, deren weitere Überwachung wichtig bleibt.

Indikationen für die Anwendung der NLA. Länger dauernde Operationen (45 Min.), die Muskelrelaxation und Beatmung erfordern; Eingriffe bei Risikopatienten (Alterschirurgie; desobliterierende Gefäßoperationen), Peritonitis; Eingriffe an Patienten mit eingeschränkter kardialer Reserve (kompensierte Herzinsuffizienz, Zustand nach Herzinfarkt, Mitralstenosepatienten) und Niereninsuffizienz.

Kontraindikationen für die Anwendung der NLA. Geburtshilfliche Operationen *vor* Abnabelung des Kindes; Säuglings- und Kleinkinderanästhesien; Fehlen von Intubations- und Beatmungsmöglichkeiten; offenbare anatomische Intubationshindernisse, Anästhesien für kurzdauernde Eingriffe und Extremitätenchirurgie, die mit weniger Aufwand unter regionaler Leitungsblockade ausgeführt werden können.

Anwendung von DHB und Fentanyl bei postoperativer Beatmung

Nach ausgedehnten herz- und thoraxchirurgischen Eingriffen, bei Rippenserienfrakturen mit respiratorischer Insuffizienz u. a. kann eine anschließende postoperative Beatmung über Stunden oder Tage erwünscht und von lebensrettender Bedeutung sein. Wir geben etwa alle 2 Std. 0,2—0,3 mg Fentanyl i. v. sowie 3 x tgl 5 mg DHB i. v. und erreichen dadurch, daß der Patient über eine ausreichende Analgesie verfügt, nach Absaugen keine protrahierten Hustenattacken zu ertragen hat und sich jeweils innerhalb weniger Minuten dem Beatmungsrhythmus des Gerätes anpaßt. Besonders bei posttraumatisch instabilem Thorax ist die Unterdrückung der paradoxen „Gegenatmung" von Wichtigkeit, um Lungenfisteln, die zu Spannungspneumothorax und subkutanem Luftemphysem führen, vorzubeugen.

Sofern eine längere postoperative Beatmung erforderlich ist, wird der orale Endotrachealkatheter durch einen Nasotrachealtubus ersetzt (Rüschelit, Portex), oder — insbesondere bei einer zu erwartenden Beatmungsdauer von mehr als einer Woche — eine Tracheotomie-Kanüle (nach Rügheimer) eingelegt. In den letzten 90 Minuten vor Beendigung der Beatmung wird kein weiteres Fentanyl mehr verabfolgt.

Richtlinien für die Auswahl von Anästhesiemitteln und -verfahren

Dem Internisten obliegt nicht die Entscheidung darüber, welches Anästhesieverfahren oder welche Narkosemittel angewendet werden sollen, da ein erfahrener Anästhesist in Kenntnis der jeweiligen Kontraindikation die Erfordernisse jedes Patienten wie die des Chirurgen am besten einzuschätzen weiß. Die nun folgende Zusammenstellung soll als Richtschnur für die Narkoseführung unter besonderen pathophysiologischen Gegebenheiten gelten. Von jedem in der Fachausbildung befindlichen Kollegen muß indes ein gründlicheres Studium der Nebenwirkungen von Pharmaka und Anästhetika erwartet werden, als es der Umfang dieses Taschenbuches zuläßt.

Hepatitis, Leberzirrhose, hochgradiger Verschlußikterus

Da kurzwirksame Barbiturate und Thiobarbiturate in der Leber über die Koppelung an Glukuronsäure abgebaut werden, verbietet sich bei schwerer Leberzellschädigung die i. v. Barbiturateinleitung. Desgleichen sind Chloroform und Chloräthyl streng kontraindiziert. Bedingt verwendungsfähig sind niedrige Konzentrationen von Halothan, doch ist für die Unterhaltung der Narkose Cyclopropan oder ein N_2O/O_2-Gemisch vorzuziehen. Nach den bisherigen Erfahrungen haben die bei der Neuroleptanalgesie verwandten Medikamente (Butyrophenone und Morphinderivate) keinen leberschädigenden Effekt. Der Chemismus ihrer Entgiftung und Ausscheidung ist z. Zt noch nicht bekannt. Wichtig ist die Vermeidung jeder Hypoxie des Leberzellgewebes durch transitorische Hypotension. Führt z. B. eine Ösophagusvarizenblutung bei Leberzirrhose zur Hypotension, so bedingt die Gegenregulation des Organismus durch Zentralisation eine Ischämie des Pfortadergebietes und damit eine der Ursachen des folgenden Leberkomas.

Bei Verschlußikterus ist eine mehrtägige Vitamin K-Vorbehandlung der Hypoprothrombinämie angezeigt. Wichtig ist eine fortlaufende Lävulose- bzw. Glukoseinfusion intra- und postoperativ zur Schonung der Glykogenreserve. Zur Muskelrelaxation verwenden wir Alloferin in niedriger Dosierung.

Der Medikamentenikterus, auch als intrahepatische Cholestase bezeichnet, stellt eine toxisch-allergisch bedingte Exkretionsstörung des Leberzellgewebes dar. Bilirubin und Gallensäuren werden als Gallezylinder in den interzellulären Kanälchen gestaut, sekundär entwikkeln sich eine Hyperbilirubinämie und Ablagerung von Gallepigment in den Leberzellen mit den klinischen Zeichen Appetitlosigkeit, Ikterus und Hautjucken. Die Zahl der Medikamente, die bei einem geringen Prozentsatz der Patienten eine derartige Hepatopathie auslösen können, hat in den letzten Jahren stark zugenommen. Einer Liste von fakultativ leberzellschädigenden Pharmaka (DÖLLE und MARTINI,1964) sind folgende Medikamente entnommen, die im Zusammenhang mit Narkose und Operationsvorbereitung Anwendung finden:

Sedativa. Phenothiazine: Chlorpromazine (Megaphen, Largactil, Thorazine); Promazine (Protractyl, Verophen); Promethazine (Atosil, Phenergan); Taxilan, Pacatal.

Avertin (Tribromäthanol); Barbiturate, Thiobarbiturate; Chloralhydrat; Librium, Valium.

Antikonvulsiva. Hydantoin-Derivate: Diphenyl-Hydantoin, Comital; Thiantoin.

Antidiabetika. Rastinon, Orinase; Carbutamide, Nadisan, Invenol.

Inhalationsanästhetika. Chloroform, Chloräthyl; Trichloräthylen (Trilen); Halothan, Ethrane.

Sulfonamide und Antibiotika. Sulfanilamid, Sulfadiazine; Tetracycline; Chloramphenicol; Streptomycin; PAS (Paraaminosalicylsäure); Conteben, Neoteben.

Antipyretika. Antipyrin; Butazolidin.

Hormone und Steroide. Methyltestosteron; Dianabol, Primolan.
Die Mehrzahl der aufgeführten Pharmaka führt nur bei individueller Disposition, d. h. sehr selten, zu einer Hepatopathie. Bei manifestem Leberzellschaden soll ihre Anwendung vermieden werden.

Nierenparenchymschäden

Bei Vorliegen einer Niereninsuffizienz vermeiden wir alle Medikamente, die über die Niere entweder gespalten oder ausgeschieden werden, also Langzeitbarbiturate (Luminal) zur Prämedikation, kein Succinyl, reduzierte Dosen von Curare bzw. anderen nicht-depolarisierenden Relaxantien (Alloferin, Gallamin, Imbretil).

Zur Wahl stehen entweder die Peridural- oder Lumbalanästhesie oder eine ausschließliche Inhalationsnarkose mit einem N_2O/O_2-Gemisch, Halothan oder die NLA. Penthrane, Chloräthyl und Divinyläther sind wegen ihrer Gefahr der Nierenparenchymschädigung streng kontraindiziert.

Bei manifester *Anurie* geben wir zur Prämedikation ausschließlich Atropin. Die häufig bestehende Magenatonie mit hämorrhagischer

Gastritis macht stets die Anlage einer Magensonde **vor** der Narkoseeinleitung erforderlich! Postoperativ verlangt die parenterale Flüssig-
keits- und Elektrolytbehandlung besonderes Augenmerk. Läßt sich
als Ursache einer Harnsperre ein Steinverschluß der abführenden
Harnwege operativ beseitigen, so ist reichlich parenteral Flüssigkeit
anzubieten (5 %ige Glukose : Ringer = 1 : 1). Liegt die Ursache der
Oligo- oder Anurie aber in einer akuten Niereninsuffizienz, so ist die
tägliche Einfuhrmenge auf Ausscheidung + Perspiratio insensibilis zu
beschränken; sie beträgt also bei einem Erwachsenen mit Anurie etwa
800 ml/die. Diese Infusionsmenge soll zur Einschränkung der körpereigenen Proteolyse ein möglichst hohes Kalorienangebot enthalten
und keine Stickstoffträger besitzen. Wir verwenden in diesen Fällen
500 ml einer 10 %igen Fettemulsion und 300 ml 40 %iger Glukose.

Bei einer *chronischen Niereninsuffizienz* ist die Ausscheidung der täglich anfallenden Eiweißstoffwechselschlacken infolge der Isosthenurie
nur in einer Urinmenge von über 2000 ml möglich. Eine postoperativ
erforderliche parenterale Infusionsbehandlung muß in diesen Fällen
eine entsprechend hohe Urinproduktion gewährleisten. Ohne Fieber
oder anderweitige Verluste ist eine Infusionsmenge von wenigstens
3500 ml erforderlich!

Myokardschaden, Herzinsuffizienz

Eine dekompensierte Herzinsuffizienz ist eine absolute Kontraindikation für jeden selektiven operativen Eingriff. Bei vital indizierten Operationen führen wir präoperativ eine „Schnelldigitalisierung" durch,
die bei älteren Patienten besondere Vorsicht erfordert. Bei bradykardem Puls geben wir bis 3 x ¼ mg Strophantin/Tag i. v. oder Cedilanid
4 x 0,4 mg über 4 Std. Bei frequentem Puls (insbesondere Tachyarrhythmien) ist Digitoxin bis 1,2 mg fraktioniert i. v. indiziert.

Digitalisierung (s. S. 274) bei Kontrolle des Serumkalium.

a) Vollwirkdosis und tägliche Erhaltungsdosis von Herzglykosiden
b) Dosierungstabelle für Digoxin bei Kindern

Barbiturate sind wegen des negativ inotropen Effekts auf das Myokard *selbst in niedriger Dosierung* zur Narkoseeinleitung *unerwünscht*.
Schonend ist die Einleitung durch Inhalation mit einem Sauerstoff-
Lachgasgemisch nach vorhergehender Denitrogenisierung (Inhalation
von 10 l O_2/min im Nicht-Rückatmungssystem für 3—5 Min.) und
langsame Narkosevertiefung mit Zusatz von 2—5 Vol% Diäthyläther
unter künstlicher Muskelrelaxation.

Halothan kann nicht empfohlen werden, da in diesen Fällen u. U. bereits Konzentrationen von 0,5 Vol% eine gefährliche Hypotension erzeugen.

Seit 8 Jahren verwenden wir in dieser Situation die Neuroleptanalgesie (s. S. 124). Hypotensionszustände unter der Einleitung sind durch langsame Injektion und Reduzierung des Dehydrobenzperidol auf die Hälfte der Norm (5—10 mg) vermeidbar.

Angina pectoris, Zustand nach Herzinfarkt

In den ersten 8 Wochen nach einem frischen Myokardinfarkt sind selektive Operationen und Allgemeinnarkosen kontraindiziert. Nach >6 Monaten ist das Risiko nicht wesentlich erhöht, wenn die Narkoseführung Phasen der Hypoxie und Hypotension sicher vermeidet. Zu beachten sind also insbesondere bei Emphysematikern eine genügend lange O_2-Voratmung zur Eliminierung des Stickstoffs, eine weitgesteckte Indikation zur endotrachealen Intubation mit vorangehender assistierter Beatmung und glatter Technik und Unterhaltung der Narkose in einem Oberflächen-Planum. Die artefizielle Blutdrucksenkung ist streng kontraindiziert; horizontale Lagerung sowie ein volumen- und zeitgerechter Blutersatz tragen zur Stabilisierung des Kreislaufs entscheidend bei. Langsame, sich über wenigstens 4 Tage erstreckende Digitalisierung und medikamentöse Förderung der Koronardurchströmung mit Theophyllinderivaten oder Persantin sind angezeigt. In der postoperativen Phase ist der Flüssigkeitsersatz, insbesondere die Kochsalzzufuhr, einzuschränken.

Hypertension und Anästhesie

Unter Krankenhauspatienten finden sich 10 bis 20 % Hypertoniekranke. Die Durchführung einer Anästhesie bei Hypertonikern ist daher ein recht häufiges Vorkommnis. Dennoch bestehen unterschiedliche Auffassungen, ob bei einem selektiven Eingriff präoperativ eine „Einstellung" der Hypertension durch antihypertensive Medikamente durchgeführt werden soll.

Die präoperative Unterbrechung antihypertensiver Medikation überantwortet Patienten mit schweren Hypertoniegraden jenen unkontrollierbaren Risiken (apoplektische Blutung, kardiale Insuffizienz, Hirnödem), die durch diese moderne Pharmakotherapie zu verhindern oder zu behandeln sind.

Die Minderung der adrenergen Reaktion des Kreislaufs — insbesondere unter Medikation von Rauwolfia-Alkaloiden und Guanethidin, gegenüber jeglicher Form des Volumenmangels und orthostatischer Belastung, lassen sich durch adäquate Auswahl und Dosierung der Anästhetika und kompensatorische Auffüllung des Gefäßbettes mit Blutersatzlösungen ausgleichen. Zudem vermeidet die moderne Kombinationsanästhesie tiefe myokardial deprimierende Narkosestadien, so daß früheren Empfehlungen, antihypertensive Therapie generell präoperativ abzusetzen, *nicht* vorbehaltlos zugestimmt werden kann. Zudem lassen häufig weder die Dringlichkeit der Operation, noch die organisatorischen und technischen Verflechtungen des Krankenhauses das rechtzeitige Absetzen dieser Therapie zu.

a) *Anästhesie bei nicht vorbehandelten Hypertonikern*

Unseres Erachtens ist das allgemeine Narkoserisiko des mittelgradigen und unkomplizierten Hypertoniepatienten ohne Vorbehandlung nicht wesentlich erhöht, wenn präoperativ

1. eine Herzinsuffizienz ausgeschlossen bzw. durch Digitalisierung (s. S. 274) und Gabe von Diuretika vorbehandelt,

2. schwere Reizbildungs- oder Reizleitungsstörungen durch EKG-Kontrolle ausgeschlossen und

3. eine einfühlsame, vorsichtige Narkoseeinleitung und während der Unterhaltungsphase eine niedrige Dosierung von myokarddepressiven Anästhetika gewählt werden.

Ketamine ist bei Hypertonikern kontraindiziert. Eine perioperative Digitalisierung ist auch ohne manifeste Insuffizienzzeichen zweckmäßig. Die internistische Einstellung mit antihypertensiven Medikamenten erfolgt während der Erholungsphase im Anschluß an die Operation. Da bei nicht vorbehandelten Hypertonikern die Kompensationsfähigkeit des Gefäßbettes auf Blutvolumenverluste nach außen oder innen stark eingeschränkt ist, ist der *zeitgerechte* Blutersatz durch Plasmaexpander (bei Verlusten über 1000 ml durch Blutersatzlösung + Blut) von besonderer Wichtigkeit.

b) *Anästhesie bei medikamentös vorbehandelten Hypertonikern*

Das Verhalten des Anästhesisten bei medikamentös vorbehandelten Hypertonikern muß insbesondere bei maligner Verlaufsform den Schweregrad der Hypertonie berücksichtigen. Die Wirkungsdauer wie die pharmakologischen Eigenschaften der häufig in Kombination untereinander und mit Diuretika gemeinsam angewendeten Antihypertensiva sind von Bedeutung.

Mit folgenden Wirkungen und Nebenwirkungen antihypertensiver Therapie muß der Anästhesist vertraut sein:

1. Bei der Praemedikation „eingestellter" Hypertoniker muß eine ausreichende Atropin-Dosis das Überwiegen des Vagotonus blockieren; ggf. sind intraoperative Nachinjektionen erforderlich. Reduzierte Opiatdosierung soll den durch Alter und antihypertensive Medikation verminderten Narkosemittelbedarf Rechnung tragen.

2. Langfristige Medikation von Saluretika führt häufig zur Kaliumverarmung des Organismus mit Störungen der Myokardkontraktilität und zu beschleunigter Digitalis-Überdosierung mit Rhythmusstörungen.

Tabelle 4 **Wirkungsbeginn, Wirkungsmaximum und Wirkungsdauer oral verabreichter Antihypertonika (n. A. Sturm)**

Medikament	Wirkungs-beginn	Wirkungs-maximum	Wirkungs-dauer
Rauwolfia-Alkaloide (Serpasil, Reserpin, Sedaraupin)	3 Tage	1—2 Wochen	1—2 Wochen
Alphamethyldopa (Presinol, Sembrina, Aldometil)	1—2 Stunden	5—7 Stunden	10—15 Stunden
Imidazolin (Catapresan, Clonidine)	1—2 Stunden	2—4 Stunden	3—24 Stunden
Dihydralazin (Nepresol)	1 Stunde	2—3 Stunden	24 Stunden
Guanethidin Ismelin	2—4 Tage	7—8 Tage	7—8 Tage
Betarezeptorenblocker (Dociton, Aptin, Trasicor)	30 Minuten	2 Stunden	4 Stunden

3. Die Entspeicherung von Catecholaminen aus Herz, Muskel, Gehirn und Nebennieren überdauert die Applikation von Rauwolfia-Alkaloiden (Reserpin) bis zu 3 Wochen, die von Guanethidin (Ismelin) bis zu 1 Woche. Bei dem Elastizitäts-Verlust des Gefäßsystems ist eine ausreichende Volumensubstitution unter Kontrolle des zentralen Venendrucks (s. S. 205) von besonderer Wichtigkeit. Die zügige Infusion von 500 ml Dextran- oder Oxigelantine-Lösung bei der Einleitung der Neuroleptanalgesie ist vorteilhaft, weil Dehydrobenzperidol neben der Neurolepsie als Nebenwirkung eine Blockierung der Alpha-Adrenergen Rezeptoren des sympathischen Nervensystems hervorruft. Hat die Prämedikation mit Droperidol oder Thalamonal beim Hypertoniker bereits zu einem merklichen Blutdruckabfall geführt und die relative Hypovolämie demaskiert, so ist neben der Volumen-Auffüllung die intravenöse Einleitung der NLA fraktioniert, oder *im Dauertropf* mit niedriger Dosierung angezeigt.

4. Die sedative Wirkung des Reserpin potenziert den Effekt der Anästhetika und erlaubt eine niedrigere Dosierung. Bei Depressionen sind Rauwolfia-Alkaloide, Alphamethyldopa und ihre Kombination mit der NLA kontraindiziert.

Tabelle 5   Übersicht antihypertensiver Therapie (mg/Tag) in Abhängigkeit vom Schweregrad der Hypertension (n. O. H. Arnold)

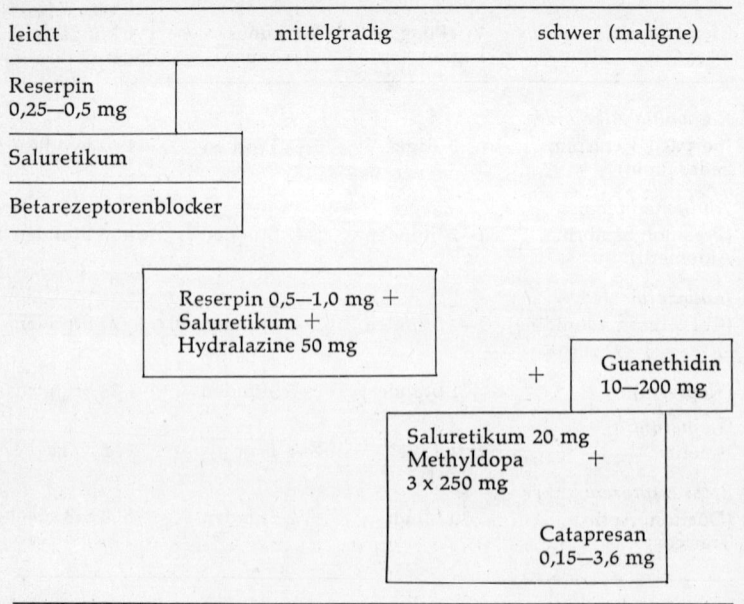

leicht	mittelgradig	schwer (maligne)
Reserpin 0,25—0,5 mg		
Saluretikum		
Betarezeptorenblocker		

Reserpin 0,5—1,0 mg + Saluretikum + Hydralazine 50 mg

+   Guanethidin 10—200 mg

Saluretikum 20 mg Methyldopa + 3 x 250 mg

Catapresan 0,15—3,6 mg

5. Bei hypotensiver Krise ist neben der primären Volumensubstitution durch Plasmaexpander die fraktionierte Applikation von direkt angreifenden Sympathikomimetika angezeigt und wirksam (Effortil 5—10 mg, Akrinor 100—200 mg i. v.). Unter Reserpin wie nach Gaben von Alphamethyldopa und Guanethidin ist die vasokonstriktorische Empfindlichkeit gegenüber exogen zugeführtem Noradrealin deutlich ·bis stark erhöht.

6. Komplikationen durch hypertensive Krisen drohen insbesondere bei der Intubation in flacher Narkose, bei der Laryngoskopie oder bei dem endotrachealen Absaugen und nach Abklemmung der Aorta im Rahmen von gefäßchirurgischen Eingriffen. Bei nicht eingestellten Hochdruckkranken treten sie unter der Narkose häufiger und in bedrohlicherem Ausmaß auf.

c) *Maßnahmen zur Beherrschung hypertensiver Krisen:*

Beträchtliche Blutdrucksteigerungen und Pulsbeschleunigungen unter NLA trotz ausreichender Fentanyl-Dosierung reagieren prompt auf Zumischung von 0,3 Vol⁰/o Halothan zum Frischgas. Bedrohliche Blutdruckspitzen (z. B. nach Aortenabklemmung bei gefäßchirurgischen Operationen) lassen sich durch Ganglienblockade mit nach Wirkung kontrollierter Trimetaphan-Tropfinfusion (250 mg Arfonad/250 ml Glukose) umgehend einstellen. Langfristige Anwendung dieses peripheren Ganglienblockers führt zu Tachyphylaxie und paralytischer Darmlähmung.

Zur Verhinderung einer akuten Enzephalopathie durch Hirnödem bei maligner Hypertonie (Schwangerschaftstoxikose, akute Nephritis) eignet sich vorteilhaft Catapresan 0,15–0,3 mg i. v. Die Blutdrucksenkung erfolgt innerhalb von 10 bis 20 Minuten. Bei Schwangerschaftstoxikose und Niereninsuffizienz ist Dihydralazin (Nepresol 2 x 15 mg per os bzw. 3 x 10 mg i. v.) ggf. in Kombination mit Serpasil und einem Saluretikum (Adelphan-Esidrix) einzusetzen. Extreme, therapieresistente hypertensive Krisen bei akuter Glomerulonephritis reagieren u. U. noch auf eine Isoptin-Dauertropfinfusion (100 mg!/500 ml Glukose, dosiert nach Wirkung).

Herzklappenfehler

Sie stellen ohne Zeichen der Herzinsuffizienz keinerlei Gegenanzeige zur Narkose und Operation dar, erfordern aber vom Anästhesisten erhöhte Wachsamkeit. Zur abendlichen Vorbereitung hat sich Luminal in ausreichend hoher Dosierung gut bewährt. Die i. v. Barbirurateinschlafdosis ist unter Berücksichtigung der verlängerten Kreislaufzeit *klein* zu wählen. Während der Narkose sind auch kürzeste Hypoxiephasen (Intubation) mit Sicherheit zu vermeiden, der Sauerstoffanteil am Beatmungsgemisch soll mindestens 33 Vol% betragen ($N_2O : O_2 = 4 : 2$).

Mitralvitien, insbesondere Stenosen, ermöglichen eine optimale ökonomische Ausnutzung der Herzleistung bei bradykarder Frequenz. Besteht eine Tachyarrhythmie, u. U. mit Pulsdefizit, so ist eine präoperative Digitalisierung mit Digitoxin notwendig, bis sich die Frequenz auf 65–70/min. einstellt; in der Prämedikation *kein Atropin*, dafür wird als Vagolytikum Atosil etwas höher dosiert. Bei manifester Herzinsuffizienz ist mit dem Internisten gemeinsam eine mehrtägige präoperative Behandlung mit Bettruhe, Digitalisierung, Saluretika etc. einzuleiten, um eine bestmögliche präoperative Verfassung des Patienten zu erreichen.

Aortenfehler, besonders Insuffizienzen, benötigen dagegen eine erhöhte Pulsfrequenz, um den mittleren arteriellen Druck aufrechtzuerhalten. Flache Narkoseführung und fraktionierte Atropingaben von $1/8$ mg iv. erlauben unter der Operation ein sicheres Abfangen von Hypotensionszuständen.

Asthma bronchiale, Emphysem, Bronchitis

Die Anästhesie bei Patienten mit Bronchialasthma oder chronischer Bronchitis erfordert eine sorgfältige Auswahl zwischen regionalen und allgemeinen anästhesiologischen Techniken. In der Extremitätenchirurgie stellen die peripheren Nervenblockaden, bei Unterbaucheingriffen rückenmarksnahe, langfristige Leitungsblockaden, die ideale Lösung dar. Eine die Atmung begünstigende Oberkörperhochlagerung und gleichzeitige medikamentöse bronchodilatorische Medikationen sind insbesondere bei aktuellen, bronchokonstriktorischen Zuständen erforderlich: Euphyllin 0,24 g bzw. Orciprenalin = Alupent 0,5 bis 1,0 mg im Dauertropf mit 5 %iger Glucose sowie Hydrocortisonderivate wie Soludecortin, Urbason und Monocortin i. v.

Ist bei Thorax- oder Oberbaucheingriffen eine Allgemeinnarkose unumgänglich, so ist neben der endotrachealen Intubation die Ausnutzung der bronchodilatorischen Wirkungen von Halothan oder Diäthyläther geboten. Wir meiden Thiobarbiturate oder Cyclopropan-Inhalation zur Narkoseeinleitung, um keinen Bronchospasmus auszulösen. Sofern keine gleichzeitige latente Herzinsuffizienz vorliegt, ziehen wir das Halothan der Anwendung der Neuroleptanalgesie (NLA) vor.

Die Intubation selbst soll in durch das Inhalationsanästhetikum vertiefter Narkose — und nicht in oberflächlichen Barbiturateinschlafstadien — bei Vollrelaxation mit 2 mg/kg Succinylcholin i. v. vorgenommen werden. Als Langzeitrelaxans verdient Alloferin den Vorzug vor d-Tubocurarin, welches gelegentlich, wenn auch selten, einen bronchokonstriktorischen Anfall auszulösen vermag. Sind im Status asthmaticus hohe Beatmungsdrucke um 40 mm Hg erforderlich, so ist die manuelle Überdruckbeatmung (IPPB, s. S. 179) der maschinellen Ventilation häufig überlegen; zumal dann, wenn sie eine teilweise noch vorhandene Spontanatmung phasengerecht assistiert. Eine Wechseldruckbeatmung ist kontraindiziert, da der exspiratorische Sog im Bereich der bereits konstringierten Bronchiolen zum Kollaps des Lumens führt. Die Überblähung von dahinter gelegenen emphysematösen Alveolarbereichen, das „Air Trapping" ist die Folge.

Wichtige postoperative Maßnahmen: Unmittelbar nach Beendigung des Eingriffs Hochlagerung von Oberkörper und Schultergürtel, Extubation nur, sofern gute Spontanatmung erreicht ist (AMV beim Erwachsenen wenigstens 7 l), dann erst Auswaschen der Inhalationsanästhetika bei Maskenatmung im Nichtrückatmungssystem.

Die Antagonisierung repolarisierender Relaxantien mit Cholinesterasehemmern führt bei chronischer Bronchitis trotz Atropin-Vorgabe zu unerwünschter Steigerung des Bronchialschleims. Der asthma-bronchiale Patient reagiert zudem mit Bronchokonstriktion, so daß die Aufhebung einer „curariformen" Restlähmung mit Prostigmin bzw. Mestinon bei diesem Patientenkreis kontraindiziert erscheint. Stattdessen wird die assistierende Nachbeatmung mit Luft über den liegenden Tubus, eine Pneumonieprophylaxe mit Antibiotika und nach der Extubation frühzeitiges Aufstehen, empfohlen.

Durch segmentale Interkostalblockaden mit langfristig wirkenden Lokalanästhetika (Bupivacain = Carbostesin 0,5 %) läßt sich zudem eine gute postoperative Analgesie ohne Atemdepression erreichen, die insbesondere nach Oberbauchoperationen bei Patienten mit „chronischem Cor Pulmonale" ihre Vorzüge erweist.

Da bei chronischen Emphysematikern der physiologische Atemreiz über den O_2-Mangel und nicht durch die Höhe des CO_2-Spiegels gesteuert wird, soll eine Sauerstofftherapie, wenn überhaupt, so nur intermittierend über jeweils 3 Min. Dauer betrieben werden. Unterstützend gegen bronchopneumonische Komplikationen wirkt eine Aerosolbehandlung mit Spasmolytika (BRONX), denen wir ggf. Gentamycin oder Neomycin und Bacitracin als Antibiotika, Tacholiquin als Verflüssiger zusetzen.

Bei trockenem, zähflüssigem Bronchialsekret ist besonders auf eine ausreichende, notfalls parenterale Flüssigkeitszufuhr zu achten. Die Anfeuchtleistung der üblichen Sauerstoffsprudler ist sehr begrenzt und in der Regel ungenügend. Schleimlösend wirken Anastil i. m. und assistierende Überdruckbeatmung mit Bisolvon-Aerosol (s. S. 154, Therapie-Bird).

Tuberkulose

Die pulmonale Tuberkulose stellt keineswegs eine Kontraindikation zur Inhalationsnarkose dar; endotracheale Intubation ist in der Regel erwünscht.

Beachte: Kräftige Atropinisierung zur Verhinderung der Keimverschleppung mit der Bronchialsekretion.

Aus dem gleichen Grund ist Halothan dem Äther vorzuziehen. Verhindere Infektionsübertragung durch Desinfektion des Narkosezubehörs und durch Heißluftsterilisation des Kreissystems vom Narkosegerät sofort nach Gebrauch!

Gefahr einer massiven bronchialen Eiterausschwemmung bei kavernöser Phthise oder Lungenabszessen, die bereits bei Seitenlagerung eintreten kann!

Also Intubation mit großlumigem Tubus! Kräftiges Absauggerät während der gesamten Narkosedauer bereithalten!

Zerebralsklerose, Zustand nach apoplektischem Insult

Hier gelten die allgemeinen Richtlinien für Narkosen in der Geriatrie: Um Unruhezustände und Desorientiertheit zu vermeiden, verzichte man in der Prämedikation auf Langzeitbarbiturate und Skopolamin. Schonende Narkoseeinleitung mit kleinen Barbituratmengen oder durch Inhalation von N_2O/O_2 und Vertiefung (mit Halothan 0,7—1,0 Vol⁰/o bzw. Äther 4—5 Vol⁰/o). Vermeide durch flache Narkoseführung und Horizontallagerung jede Hypotension, verhindere allerdings bei robusten Hypertonikern ebenfalls gefährlichen Blutdruckanstieg durch zu oberflächliche Anästhesie. Die künstliche Hypotension ist kontraindiziert.

Postoperativ ist zu beachten: Individuelle Verordnung von kleinen Analgetikamengen aus der Reihe der Morphinderivate nur bei wirklichem Bedarf; Pneumonieprophylaxe durch Antibiotika, frühes Aufstehen und häufiger Lagewechsel; bei allen Unruhezuständen primär an Sauerstoffmangel denken (freie obere Luftwege? → Nasopharyngealkatheter; Tracheobronchitis? → nasotracheales Absaugen!) *Zur Sedierung:* Phenothiazine, Chloralhydrat, ggf. Alkohol, *keine Opiate! Keine Barbiturate!*

Endokrine Störungen

Thyreotoxikose, Hyperthyreose

Nach mehrtägiger Jodvorbehandlung (Plummern) und allgemeiner Sedierung mit Phenothiazinen und Luminal ist der Patient operationsfähig, wenn sich die Pulsfrequenz deutlich erniedrigt hat. Eine Digitalisierung ist bei Tachyarrhythmie oder manifester Dekompensation erforderlich und mit Digitoxin einzuleiten.

Prämedikation. Entsprechend der Stoffwechselsteigerung hohe Dosierung (Luminal 0,3—0,4; Atosil 50 mg abends). Am Operationstag *kein Atropin!* Durch künstliche Hypotension (s. S. 245) kann die Operationstechnik wesentlich erleichtert, der Blutverlust deutlich herabgesetzt werden!

Postoperativ ergeben sich nur selten Probleme. Eine thyreotoxische Krise erfordert Sedierung, Endojodingabe, Digitalisierung und ggf. Entlastung der Herz-Kreislaufarbeit durch „Hypothermie": Physikalische Wärmeableitung (Eisbeutel, Kühlzelt) und pharmakologische Temperaturdepression mit Irgapyrin, bzw. Tomanol auf Temperaturen um 36 ° C. Gegen das unerwünschte Frieren und Kältezittern des Patienten ist mit der lytischen Mischung (1 ml Atosil + 1 ml Dolantin) anzugehen; auf eine ausreichende Flüssigkeits- und Kalorienzufuhr ist zu achten.

Das Myxödem erfordert eine Reduktion von Prämedikation und Narkosemitteln, stellt aber den Anästhesisten sonst vor keine Schwierigkeiten.

Diabetes mellitus

Die labile Stoffwechselsituation (drohende Glykogenverarmung der Leber, Tendenz zur metabolischen Azidose, Gefahr der Hypoglykämie bei überschießender Insulinbehandlung) ist entsprechend in der Narkoseführung zu berücksichtigen. Erwünscht ist die möglichst frühzeitige Wiederaufnahme der oralen Ernährung und somit — falls durchführbar — die Lokal- und Leitungsanästhesie. Wird eine Allgemeinnarkose notwendig, so **vermeiden** wir die Anwendung von **Äther,** da es den Stoffwechsel zur sauren Seite hin beeinflußt. Halothan soll in einigen Fällen die Empfindlichkeit des Diabetikers gegenüber Insulin erhöhen. Bei an sich unerwünschter präoperativer Insulingabe ist eine besonders sorgfältige Kontrolle des Blutzuckerspiegels erforderlich. **Atropin** wird bei fieberhaften und dehydrierten Patienten vermieden, da das völlige Sistieren der Speichelsekretion beim Zuckerkranken die Gefahr der aufsteigenden „postoperativen Parotitis" heraufbeschwört.

Unser klinisches Vorgehen richtet sich nach der Möglichkeit, eine ausreichende enterale Ernährung postoperativ fortzusetzen. Ist sie gegeben, so wird die präoperative Einstellung mit oralen Antidiabetika oder Depot-Insulin nach der Operation unverändert fortgeführt. Ist dagegen postoperativ eine parenterale Ernährung erforderlich, so wird der Patient am Tage der Operation auf Alt-Insulin umgestellt und postoperativ mittels Glukose/Alt-Insulininfusionen unter 6stündlicher Blutzuckerkontrolle im Gleichgewicht gehalten. Wir legen dem Patienten regelmäßig noch einen präop. abendlichen Imbiß nahe. Die Operation wird für die frühen Morgenstunden angesetzt. Eine routinemäßige präoperative Insulingabe ist abzulehnen, da unter der Allgemeinnarkose ein sich u. U. deletär auswirkender hypoglykämischer Anfall allzuleicht übersehen wird. Eine Blutzuckerbestimmung erfolgt stets präoperativ, bei längeren Operationen zusätzlich im Abstand von 2 Std., sowie bei parenteraler Ernährung 4mal tgl. postoperativ.

Fast regelmäßig wird postoperativ eine mäßige Erhöhung der früher notwendigen Insulindosierung beobachtet, insbesondere wenn die Erkrankung mit Fieber und Stoffwechselsteigerung verbunden ist.

Ein diabetisches Koma ist eine absolute Kontraindikation gegen jeden noch so vital indizierten operativen Eingriff in Allgemeinnarkose. Angezeigt ist sofortige internistische Notfallbehandlung mit oft massiven Dosen Alt-Insulin i. v., Rehydratation mittels ausreichend großer Glukose- und Elektrolytinfusion (Dauerkatheter!), sowie antibiotische

Therapie. Wichtig ist die Kaliumsubstitution bei fallendem Blutzukker. (40—80 mval/K-Lactat der Glukoselösung zusetzen, bzw. Darrow-Lösung). Mit einer $1/_6$ molaren Na-Lactat-Lösung ist die metabolische Azidose zumindest teilweise zu kompensieren. Die völlige Normalisierung erfolgt durch den angeregten Eigenstoffwechsel.

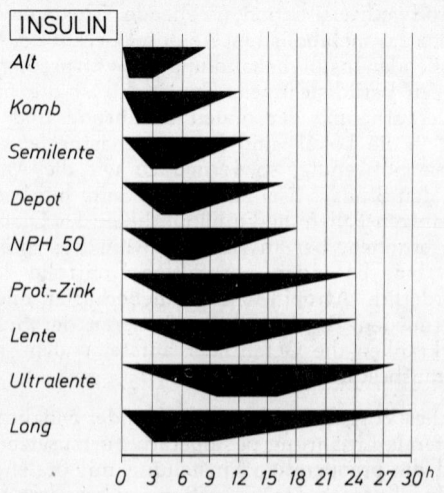

Abb. 78   Wirkungszeit-Relation der verschiedenen Insulinpräparate.

Phäochromozytom

Bei diesen Katecholamine produzierenden Nebennierenmarktumoren kommt es während der Operation infolge Berührung und Druck zu plötzlichen Blutdruckkrisen, die durch Ausschüttung von Adrenalin und Nor-Adrenalin in wechselnden Mengen ausgelöst werden. Patienten mit präoperativ fixierter Hypertonie können an der Grenze der Dekompensation stehen und erfordern spezielle cardiale Vorbehandlung.

Eine präoperative Blockierung der α-Rezeptoren des adrenergischen Systems mit Phenoxybenzamin, in individueller Dosierung (Dibenzylen 30—100 mg/Tag) über 1—2 Wochen durchgeführt, ist von Vorteil. Das Ausmaß bedrohlicher Hypertensionskrisen während der operativen Manipulation am chromaffinen Tumor ist deutlich gemindert. Bei persistierender Tachykardie ist prä- wie intraoperativ eine Blockierung der β-adrenergen Rezeptoren mit Propanolol (1—2 mg Dociton unter EKG-Kontrolle iv.) indiziert.

Prämedikation: Wenig oder kein Atropin! Kräftige Dosierung von Atosil und Dolantin.

Einleitung: Bei früherer Herzdekompensation Vorsicht mit Barbituraten! Ketamine ist kontraindiziert.

Unterhaltung: Cyclopropan kontraindiziert. $N_2O/O_2 = 2 : 1$ als Träger mit 4–6 Vol^0/o Äther oder 0,5–1,2 Vol^0/o Halothan angereichert.

Eigene Erfahrungen der letzten Jahre haben beim Phäochromozytom die NLA vorteilhafter als die Verwendung von volatilen Anästhetika erwiesen. Dehydrobenzperidol zeichnet sich durch α-Blockade des sympathischen Nervensystems aus und muß ausreichend hoch dosiert werden (0,3 mg/kg), um hypertensive Krisen während der Tumorpräparation zu dämpfen.

Relaxans: Bei der zu erwartenden längeren Operationsdauer Curare oder Alloferrin.

Wichtig ist sorgfältige fortlaufende Blutdruckkontrolle. Bei intraoperativen hypertonen Krisen Blutdruckeinstellung mit **Regitin** (10 mg in 250 ml 5 ^{0}/oiger Glukose). Arterielle Druckmessung S. 19.

Auffüllung des unmittelbar nach Tumorexstirpation weitgestellten Gefäßbettes durch massive Blut- und Plasmatransfusion unterstützt die schnelle postoperative Stabilisierung des Kreislaufes. Die erforderlichen Plasma- bzw. Blutmengen können bis zu 2 l betragen!

Beherrschung einer bedrohlichen hypotonen Phase nach Tumorexstirpation mit Nor-Adrenalininfusion (5 Ampullen = 2,5 mg in 500 ml 5 ^{0}/oiger Glukose) und Nebennierenrindenhormonen (50–150 mg Solu-Decortin H).

Wichtig: Infusionslösungen mit Regitin und Nor-Adrenalin sowie eine ausreichende Anzahl von Blutkonserven sind präoperativ bereitzustellen!

Myasthenia gravis, Muskeldystrophien

Patienten mit einer Myasthenia gravis leiden, vereinfacht ausgedrückt, an einer Verminderung ihrer Muskelkraft infolge erhöhter Acetylcholinesteraseaktivität im Bereich der Nervenendplatte der Skelettmuskulatur. Sie bieten klinisch das Bild einer abklingenden oder inkompletten Curarelähmung und erfordern in schweren Fällen Dauermedikation eines Acetylcholinesteraseblockers wie Prostigmin oder Mestinon. Obwohl die Muskeldystrophien von unterschiedlicher pathophysiologischer Natur sind, können für die Allgemeinnarkose die gleichen Richtlinien gelten wie bei Myasthenia gravis: Leichte Prämedikation, Reduktion insbesondere der Dosierung von Morphinderivaten.

Anästhetika der Wahl: Halothan in einem Trägergemisch von N_2O/O_2 oder Cyclopropan, andernfalls Leitungsanästhesie. **Kein Äther,** der die pathologische Muskelschlaffheit auch postoperativ potenziert.

D-Tubocurarin und curariforme, nicht-depolarisierende Relaxantien (Gallamin, Alloferin, Imbretil) sind streng kontraindiziert. Die notwendige Muskelerschlaffung ist unschwer durch Vertiefung der Halothannarkose zu erreichen. Intubation ohne Succinylcholin in tiefer Halothannarkose nach vorangegangener Lokalanästhesie mit Pantocain-Spray (1 %ig) oder mit Xylocain (4 %ig). Man versuche, möglichst ohne Succinylcholin auszukommen, da in der Literatur succinylinduzierte Asytstolien bei muskeldystrophen Kranken beschrieben und auf akute Kalium-Liberation aus dem Skelettmuskel zurückgeführt werden. Nur in besonderen Situationen ist dem Chirurgen auf Anforderung zusätzliche Muskelerschlaffung zu beschaffen.

Bei Myasthenia gravis ist u. U. postoperativ, nicht aber präoperativ eine Erhöhung des Acetylcholinesteraseblockers angezeigt. Bei Überschreiten der optimalen, individuell unterschiedlichen Dosierung des Acetylcholinesteraseblockers Mestinon drohen Sekret-Überflutung des Bronchialsystems und wieder zunehmende Adynamie, die Nach-Beatmung und Tracheotomie erforderlich machen können (Depolarisationsblock durch Acetyl-Cholin-Anhäufung). Pneumonieprophylaxe mit Antibiotika. Postoperativ an Hochlagerung des Oberkörpers denken!

Die postoperative Phase und ihre unmittelbaren Gefahren

Es ist menschlich verständlich, daß insbesondere nach langdauernden Eingriffen (z. B. nach Versorgung schwerer nächtlicher Unfälle) bei allen an der Operation beteiligten Personen der Wunsch nach Entspannung besteht. Der Anästhesist aber hat gerade jetzt erhöhte Aufmerksamkeit walten zu lassen, erfolgen doch nach Ausleitung einer Allgemeinnarkose durch Kreislaufversagen oder respiratorische Insuffizienz vielerorts mehr Zwischenfälle als bei der Einleitung. Vermeiden von Fehlern und Beherrschung von Komplikationen verringern entscheidend postoperative Morbidität und Mortalität!

Häufige Gefahrenmomente bei Beendigung der Narkose

Entfernung des Endotrachealtubus. Stridor, Würgen und Erbrechen, Laryngospasmus.

Hypotension als Folge orthostatischer Dysregulation bei Lagewechsel (Operationstisch-Fahrbett-Bett), nachwirkender Prämedikation, Hypovolämie (infolge unzureichenden Blutersatzes), Embolie und akuter Nachblutung.

Respiratorische Insuffizienz. Diffusionshypoxie nach N_2O-Anwendung (s. Abb. 19), partielle Verlegung der oberen Luftwege, überhängende Muskelrelaxation, Pneumothorax, Mediastinalemphysem, posttraumatische Instabilität des knöchernen Thorax.

Die Vielzahl der in der Übersicht angedeuteten Komplikationsmöglichkeiten erfordert sorgfältige Überwachung aller in Allgemeinnarkose operierten Patienten unter geschulter Aufsicht, bis der Patient nicht nur ansprechbar, sondern voll reaktionsfähig ist und alle vitalen Größen (Blutdruck, Puls, Atmung, ggf. Temperatur) normal und konstant geworden sind.

Aus Personalgründen ist die Errichtung eines Aufwachraumes bzw. einer Wachstation anzustreben. Es müssen O_2-Insufflation, Absaugungs- und Beatmungsmöglichkeit, ggf. nach Re-Intubation, Nottracheotomie (Besteck) und Wiederbelebungsgeräte (EKG-Monitor, Defibrillator) einsatzbereit vorhanden sein.

Postoperative Störungen bei Entfernung des Endotrachealkatheters

Laryngospasmus kann nach Extubation in zu oberflächlicher Narkose oder im Gefolge einer Aspiration eintreten. Der Glottiskrampf führt insbesondere bei Kindern (hohe Stoffwechselaktivität — geringe Residualluft) schnell zu einer bedrohlichen Hypoxämie mit Zyanose und Bradykardie. Er läßt sich durch Extubation in mitteltiefer Narkose vermeiden und dokumentiert häufig mangelnde Erfahrung und Ungeschicklichkeit des mit der Narkose betrauten Arztes. Sind die Bronchialwege sekretfrei (Auskultation über den Lungenhili oder am Reptilschlauch des Kreissystems), — nach entsprechender Prämedikation und nach Halothannarkosen bei Kindern fast stets der Fall — so ist endotracheales Absaugen durch den liegenden Tubus überflüssig und strikt zu vermeiden; nur die Mundhöhle ist vor der Extubation von Schleim zu befreien.

Maßnahmen beim akuten Laryngospasmus

O₂-Maskenbeatmung. Maske dicht aufsetzen; beständigen, aber nicht exzessiven Druck auf den Atembeutel ausüben, damit bei kurzfristigem Öffnen der Stimmritze die Lunge mit Sauerstoff aufgefüllt werden kann. Bei zu hohem Beatmungsdruck drohen Insufflation des Magens, Zwerchfellhochstand und ggf. später Würgen und Erbrechen. *Bei bedrohlicher Hypoxie:* Succinylcholin 1 mg/kg i. v. und O₂-Maskenbeatmung; bei Fehlen eines bereits vorhandenen i. v.-Zufuhrweges (Kinder, Kleinkinder) Succinylcholin 2 mg/kg i. m. oder in die gut durchbluteten Wangenweichteile injizieren.

Wichtig: Verliere keine Zeit mit der Suche nach einer Vene! Eine Re-Intubation der Trachea ist *nur nach Erbrechen und Aspiration* mit nachfolgendem Bronchospasmus angezeigt, um eine Bronchialtoilette ausführen zu können.

Stridor kann nach der Extubation sofort vorhanden sein und deutet entweder auf eine Rekurrensschädigung (nach Struma-, Medialstinal- und herznahen Gefäßoperationen) oder eine Tracheomalazie hin. Auffällig sind das in der Inspiration betonte, ziehende Atemgeräusch und die forcierten Atembewegungen mit deutlicher Einziehung der Supraklavikulargruben.

Maßnahmen. Oberkörperhochlagerung, laryngoskopische Kontrolle des Kehlkopfeingangs und der Stimmbänder, Bestimmung des Atemminutenvolumens. Bei respiratorischer Insuffizienz ist die *frühzeitige* Reintubation oder die prophylaktische Tracheotomie notwendig. In jedem Fall ist das zur Intubation bzw. zur Tracheotomie notwendige Instrumentarium am Bett bereitzuhalten.

Ein Glottisödem kann als Ursache eines postoperativen Stridors vermutet werden, wenn die Atembehinderung im Verlauf der folgenden Stunden zunimmt. Ursächlich kommen präoperative Verletzungen des

Kehlkopfes oder allergische Reaktionen in Betracht, in seltenen Fällen (vorwiegend bei Kleinkindern) traumatische Intubationen oder Bronchoskopien durch einen unerfahrenen Arzt. Toxische Einwirkungen ungeeigneter Desinfektionsmittel von Trachealtuben sind auszuschließen.

Gegenmaßnahmen nach laryngoskopischer Kontrolle

Sie sind auf Einschränkung der Diathese und Beschleunigung der Resorption gerichtet; nur in bedrohlichen Situationen ist Re-Intubation angezeigt, die Tracheotomie fast stets zu umgehen.

Therapie: Kalzium-Glukonat 10 %ig i. v. und Prednisonpräparate i. v., Eiskrawatte; Areosoltherapie (Epinephrin 2,5 %ig, 2 Tropfen/ml des zu vernebelnden Wassers); und O_2-Anreicherung der Atemluft. Zur Beschleunigung der Rückresorption: Alphachymotrypsin i. m. und Tanderil Suppos.

Würgen und Erbrechen nach der Extubation können später zu schweren postoperativen Komplikationen führen (Aspirationspneumonie, Lungenabszeß, Atelektasen).

Bei leerem Magen, also nach selektiven Operationen, ist der Endotrachealtubus *frühzeitig* (spätestens *vor* Abstellen der N_2O-Zufuhr) zu entfernen. Auch der oropharyngeale GUEDEL-Tubus kann, wenn er zu lange belassen wurde, in der Aufwachphase Würgereflexe auslösen, die insbesondere nach intraokularen Eingriffen, Hirnoperationen und plastischen Verschlüssen von großen Narbenhernien unerwünscht sind.

Bei nicht sicher leerem Magen, also nach allen Notfalleingriffen, insbesondere aber bei Ileus, Peritonitis, Urämie, Platzbauch, ist stets mit Erbrechen in der Aufwachphase zu rechnen. Die *Extubation* des geblockten Trachealtubus ist solange *zurückzustellen, bis die Schluckreflexe sicher zurückgekehrt sind.* Präoperative Magenaushebung und liegende Magensonde allein sind keine Sicherung gegen Regurgitieren. Kommt es nach der Extubation zum Erbrechen, so ist der Patient *sofort* auf die Seite zu lagern und möglichst in Kopf-Tieflage zu bringen, damit sich der Oropharyngealraum entleeren kann. Zusätzliches Absaugen mittels Katheter ist bei Einhaltung dieser Lagerung und bei bereits zurückgekehrten Schluckreflexen zu vermeiden, da es die Regurgitationen unterhält. Bei schlechtem Allgemeinzustand oder noch deprimierten laryngealen Schutzreflexen führt Erbrechen zur endobronchialen Aspiration, sofern nicht der Patient zuvor in die schützende Seitenlage verbracht wurde.

Die endobronchiale Aspiration verläuft gelegentlich unter den dramatischen Akzenten der Asphyxie und verlangt neben einem kühlen Kopf die systematische Einleitung einer spezifischen Behandlung:

Entleerung der Mundhöhle; Nachquellen aus dem Ösophagusmund kann in Notsituationen durch mäßigen Druck auf den Kehlkopf nach dorsal verhindert werden (s. S. 108).

Re-Intubation der Trachea mit einem Manschettentubus und kurzfristiges endobronchiales Absaugen, anschließend intermittierende O_2-Überdruckbeatmung über wenigstens 3 Minuten Dauer.

Bronchialtoilette durch intermittierende Instillation von jeweils 10 ml physiologischer NaCl-Lösung in den Traealtubus, kurzfristige Beatmung und nachfolgendes endobronchiales Absaugen beider Stammbronchien mit geraden und an der Spitze abgebogenen Kathetern.

Bronchoskopie, sofern zusätzlich erforderlich.

Pneumonieprophylaxe mittels Antibiotika, Hemmung der exsudativen Tracheobronchitis durch Prednison und Aerosolbehandlung mit Neomycin bei intermittierender Überdruckbeatmung.

Röntgenkontrolle der Lunge nach 12—24 Std. zum Ausschluß sekundärer Atelektasen.

Bei pulmonaler Grunderkrankung oder schlechtem Allgemeinzustand und hohem Alter des Patienten ist die prophylaktische Tracheotomie nach einer massiven Aspiration angezeigt, sofern durch eine mehrstündige assistierende Nachbeatmung über dem Tubus keine entscheidende Besserung erzielt werden kann.

Mögliche Folgen unbeherrschter oder ungenügend behandelter Aspiration: Akute schwere Hypoxie, ggf. Herzstillstand; sekundäre chemische Tracheobronchitis, Bronchopneumonie; Atelektasen und Lungenabszeß.

Postoperative Schmerzbekämpfung

Die Intensität des operativ gesetzten Wundschmerzes ist nicht nur von der Lokalisation und Art des Eingriffes abhängig, sondern unterliegt großen individuellen Schwankungen. Die Säuglingsperiode und das Senium sind durch relative Indifferenz gekennzeichnet, während Jugendliche und hochkultivierte Personen Schmerzreize häufig sehr intensiv wahrnehmen. Bei der Auswahl des postoperativ einzusetzenden Analgetikums muß zudem das während der Operation angewandte Anästhesieverfahren berücksichtigt werden:

Die Neuroleptanalgesie (NLA) sowie Äther- oder Penthrane-Inhalationsnarkosen zeichnen sich durch eine u. U. über 2—6 Stunden in die postoperative Phase sich erstreckende und langsam abklingende Analgesie aus. Hier kann initial der Wundschmerz mit dem nicht atemdepressiv wirkenden Novalgin (3—5 ml 50 %iger Lösung langsam i. v.) kupiert werden. Nach flüchtigen Narkosemitteln wie Lach-Gas, Cyclopropan oder Halothan müssen Analgetika frühzeitig eingesetzt werden. Ausnahme: Kurzeingriffe, bei denen die ein Analgetikum (Dolantin) enthaltende Prämedikation noch wirksam ist.

Nach Extremitäteneingriffen und bei Knochenschmerzen ist postoperativ eine Nahrungszufuhr möglich. Hier können analgetisch wirksame Kombinationspräparate in 2 bis 4stündlichem Intervall oral verabreicht werden. (Analgeticum-Compretten, Gelonida-Antineuralgika, Dolviran). Ihre analgetisch wirksamen Bestandteile sind: Codein-Phosphoricum 0,01, Phenacetin 0,2—0,25 und Aspirin 0,2—0,25. Bei intensiven postoperativen Schmerzen, wie nach Oberbauchlaparotomien und Thorakotomien, läßt sich der Einsatz von Opiaten oder ihren synthetischen Äquivalenten nicht umgehen. Bei üblicher Dosierung ist die Wirkungsdauer von 50—100 mg Dolantin oder 30 mg Fortral auf max. 2 bis 3 Stunden begrenzt. Morphin 0,01—0,02, Polamidon 2,5—5 mg und das synthetische Dipidolor 20 mg bewirken eine 3 bis 4stündige Analgesie. Außer der bei längerer Anwendung induzierten Süchtigkeit sind unerwünschte Nebenwirkungen:

a) *Atemdepression;* sie ist durch altersgemäße Dosierung, richtige Zeitwahl der postoperativen Injektion und ggf. durch Kombination mit dem Morphin-Antagonisten Lorfan (Dolantin S) steuerbar.

b) *Übelkeit und Erbrechen* werden nach Opiaten mit 3—15 % angegeben. Die individuell unterschiedlich empfundene, in einigen Fällen aber intensiv ausgeprägte Hyperemesis des Patienten wird u. U. nur von einem speziellen Opiat ausgelöst, so daß ein Ausweichen auf ein analoges Analgetikum z. B. Dipidolor, möglich ist. Als potentes Antiemetikum bei opiatinduziertem Erbrechen ist die Vorgabe von 5 mg Dehydrobenzperidol (DHB) i. v. oder i. m. zu empfehlen (s. S. 124).

Kontraindikationen für die Anwendung von Opiaten in der postoperativen Phase sind intrakranielle Eingriffe (mit drohendem Hirnödem bei Patienten ohne Beatmung) sowie pulmonale Grunderkrankungen, die mit einem primär unphysiologisch erhöhtem CO_2-Spiegel im arteriellen Blut einhergehen (Phthise, dekompensierte Emphysembronchitis, Silikose). Hier findet die regionale postoperative Schmerzbekämpfung durch Leitungsblockaden (Periduralanästhesie, Interkostalblock, Plexus-Brachialisblock) mit dem langfristig über 4 bis 6 Stunden wirkenden Lokalanästhetikum Carbostesin ihre spezielle Indikation.

Beachte: Postoperative Analgesie erfolgt *nie* schematisch, sondern erst nach Anforderung durch den Patienten. Auswahl und Dosierung des Analgetikums unter Berücksichtigung von Kontraindikationen und Lebensalter obliegen für die postoperative Phase dem Narkosearzt.

Postoperative arterielle Hypotension

Lagewechsel. Ein bedrohlicher postoperativer Blutdruckabfall kann durch Lagewechsel des Patienten ausgelöst werden (z. B. Flachlagerung aus Lithotomieposition), insbesondere wenn die Kreislaufregulation durch zu starke Opiatprämedikation oder infolge überhängender Anästhetika oder Anwendung von Ganglienblockern gelähmt wurden.

Gegenmaßnahmen. 20 ° Hochlagerung des Fußendes bei gleichzeitigem Anheben des Kopfendes. Vasokonstriktorisch wirkende Sympathikomimetika (Effortil 10 mg i. m., Depot-Novadral 10 mg i. m.) sind angezeigt, wenn eine Hypovolämie ausgeschlossen werden kann.

Relative Hypovolämie. (Exsikkose, neurogene Verteilungsstörungen.) Bei ausgedehnten Entzündungen wie bei Peritonitis und nach Peridural- und Lumbalanästhesie muß mit einem „Versacken" eines Teils der zirkulierenden Blutmenge in dilatierte Gefäßgebiete gerechnet werden.

Gegenmaßnahmen. Zusätzliche Infusion größerer Mengen von Plasma, bzw. Plasmaexpandern, Blut. Bei Peritonitis ferner Steroide und hochdosierte Antibiotika, Hypothermie auf 36 ° C durch Oberflächenkühlung.

Unerkannt gebliebener oder ungenügend behandelter Blutverlust

Der operativ gesetzte Blutverlust wird in der Regel vom Chirurgen unterschätzt. Dem in der Saugflasche gemessenen Verlust sind wenigstens 30–50 % als Anteil in Tupfern und Tüchern hinzuzurechnen! Nach Verschluß der Bauch- oder Thoraxhöhle kann eine Nachblutung nach innen *unbemerkt* erfolgen, selbst wenn eine Drainage angelegt worden ist. Bei Weichteilwunden ist mit weiterem Blutverlust in das Gewebe zu rechnen. Wir haben z. B. bei geschlossenen Oberschenkelfrakturen Volumenverluste von 2–3 l beobachtet!

Symptome. Blutdruckabfall mit Pulsanstieg; Blässe, ggf. Schweißausbruch bei schlechter Venenfüllung, Durst, Gähnen, u. U. Übelkeit und Tachypnoe, Oligo- bis Anurie.

Therapie. Transfusion von Vollblut. Zur Überbrückung Infusion von Plasmaexpandern (bis zu 30 % des Gesamtersatzes). Unterstützend wirken Fußhochlagerung bei ebenfalls leicht erhöhtem Kopfende, O_2-Insufflation, in Notsituationen Kompressionsverband der Beine. Kontraindiziert sind Vasokonstriktoren und Wärmezufuhr! (s. S. 192).

Die zentrale Venendruckmessung (ZVD, s. S. 205) erlaubt eine Erfolgskontrolle des Blutersatzes. Bei persistierender Kreislaufzentralisation (Stase der Nagelbetten, schlechte Venenfüllung) und bereits wieder auf 8–12 cm H_2O angestiegenem ZVD ist eine sympathikolytische Therapie mit Hydergin, 0,3–0,9 mg fraktioniert i. v., angezeigt.

Parenchymatöse Sickerblutungen

Nach Blutverlusten von mehr als 3000 ml ist mit Gerinnungsstörungen zu rechnen, wenn der Ersatz mit älteren Konserven bestritten wird. Zur Bekämpfung der induzierten Hyperkaliämie geben wir 5 ml 10 %iges Kalziumglukonat i. v. pro 500 ml Konservenblut. Der Azidose wird bei Schnelltransfusionen mit 7 ml 6 %igem NaHCO$_3$ pro 500 ml Konservenblut entgegengewirkt. Als Ursachen einer parenchymatösen Blutungstendenz wurden Zitratüberschuß, Erniedrigung von Blutplättchen, Fibrinogen und Akzeleratorglobulin nachgewiesen. Eine gesteigerte Fibrinolyse ist insbesondere nach Operationen an Lunge, Prostata und Uterus (vorzeitige Lösung der Plazenta, Fruchtwasserembolie) möglich und muß durch Bestimmung des Fibrinogenspiegels im Serum ausgeschlossen werden. Beträgt dieser weniger als 100 mg%, so sind sofort ein — bis mehrmalige Gaben von wenigstens 3 g Fibrinogen erforderlich, um den Fibrinogenspiegel über 200 mg% zu halten. Eine fortlaufende Fibrinolyse ist durch i. v. Gabe von E-Aminocapronsäure (1 g/10 kg alle 4 Std.) und Trasylol 1 000 000 E/Tag zum Stehen zu bringen.

Die erste und häufig erfolgreiche klinische Gegenmaßnahme bei parenchymatöser Blutungstendenz im Gefolge massiver Transfusionen ist die Übertragung von Frischblut. Die technisch schwierige Direkttransfusion mit der Rotanda-Spritze bietet keine Vorteile gegenüber einer 1—2 Std. alten Konserve. Plasmaexpander auf der Basis von Dextran (Macrodex) sind in dieser Situation kontraindiziert, da sie eine hämorrhagische Diathese verstärken.

Embolien

Eine Lungenembolie kann jederzeit, insbesondere aber bei aktiven oder passiven Bewegungen bettlägeriger Patienten (Umlagerung) eintreten. Wir konnten ätiologisch anfangs ungeklärte Hypotensionszustände intra operationem und einen schweren Kreislaufkollaps mit kurzfristigem Exitus letalis nach Elektroschocktherapie bei Wochenbettpsychose nur durch die Sektion als Folge einer massiven Lungenembolie aufklären. Die TRENDELENBURG-Operation (Embolektomie aus der A. pulmonalis) ist äußerst selten erfolgreich. Sie sollte unter Anschluß des Patienten an eine Herz-Lungenmaschine erfolgen. Bei plötzlichem Kreislaufversagen kann an ihrer Stelle versucht werden, durch Wiederbelebungsmaßnahmen (Intubation mit O$_2$-Wechseldruck **und** äußerer Herzmassage) die Obstruktion im kleinen Kreislauf nach peripher zu verlagern.

Zur konservativen Therapie der Lungenembolie gehören ferner: Sedierung und vorsichtige Analgesie mit Atosil und Dolantin fraktioniert **intravenös;** Sauerstoffzufuhr (Zelt oder Nasenkatheter); Digitalisierung. Eine Behandlung mit Antikoagulantien ist in den ersten 48 Std. nach einer Operation *nicht* statthaft.

Arterielle Embolien. Bei und nach Kommissurotomien von Mitral-
stenosen sind arterielle Embolien keine Seltenheit. Zerebrale Lokalisation führt neben den neurologischen Ausfallserscheinungen regelmäßig zu temporärer Hypotension. Bei peripherer Lokalisation
(Blässe, fehlende Venenfüllung, ischaemischer Dauerschmerz, Paraes-
thesien) ist die **umgehende** Embolektomie angezeigt.

Postoperative Atemstörungen

Die Anwendung von Muskelrelaxantien bei modernen Anästhesieverfahren hat es mit sich gebracht, daß für den chirurgischen Patienten zu keiner Zeit seines Klinikaufenthaltes die Gefahr der Hypoxie
so groß ist, wie in der unmittelbaren postoperativen Phase. Zyanose
ist insbesondere bei Vorliegen einer Anämie nur ein unsicheres Symptom des Sauerstoffmangels.

Wichtig ist, daß kein Patient nach einer Operation aus der Obhut
des Narkosearztes entlassen wird, bevor sich dieser nicht von dessen
ausreichender Ventilationsleistung und Oxygenisation überzeugt hat,
mag es den regulären Ablauf des Operationsprogrammes u. U. auch
erheblich stören.

Schwerstkranke und Thorakotomiepatienten sollen unter nasaler
O_2-Insufflation zur Wachstation bzw. zum Aufwachraum gefahren
werden. Tragbare, an das Bett anzuhängende kleine Druckflaschen
werden von der Industrie geliefert; in Notfällen kann mittels eines
AMBU-Beutels jederzeit künstlich beatmet werden. Nach langdauernden Eingriffen an schwerstkranken und kachektischen Patienten, bei
Ileuspatienten und nach ausgedehnten Gefäßoperationen mit Massiv-
transfusionen im fortgeschrittenen Lebensalter ist die sich unmittelbar anschließende *postoperative Nachbeatmung* über den temporär
belassenen Endotrachealkatheter das zweckmäßigste Verfahren, durch
Hypoventilation ausgelöste Herz-Kreislauf-Störungen zu verhindern.
Nachbeatmung und bewußter Verzicht auf Antagonisierungsversuche
bei Operationsende sollten nicht als Indiz für eine insuffiziente An-
ästhesie-Führung mißdeutet werden! (s. S. 154).

Die Verlegung des Oropharyngealraumes durch den Zungengrund ist
bei narkotisierten und bewußtlosen Patienten die häufigste Ursache
einer Obstruktion der oberen Luftwege. Bei komplettem Verschluß
kommt es zu forcierten Einatmungsversuchen, kenntlich am ruckhaf-
tem Schwappen des Bauches bei gleichzeitigem Einziehen der Interkostalräume. Der Atemstoß gegen die vor Mund und Nase gehaltene
Hand des Narkotiseurs fehlt.

Eine *„geräuschvolle"* Atmung *ist stets ein Hinweis auf partielle Verlegung* und verlangt sofortige Korrektur durch Überstrecken des Kopfes nach hinten (s. Abb. 94). Vorhalten des Unterkiefers oder ein Oropharyngealtubus sind bei tiefer Bewußtlosigkeit notwendig; ist der

Patient halbwach, werden Nasopharyngealkatheter nach WENDL vom
Kranken besser toleriert (s. Abb 96).

Eine respiratorische Insuffizienz nach Beendigung der Operation ist
durch vermindertes Atemminutenvolumen des Patienten bei gleichzeitiger Tachypnoe gekennzeichnet. In schweren Fällen beobachtet
man eine Einschränkung der Ventilationsleistung bis zur völligen
Apnoe.

Als mögliche Ursachen sind differentialdiagnostisch zu trennen:
Muskuläre Insuffizienz nach Anwendung von depolarisierenden oder
curariformen Relaxantien. Therapie: s. S. 89.

Pulmonal bedingte Insuffizienzen werden bei Emphysematikern und
bei Patienten mit chronischer Bronchitis, nach massiven Aspirationen
und Lungenresektionen beobachtet. Zu einer Einschränkung des Gasaustausches führen ferner Lungenödem, Pneumothorax, Mediastinalemphysem und posttraumatische Instabilität des knöchernen Thorax.

Zentrale Atemstörungen werden durch schwere Arzneimittelintoxi-
kationen, durch Hirndruck nach Schädel-Hirntraumen und zerebralen
Embolien und durch zerebrale hypoxische Schäden im Gefolge eines
temporären Herzstillstandes ausgelöst.

Schwere interne komatöse Zustände bei Urämie, Diabetes, Koma
hepaticum.

Behandlung. Unabhängig von der Ätiologie besteht die primäre Maßnahme des Anästhesisten in der Fortsetzung der künstlichen Beatmung. Eine kritische Wertung der präoperativen Befunde, des Allgemeinzustandes des Patienten und der verabfolgten Anästhetika
wird die Reihe der möglichen Kausalfaktoren schnell einengen. In unkomplizierten Fällen empfiehlt sich der Ausschluß einer Hyperventila-
tionsapnoe, indem man die Beatmung für 1–1^1/2 min. unterbricht und
die Exkursionen des Atembeutels überwacht. Führt endotracheales
Absaugen durch den Tubus zu einem kräftigen Atemstoß, so sind die
muskulären Kräfte zurückgekehrt. Bei fortgesetzter assistierender Beatmung wird die Entfernung des Absorbers aus dem Kreislaufteil
innerhalb von 5 min das Atemzentrum durch Erhöhung des CO_2-Spie-
gels mobilisieren.

Ist eine zunehmende Besserung der Ventilationsleistung (minimales
Atem-Minutenvolumen des Erwachsenen 7 l/min) nicht eingetreten
bzw. nicht zu erwarten, so wird der orale Endotrachealkatheter durch
einen flexiblen Tubus (Rüschelit, Portex) ersetzt und die manuelle
Beatmung durch eine temporäre maschinelle Beatmung fortgeführt.
In dieser Situation bewährt sich der Einsatz druckgetriebener Respiratoren (BIRD, BENNET), weil bei gleichzeitiger optimaler Anfeuchtung
und der Möglichkeit der Aerosolbehandlung eine vom Patienten selbst
gesteuerte Unterstützung der insuffizienten Spontanatmung ermög-

licht ist. Neben der Festsetzung des inspiratorischen Beatmungsdrucks ist bei diesen Geräten eine Beeinflussung des Atemvolumens durch entsprechende Auswahl der Einstromgeschwindigkeit des Ventilationsgemisches möglich. Die „flow"-Geschwindigkeit wird um so niedriger gewählt, je größer der individuelle Beatmungswiderstand des Patienten ist. Sofern bei Erwachsenen eine anhaltende respiratorische Insuffizienz zu erwarten ist, ersetzen wir nach 36 Std. die Intubation durch eine Tracheotomie-Beatmungskanüle (nach RÜGHEIMER). Nur bei Säuglingen und Kleinstkindern sollte u. E. über mehrere Wochen hinaus nasotracheal beatmet werden. Um Beatmungsschäden am Lungengewebe durch einen zu großen Sauerstoffanteil im Beatmungsgemisch zu vermeiden, ist der Assistor möglichst mit Preßluft zu betreiben. Bei Anschluß des Respirators an die zentrale O_2-Leitung wird auch bei Einschaltung des Venturisoges (Air-Mix) in Abhängigkeit von der eingestellten Flowgeschwindigkeit ein Sauerstoffanteil im Ventilationsgemisch bis zu 80 % erreicht. Diese Hyperoxie des Beatmungsgemisches ist bei lungengesunden Patienten nicht erforderlich, noch erwünscht. Sie führt innerhalb weniger Tage als gefürchtete O_2-Intoxikation des Lungengewebes zur Schädigung des Alveolarepithels mit Ausbildung von hyalinen Membranen. Bei schnell zunehmender Fibrosierung des interstitiellen Lungengewebes nach Entstehen von Mikroatelektasen folgen Perfusionsstörungen mit Ausbildung von rechts/links Shunts, so daß schließlich sekundär trotz des hohen O_2-Anteils im Beatmungsgemisch eine zunehmende und dann häufig irreversible Hypoxämie resultiert.

Beachte: Die temporäre, von den Atemimpulsen des Patienten selbst gesteuerte, assistierende Beatmung ist eine der dankbarsten Entwicklungen im Rahmen der modernen Operationsnachsorge! Mit ihrer Hilfe lassen sich die postoperative Mortalität und Morbidität nach ausgedehnten Eingriffen und bei Patienten in hohem Alter und schlechtem Allgemeinzustand entscheidend verringern!

Pulmonal bedingte respiratorische Insuffizienzen lassen sich gewöhnlich aus Anamnese und präoperativem Befund herleiten. Bei spastischen Emphysematikern kann die Ventilationsleistung durch folgende Maßnahmen gesteigert werden:

a) *Präoperativ*

Atemgymnastik mit bronchodilatatorischer Aerosol-Therapie, Antibiotika (Tetracyclin oder Ampicillin), Digitalisierung.

b) *Postoperativ*

Oberkörper-Hochlagerung, Zufuhr bronchodilatatorisch wirksamer Medikamente: Euphyllin in 2 x 0,24 i. v. oder per Infusion, Prednison 25—50 mg und Alupent 6 x ½ Tablette per os oder als Aerosol (1 ml. 2 %iger Lösung auf 10 ml H_2O). Vorteilhaft wirkt sich eine 4—8mal

täglich über 5 Minuten durchgeführte Kombination der bronchodila-
tatorischen Aerosoltherapie mit intermittierender assistierter Überdruckbeatmung bei erhöhtem endexpiratorischem Druck aus (Therapie — Bird-Respirator über Mundstück oder Maske). Erfolgreiches Ge-
lingen dieser Behandlung bei den häufig schon alten Patienten setzt
allerdings das präoperative Vertrautwerden mit dem Gerät voraus.

Ein überblähter Magen sollte durch Einlegen einer Nasen/Magen-
Sonde entleert werden.

Wichtig: Eine kontinuierliche O_2-Insufflation ist bei chronischen
Emphysematikern kontraindiziert, da die physiologische Atmungs-
steuerung hier über die arterielle Sauerstoffspannung (glomus caro-

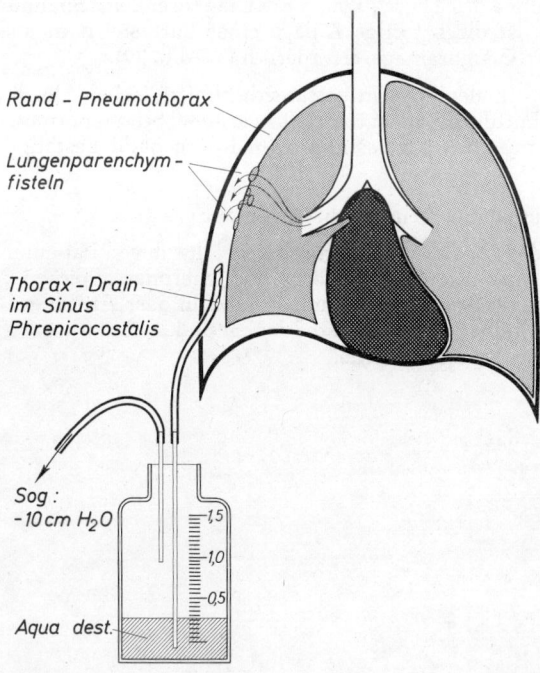

Abb. 79 BÜLAU-Saugdrainage. Der in der hinteren Axillarlinie eingeführte Drainageschlauch leitet die aus Lungenfisteln austretende Luft über
den Sinus phrenicocostalis ab. Die sterile Flüssigkeit in der Drainageflasche verhindert als Wasserschloß den Rückstrom von Außenluft in den
Thorax. Bei großen Luftfisteln oder bei Hämatothorax kann der Drainage-
effekt durch Sog am freien Schenkel der BÜLAU-Flasche verstärkt werden.
Dieser soll den inspir. endothorakalen Unterdruck von —[15—20] cm H_2O
nicht überschreiten.

ticum) und nicht über den CO_2-Spiegel im Bereich des medullären Atemzentrums erfolgt.

Pneumothorax und Mediastinalemphysem müssen bei intra- und postoperativen Atemstörungen stets ausgeschlossen werden. Ein Pneumothorax kann im Gefolge diagnostischer wie operativer Maßnahmen [nach Stellatumblockade, supraklavikulärem Plexus brachialis-Block, Ablatio mammae (Luftzutritt entlang der penetrierenden Gefäße), Nephrektomie (Luftzutritt transdiaphragmal), nach Thorakotomien und Brustkorbtraumen] entstehen. In seltenen Fällen können bullöse Emphysemblasen unter Überdruckbeatmung in den Pleuraraum oder subpleural rupturieren und so einen Pneumothorax oder ein Mediastinalemphysem erzeugen. Auskultation, Perkussion und eine Röntgenaufnahme des Thorax klären die Diagnose. Beim Spannungspneumothorax ist die sofortige Anlage einer Luftfistel nach außen, z. B. eine BÜLAU-Saugdrainage, erforderlich (s. Abb. 79).

Ein Mediastinalemphysem verrät sich klinisch alsbald durch den subkutanen Luftdurchtritt in die Halsweichteile. Schattenarme „wolkige" Verbreiterung des Mediastinums im Röntgenbild bestätigt die Diagnose.

Gegenmaßnahmen beim Mediastinalemphysem:

Ausreichende Sedierung des in der Regel unruhigen Patienten (Phenothiazine, Barbiturate); Oberkörperhochlagerung; „Spicken" des subkutanen Gewebes mit großlumigen Nadeln oder Anbringen von Redon-Saugdrainagen im Bereich der Supraklavikulargruben zur Ermöglichung des Luftaustritts.

Anästhesie bei Neugeborenen und Kleinkindern

Größe und Allgemeinzustand von Neugeborenen und Kleinkindern schwanken in weiten Grenzen, desgleichen das Ausmaß der erforderlichen operativen Eingriffe. Hinzu kommt, daß der physiologische Reifungsunterschied zwischen einem Neugeborenen und einem 6 Monate alten Kleinkind größer ist als zwischen einem 3jährigen und einem 30jährigen Patienten. Daher müssen die Technik der Anästhesie und das Narkosezubehör den individuellen Erfordernissen gerecht werden und insbesondere beim Säugling und Kleinkind eine Vergrößerung des Totraumes durch zu große Masken und Verbindungsstücke und eine Erhöhung der Atemarbeit durch Vermehrung in- und exspiratorischer Atemwiderstände (durch zu enge Endotrachealkatheter, Verbindungsstücke oder defekte, „klebende" Nicht-Rückatmungsventile) auf ein Minimum reduzieren.

Früh- und Neugeborene

Prämedikation. Bei der noch vorliegenden zerebralen Unreife sind präoperative Sedierung und postoperative Analgesie überflüssig. Zur Prämedikation verwenden wir ausschließlich als Vagolytikum Atropin sulf. 0,02 mg/kg i. m. 15—30 Min. vor Anästhesiebeginn. Sollen Inhalationsanästhetika mit cholinergischen Nebenwirkungen wie Halothan oder Cyclopropan und als Relaxans Succinylcholin zur Anwendung gelangen, so ist die vorangehende Atropinisierung besonders wichtig. Perorale Nahrungsaufnahme ist bei selektiven Eingriffen bis 4 Std. vor Operationsbeginn erwünscht.

Narkose-Vorbereitung

Die Bereitstellung von adäquatem, funktionstüchtigem und möglichst sterilem Anästhesiezubehör ist wichtigster Teil der Vorbereitung und umfaßt Säuglingsmasken mit kleinstem Totraum, möglichst durchsichtigem Maskenboden und weichem, anschmiegsamem Wulst. Uns haben sich die Säuglingsmasken nach FOREGGER oder STEPHEN-SLATER mit eingebautem Ein- und Ausatemventil (s. Abb 44 a–b) bestens bewährt. Neben Oropharyngealkathetern der Größen 00 und 0 ist ein steriler Satz von Endotrachealkathetern nach COLE (Ch 12—18) von passender Länge, hergestellt möglichst aus durchsichtigem, dünnwandigem Kunststoff, bereitzulegen. Sie sind bereits mit einem zweckmäßigerweise um 90 ° abgekrümmten Katheteranschlußstutzen, der ihr Lumen nicht einengen darf, armiert.

Zur direkten Laryngoskopie eignen sich die geraden Kehlkopfspatel nach MILLER oder WISS-FOREGGER (7,5 und 9 cm Länge); erst vom 2. Lebensjahr an bieten die gebogenen Spatel nach McINTOSH Vorteile bei der Einstellung des Kehlkopfeingangs. Zum Anschluß an den Endotrachealkatheter verwenden wir bei Früh- und Neugeborenen eine Modifikation des AYRE-T-Stücks (s. Abb. 49) und vom 3. Lebensmonat an das Nicht-Rückatmungsventil nach STEPHEN-SLATER (siehe Abb. 43) mit vorgeschaltetem Reservoirbeutel bzw. das Nicht-Rückatmungssystem nach JACKSON-REES in der Modifikation von KUHN (Fa. Draeger, s. Abb. 51).

Stets ist eine leistungsfähige Saugapparatur nebst zugehörigen Absaugkathetern (Ch 8—12) bereitzustellen. Bei Notfalleingriffen wie Peritonitis, Ileus, Unfällen und bei Pylorushypertrophie ist zuvor eine Sondierung des Magens nebst sorgfältiger Lavage vorzunehmen.

Vor allen traumatisierenden Eingriffen und Laparotomien wegen Peritonitis oder Darmverschluß ist die Kanülierung einer größeren Vene durch Venaesectio (V. cubitalis, V. saphena im Bereich des Innenknöchels) erforderlich, um intra- und postoperativ jederzeit den Blut-, Elektrolyt- oder Wasserbedarf sicherzustellen (s. Abb. 10 a—d).

Lagerung. Da die Temperaturregulation nicht aus eigener Kraft gewährleistet ist, droht bei längerer Operationsdauer *Unterkühlung,* die auf den Muskeltonus eine curariforme Wirkung ausübt, die Narkosetiefe potenziert und postoperativ für eine protrahierte Erholung von Atmung und Kreislauf verantwortlich ist. Sorgfältige Kontrolle der Rektaltemperatur und äußere Wärmezufuhr durch Warmwasserflaschen von 38 ° C und Infrarotstrahler sind notwendig. Der Wärmeverlust soll durch Wattewickel aller nicht im Operationsfeld gelegenen Körperteile und Verwendung trockener Abdecktücher auf ein Minimum reduziert werden.

Da Früh- und Neugeborene in einem möglichst flachen Narkosestadium gehalten werden sollen, ist das Anschlingen der in Watte eingeschlagenen Extremitäten mit einer Mullbinde zu empfehlen, um ggf. störende Bewegungen auszuschalten. Der voluminöse Kopf des Kleinkindes führt bei Lagerung auf einer ebenen Unterlage zur Anteflexion und damit zur leichteren Verlegung der Luftwege im Bereich des Mesopharynx. Unterschieben von Heizkissen und quadratischem Polster unter den Rumpf erleichtert die Überstreckung des Kopfes im Atlantookzipitalgelenk. Zur Intubation der Luftröhre muß selbstverständlich wie beim Erwachsenen diese „Position des hängenden Kopfes" aufgehoben werden, damit die Längsachse des Oropharyngealraumes mit der der Trachea eine Gerade bilden kann.

Monitoring

Ein präkordial auf die Brustwand mit Heftpflaster **fixiertes Stethoskop** erlaubt fortlaufende Registrierung der Herzaktion und eine zuverlässige Beurteilung der Atmung (s. Abb. 13).

Physiologische Grenzen der Herzfrequenz: 120—160, bei Anstrengung bis 180/min (Neugeborenes).

Physiologische Grenzen der Atemfrequenz: 40—60/min.
Atemvolumen: 15—35 ml.

Eine Obstruktion der Luftwege oder Sekretverhaltung in den Bronchien wird von dem aufmerksamen Anästhesisten auskultatorisch erfaßt, lange bevor hypoxiebedingte Änderungen der Herzfrequenz oder des Rhythmus aufzutreten pflegen.

Die Registrierung von Blutdruck und Pulsqualität geben in der Säuglingschirurgie Auskunft über die Füllung des Gefäßbettes bzw. den Grad der narkosebedingten kardialen Depression. Eine Tachykardie als Zeichen einer durch Blutverlust bedingten Hypovolämie wird bei der hohen Ausgangsfrequenz des Herzens häufig vermißt. Bradykardie und Bradyarrthythmie sind dagegen definitive akute Gefahrenzeichen und kennzeichnen Hypoxie, eine akute Überdosierung des Anästhesiemittels oder, nach Gabe von Succinylcholin, mangelhafte bzw. abklingende Parasympathikolyse. Neben einer Abflachung der Narkose ist die sofortige Gabe von Atropin (möglichst i. v. in Höhe der Prämedikationsdosis) und Kontrolle der Ventilation erforderlich.

Ungenügender Blutersatz und drohender hypovolämischer Schock kündigen sich weniger durch Tachykardie, sondern durch Blutdruckabfall, schlechte Pulsqualität und blasse, kaum durchblutete Lidkonjunktiven an. Gleichzeitig nimmt häufig die akustische Intensität der auskultierten Herztöne ab.

Erwünscht ist eine *fortlaufende Messung der Rektaltemperatur* über einen elektrischen Thermofühler. Das Festhalten dieser in Abständen registrierten vitalen Größen auf einem *Narkoseprotokoll* ist wünschenswert und gibt über den kardiovaskulären Status einen guten Überblick, doch sind Überwachung und ggf. Beatmung des Säuglings stets die vordringlicheren Aufgaben eines alleinstehenden Anästhesisten!

Narkoseeinleitung

Da etwa bis zum 4. Lebensjahr eine intravenöse Barbiturateinleitung keine Vorteile, an Nachteilen aber die Schwierigkeit einer Venenpunktion und die stete Gefahr der Überdosierung birgt, erfolgt die Einleitung einer Allgemeinnarkose im Säuglings- und Kleinkindesalter vorwiegend per inhalationem. Nur in Behelfssituationen hat die offene Äthertropfnarkose auch heute noch ihre Berechtigung (s. Abb. 37). Eine protrahierte Exzitationsphase kann durch geschickte Technik vermieden bzw. durch Vortropfen von Divinyläther verkürzt werden. Heute konkurrieren als Inhalationsanästhetika der Wahl in der pädiatrischen Anästhesie Ethrane und Halothan, weil sie eine schnelle, angenehme Einleitung und gute Steuerbarkeit bieten. Beide haben zudem den Vorteil der Nichtbrennbarkeit und Explosionssicherheit; das Auftreten von Laryngospasmus ist unter diesem Mittel selten und dann fast immer für ein fehlerhaftes Verhalten des Anästhesisten beweisend, z. B. nach mißglückten Intubationsversuchen in zu oberflächlicher Narkose.

Infolge ausgedehnter Anwendung der Diathermie zur Blutstillung etc. sind wir auf nicht brennbare Anästhetika angewiesen und leiten Früh- und Neugeborene mit 4 Litern eines O_2/N_2O-Gemisches 1 : 1 mit einer die Rückatmung fast aufhebenden STEPHEN-SLATERmaske ein. Kurzfristig setzen wir von 0,3 auf 1,5 Vol % sich steigernden Halothandampf zu. Die Einleitung ist innerhalb von 3—5 Min. beendet; zur Unterhaltung genügt beim kräftigen Neugeborenen ein Halothanzusatz von 0,7—1,0 Vol %, während beim Frühgeborenen und schwächlichen Neugeborenen häufig die Lachgasanalgesie allein den operativen Eingriff ermöglicht.

Die Intubation des Neugeborenen und Kleinkindes führt narkosetechnisch zu den gleichen Vorteilen wie die des Erwachsenen. (Sicherung des Luftweges, Aspirationsprophylaxe, Erleichterung der kontrollierten Beatmung). Atraumatische Technik ist unbedingte Notwendigkeit, da die mit Zylinderepithel ausgekleidete Schleimhaut unterhalb der Stimmbänder auf Läsionen in kürzester Zeit mit Ödembildung reagiert. Die Folgen liegen bei den anatomischen Verhältnissen auf der Hand. Tritt z. B. im Bereich des Ringknorpels, der engsten Stelle des Luftweges ($\varnothing$ = 5 mm) eine Schleimhautschwellung von nur 1 mm auf, so verringert sich der Durchmesser um 2 mm, der Querschnitt um 65 %! Die Erhöhung des Atemwiderstandes erfolgt bekanntlich mit der vierten Potenz des Halbmessers; sie ist für die postoperative respiratorische Insuffizienz mit Tachypnoe, Retraktion der supraclavikulären und interkostalen Räume, Heiserkeit und Krupphusten verantwortlich.

Bei subglottischem Ödem müssen Gegenmaßnahmen sofort nach der Extubation getroffen werden:

Verbringen des Säuglings in eine mit Wasserdampf voll gesättigte Atmosphäre (Inkubator, Croupette)

Parenterale Gabe von Corticosteroiden (2 × 5 mg Ultracorten), kurzfristige Aerosoltherapie mit Ephedrin (1 Tropfen 2,5 %ige Lösung auf 1 ml H_2O).

Bei drohender Asphyxie Reintubation mit dem nächst kleineren Endotrachealkatheter und kontrollierte Überdruckbeatmung, ggf. über mehrere Tage.

Eingedenk dieser schweren Komplikationsmöglichkeit ist es ratsam, sich mit den anatomischen Verhältnissen am toten Neugeborenen vertraut zu machen, bevor man die Intubation des lebenden unternimmt. Wir finden eine kräftig ausgebildete Zunge, die mit dem Laryngoskopspatel zur Seite gedrückt werden muß. Über den hoch am Zungengrund stehenden Larynx springt eine lange, V-förmig ausgebildete Epiglottis im Winkel von 45 ° nach dorsal vor. Da diese Epiglottis nur schwer mit der Spitze eines gebogenen Laryngoskopspatels nach McIntosh aufgerichtet werden kann, ist es ratsam, sich mit einem geraden Säuglingsspatel nach Miller an der hinteren Rachenwand entlang bis in den Ösophagusmund vorzutasten. Er wird dann bis zur dorsalen Begrenzung des Kehlkopfeingangs (Aryknorpel) zurückgezogen. Eine leichte Betonung der Spitze mundbodenwärts gibt den Einblick in die Rima glottis frei. Nun wird der größte, gerade noch ohne Widerstand passende Endotrachealtubus mit einer drehenden Bewegung zwischen die Stimmbänder eingeführt. Mit einem schmalen Heftpflasterstreifen wird dann der Tubus (nicht dessen Ansatzstück!), zusammen mit dem 00-Mundtubus nach Guedel an den Wangenweichteilen beiderseits fixiert. Stets ist die richtige Tubuslage durch Auskultation des Atemgeräusches über beiden Lungenoberfeldern zu kontrollieren.

Die „wache Intubation" ohne vorherige Lokal- oder Allgemeinanästhesie hat bei Frühgeburten und schwachen Neugeborenen den Vorteil, Spontanatmung und Schutzreflexe nicht zu unterdrücken. Bei älteren Säuglingen erschwert die kräftige Zungen- und Mundbodenmuskulatur dieses Vorgehen. Hier leiten wir eine mitteltiefe Inhalationsnarkose über ein Säuglingssystem nach Kuhn (Dräger) mit einem O_2/N_2O-Gemisch und bis auf 2.5 Vol0/o ansteigenden Halothankonzentrationen ein, bis der Muskeltonus der Arme deutlich vermindert ist und die Bulbi in Mittelstellung fixiert stehen. Wir achten streng darauf, daß vor jeder Intubation über 3 Min. ein O_2-reiches Ventilationsgemisch angeboten wird. Nur so ist bei der dem Säugling eigenen geringen Residualkapazität der Lungen und der gesteigerten Stoffwechselaktivität eine Hypoxiephase unter der Intubation zu vermeiden!

Der Erfahrene wird zur Intubation des Säuglings und Kleinkindes auf die Lähmung der Skelettmuskulatur mit Succinylcholin fast immer verzichten können, doch sollte eine 1 0/o Lösung des Relaxans in der Spritze gebrauchsfertig aufgezogen bereit liegen, damit ein bei ungeschickter Technik resultierender Laryngospasmus kurzfristig durchbrochen, beatmet und die Intubation erleichtert werden kann. Dosierung: 2 mg/kg *i. m.* oder unter die Mundschleimhaut.

Verrät die Auskultation des Atemgeräusches vor Anästhesiebeginn durch rasselnde Nebengeräusche Sekretansammlung in den großen Bronchien, so ist die mehrmalige endotracheale Absaugung mit einer Polyäthylensonde unter laryngoskopischer Kontrolle abwechselnd mit assistierter Beatmung ratsam, *bevor* die Intubation der Trachea selbst vorgenommen wird.

Zur Narkoseunterhaltung bieten wir bei Frühgeburten ein O_2/N_2O-Gemisch in Relation 1 : 1 an; bei normalgewichtigen Neugeborenen ist ein Halothanzusatz von 0,5—0,7 Vol % für die gewünschte oberflächliche Narkosetiefe ausreichend. Diese kann durch sorgfältige Beobachtung des Muskeltonus am zuverlässigsten beurteilt werden: Die Hand soll leicht zur Faust gekrümmt, der Beugertonus der oberen Extremität erhalten sein. Wir verzichten stets auf eine Bandfixierung der Gesichtsmaske, damit Druckschäden der Augen durch verrutschte Maskenwülste sicher vermieden werden. Die Beobachtung der Exkursionen des Brustkorbs und der Farbe der Nagelbetten erlauben, Atmung und peripheren Kreislauf fortlaufend zu beurteilen. Ist eine stärkere Relaxation z. B. zur Exploration des Abdomens oder zum Peritonealverschluß erwünscht, so ziehen wir eine kurzfristige Vertiefung der Allgemeinnarkose der wiederholten Gabe von Succinylcholin vor, da bei Säuglingen und Neugeborenen der Abbau auch niedriger Gesamtdosen verzögert erscheint und leicht zu einer postoperativen Muskelschwäche führt (Dual Block).

Bei Spontanatmung weist eine Verlangsamung der Atemfrequenz unter den physiologischen Bereich von 30—60/min auf eine zentrale Depression durch unzulässige Narkosetiefe hin. Unregelmäßige Schnappatmung beweist eine bedrohliche zerebrale Hypoxie. Eine Tachypnoe mit Frequenzen über 60/min resultiert bei partiellen Obstruktionen der Luftwege, unphysiologisch vergrößertem Totraum oder muskulärer Erschöpfung.

Bei jedem intubierten Säugling oder Kleinkind ziehen wir die kontrollierte Beatmung der Spontanatmung vor, um zumindest den erhöhten inspiratorischen Atemwiderstand zu kompensieren. Bei sehr langer Operationsdauer ist bei Anwendung eines Nicht-Rückatmungssystems eine ausreichende Anfeuchtung des Ventilationsgemisches und, sofern es die örtlichen Umstände erlauben, die maschinelle Wechseldruckbeatmung (ENGSTRÖM-Narkoserespirator) anzustreben.

Aufwachphase

Nur bei Säuglingen, bei denen wir trotz liegender Magensonde und vorausgegangener Lavage einen intestinalen Reflux in Rechnung stellen müssen, erfolgt die Extubation spät, d. h. nachdem Schluck- und Würgreflexe zurückgekehrt sind und Abwehrbewegungen auftreten.

Bei kräftigen Säuglingen und wenig eingreifenden Operationen läßt sich ein Laryngospasmus nach Entfernung des Tubus immer vermeiden, wenn folgende Regeln eingehalten werden:

Sorgfältiges Absaugen des Oropharyngealraumes bei Operationsende unter laryngoskopischer Sicht.

Die Extubation wird am Ende einer Inspirationsphase bei noch flacher Narkosetiefe vorgenommen, anschließend wird mit der Maske O_2 angeboten.

Endobronchiales Absaugen mit einer Polyäthylensonde durch den liegenden Endotrachealkatheter ist während der Narkose bei rasselnden Nebengeräuschen erforderlich, **unmittelbar vor** der Extubation aber stets kontraindiziert!

Lagerung und Transport erfolgen anschließend bis zur völligen Rückkehr des Bewußtseins bei Säuglingen in Bauchlage, bei größeren Kindern in stabiler Seitenlage.

Nach länger dauernden und traumatisierenden Eingriffen soll der Endotrachealtubus so lange belassen bleiben, bis ein kräftiger Muskeltonus zurückgekehrt ist; u. U. kann eine längere Aufwärmphase im Inkubator unter kontrollierter Beatmung erforderlich werden. Die Sättigung des Ventilationsgemisches mit Wasserdampf ist in diesen Fällen von besonderer Wichtigkeit, da eintrocknendes Bronchialsekret zur Verlegung von Bronchusostien und Atelektasen sowie zu zunehmender Stenosierung des Endotrachealkatheters führen kann. Die Re-Intubation mit einem neuen COLE-Tubus ist schonender, als wiederholte traumatisierende Absaugversuche mit flexibler Polyäthylensonde. Gerade in der Säuglingschirurgie zeigt sich, daß das Verantwortungsbewußtsein des Anästhesisten in der postoperativen Phase über Tage hinaus das endgültige Schicksal entscheidet!

Zusammenstellung der wichtigsten Regeln für Säuglingsnarkosen

Nur größenadäquates Zubehör verhindert eine unphysiologische Vergrößerung des Totraums. Diese ist die häufigste Ursache einer Hypoxie.

Fortlaufende Kontrolle von Atmung und Herzaktion durch ein präkordial aufgeklebtes Stethoskop ist unumgänglich.

Verhinderung von Hypothermie durch Wärmezufuhr und isolierende Wattepackungen aller nicht im Operationsfeld gelegener Körperteile. Die Prämedikation erfordert nur Atropin 0,02 mg/kg. i. m. zur Parasympathikolyse; Medikamente zur Analgesie und Sedierung sind überflüssig und unerwünscht. Opiate potenzieren die Atemdepression der Inhalationsanästhetika und sind in den ersten 6 Lebensmonaten kontraindiziert.

Eine exzessive Narkosetiefe läßt sich bei mangelhafter Dosierungs-möglichkeit **kurzfristig** erreichen. Insbesondere Überdosierung von Halothan und Cyclopropan führen zu schwersten Depressionen von Atmung und Kreislauf.

Modifikationen des Ayre-T-Stücks (s. Abb. 51) bieten als ventillose Systeme bei Intubationsnarkosen von Frühgeburten und Neugebo-renen minimale Totraum- und Widerstandserhöhung. Die Anwen-dung von Nicht-Rückatmungsventilen (Stephen-Slater, Dighby, Leigh) empfiehlt sich ab 3. Lebensmonat (s. Abb. 44 und 45). Die Ventilscheiben sind stets auf ihre Funktionsfähigkeit zu überprüfen. Je kleiner der Patient, um so wichtiger ist ein mengen- und zeitge-rechter Blutersatz, damit Hypovolämie und Schock vermieden werden.

Kleinkinder

Der 6 Monate alte Säugling unterscheidet sich vom Neugeborenen wesentlich durch die Ausreifung seiner Organsysteme: Durch das ZNS werden Schmerzempfindung, Thermoregulation, Verwertung von Sinnesreizen und gezielte Bewegungen koordiniert; die Musku-latur ist kräftiger ausgebildet, der Funktionsbereich von Lungen und Nieren beachtlich erweitert.

In der Prämedikation ist neben der Parasympathikolyse eine Sedie-rung erwünscht, um den Grundumsatz der Kinder zu senken und ein störungsfreies Arbeiten der Operationsabteilung sicherzustellen. Wir verwenden hierzu Thiopental (20—30 mg/kg rektal), 30—45 Min. vor Anästhesiebeginn oder Promethazin (Atosil) 1 mg/kg i. m. 30 min. präoperativ, dem in der Mischspritze Atropin und bei schmerzaus-lösenden Eingriffen Meperidin (Dolantin), je nach Allgemeinzustand 1—2 mg/kg, zugesetzt werden. Letzthin hat die Narkose-Einleitung durch i. m.-Injektion von Ketamine (3 mg/kg) zusammen mit Atropin (0,02 mg/kg) als Mischspritze zahlreiche Anhänger gefunden. Der Be-darf an Narkosemitteln, bezogen auf die Körperoberfläche, ist entspre-chend der hohen Stoffwechselaktivität größer als bei Erwachsenen. Wir verwenden für Masken- und Intubationsnarkosen die bei der Säuglingsanästhesie bereits beschriebenen Nicht-Rückatmungssy-steme nach Kuhn (Dräger) (s. Abb. 50, 51). Vom 3.—6. Lebensjahr können auch Pendelsysteme zur Anwendung gelangen, die bei Zwi-schenschaltung eines CO_2-Absorbers eine Einsparung an Narkose-frischgasstrom erlauben (s. Abb. 52). Es ist wegen der masken-nahen Lokalisation der Absorberpatrone besonders darauf zu achten, daß **vor** Inbetriebnahme alle alkalischen Staubpartikel durch sorg-fältiges Durchblasen entfernt werden. Während der Narkose muß der CO_2-Absorber alle 10 min um 180 ° umgesteckt werden, damit eine übermäßige Totraumvergrößerung durch den erschöpften Ka-nisteranteil vermieden wird.

Tabelle 6 Altersgemäße Auswahl von Größe und Länge der Endotrachealkatheter, Narkosesystemen, Prämedikation

Altersgruppe	Endotrachealkatheter			Narkosesystem	Prämedikation		
	Typ	Größe (Ch.)	Länge cm		Atropin mg/Dosis	Atosil mg/kg	Dolantin mg/kg
Frühgeb. (< 1200 g)	Cole	12	10	AYRE-T-Stück	$1/15$	—	—
Neugeb. und Säugl. bis 6. Mon.	Cole	14–16	11,5	Nicht-Rückatmungs-system (z. B. nach Kuhn oder Stephen-Slater)	$1/10$	—	—
6.–9.Monat	Cole	16–18	12		$1/10$	1	1
9.–18. Monat	Cole Deming	18 20	13		$1/8$–$1/6$	1	1–2
1,5–2,5 Jahre	Deming	22	14		$1/5$	1	1–2
2,5–5 Jahre	Deming	24	16		$1/4$	1	2
5–7 Jahre	Deming	26	18		$1/4$	1	2
8–9 Jahre	Deming	28	19	Erwachsenen Kreissystem	$1/2$	1	1–2
10–12 Jahre	Magill ggf. Manschette	30	20		$1/2$	1	1–2

Auf die Zwischenschaltung des unhandlichen Pendelabsorbers kann verzichtet werden, wenn eine größere CO_2-Retention durch den Spüleffekt eines Frischgaszustroms in Höhe des 2fachen Atemminutenvolumens verhindert wird. Dieses Verhalten empfiehlt sich vor allem bei kurzen Narkosen.

Für Kleinkinder konstruierte Kreislaufgeräte stehen nur Spezialabteilungen zur Verfügung; sie besitzen im Vergleich mit den Nicht-Rückatmungssystemen nur bei langen Operationen Vorteile.

Etwa vom 5. Lebensjahr (25 kg) an reichen die Muskelkräfte des Kindes aus, die Ventilwiderstände des Erwachsenen-Kreissystems ohne besondere Anstrengung zu überwinden.

Tabelle 7   **Physiologische Daten bei Kindern**

Alter	kg	AF	AMV (ml)	O_2-Ver-brauch/ml	RR (mmHg)	Puls	Blut-(ml) volumen
Neugeb.	3	40—50	800	18 ml	70/25	140	350
1 Monat	3,7	45	1120	22	90/40		
3 Monate	5,5	40	1200	33		135	
6 Monate	7,5	35	2100	45		130	
1 Jahr	9,5	32	2550	55		120	1200
2 Jahre	12	30	2850	70		110	
3 Jahre	16	25	2875	90		105	
4 Jahre	18	25	3750	100	95/60	100	
5 Jahre	20	25	5400	105			1800
6 Jahre	22	25	5625	110			
7 Jahre	25	24	5800	115	100/65	90	
10 Jahre	31	22	7000	140	105/70	82	2500
12 Jahre	38	20	8400	180		78	
14 Jahre	47	18	8660	200	115/75	75	3100
Erwachsene	70	16	8000	250	115/75	72	5000

Spezielle Komplikationen

Generalisierte Krampfanfälle unter der Narkose oder unmittelbar postoperativ auftretend — in der Literatur als „Ätherkrämpfe" beschrieben — sind bei Ausschluß eines genuinen zerebralen Krampfleidens häufig Ausdruck einer Wärmestauung im kindlichen Organismus. Ursächliche Faktoren sind neben entzündlichen Prozessen eine präoperativ nicht ausgeglichene schwere Dehydratation, die Einschränkung der perkutanen Wärmeabgabe durch Atropinprämedikation und häufig die Verwendung eines Pendelabsorbersystems. Dieses unterbindet die pulmonale Wärmeabgabe durch Einschränkung der Wasserdampfausatmung (Pendelatmung) bei gleichzeitiger Aufnahme der im maskennahen Absorber frei werdenden chemischen CO_2-Bindungswärme.

Wir haben diese Komplikation bei Kindern selbst nicht beobachten können, da eine **präoperative** gezielte Infusionstherapie mit Wasser- und Elektrolytlösungen sowie Plasma u. U. über Stunden durchgeführt wird, bis die Temperatur unter 38 ° C rektal gefallen und die Urinausscheidung in Gang gekommen ist.

Das Auftreten von akut ansteigendem Fieber unter einer Inhalationsnarkose mit Äther, Halothan, Penthrane, Ethrane, insbesondere bei gleichzeitiger Anwendung von Succinyl-Bischolin, muß bei Muskelrigor bereits den Verdacht auf **maligne Hyperthermie** wachrufen.

Erstes Warnsymptom dieser in der Regel *tödlichen* Narkose-Komplikation ist eine *ungenügende Muskelentspannung des Kiefers nach Succinylinjektion,* so daß die Intubation der Luftröhre erschwert ist. Die Wahrnehmung dieses Phänomens ist ausreichender Grund, die Narkose umgehend abzubrechen und die geplante Operation zu verschieben! Eine sofort abgenommene Probe von Nativblut kann bei Anstieg der Creatinin-Phosphokinase (CPK) den Verdacht erhärten.

Wenn präfinal Krämpfe, knetgummiartige Muskelsteifen, Myoglobinurie, Nierenversagen und intravasale Gerinnung bei extremer Azidose und Herzrhythmusstörungen auftreten, ist der letale Ausgang trotz Intensivtherapie und Oberflächenhypothermie in aller Regel unvermeidlich.

Therapie der Malignen Hyperthermie: s. S. 243

Anästhesie in der Gynäkologie und Geburtshilfe

Während sich die Narkoseführung in der Gynäkologie nicht von der bei chirurgischen Eingriffen unterscheidet, muß bei Anästhesien während der Gravidität und zur Entbindung die Einwirkung der verwendeten Anästhetika auf den Uterus und den Feten in Rechnung gestellt werden.

Bei Anästhesien während der Schwangerschaft sind gewissenhaft und sorgfältig Phasen der Hypoxie und Hypotonie, auch von kürzerer Dauer, zu vermeiden, weil die resultierende Hypoxydose des Feten insbesondere in den ersten Wochen einer Frühschwangerschaft u. U. zu Fehlbildungen führen soll. Bei ausgeprägter Hyperemesis gravidarum ist die hypochlorämische Alkalose durch gezielte Chlorsubstitution bei der präoperativen Infusionstherapie auszugleichen. Wir verwenden entweder COOK-Lösung oder einen Zusatz von organisch gebundenem Chlorid (Lysin-Chlorid-Konzentrat, 60 mval/l). Die Abortneigung ist in der zweiten Schwangerschaftshälfte verstärkt, wenn entweder am Uterus selbst operative Eingriffe vorgenommen werden (Zervixcerclage bei Insuffizienz des inneren Muttermundes, Myomenukleationen) oder wenn sich hochgradige Fieberzustände (z. B. bei Peritonitis) einstellen. Die Ruhigstellung der glatten Uterusmuskulatur durch prophylaktische Gestagenmedikation (Proluton) führt in manchen Fällen nicht zum Erfolg. Wir haben bei vorzeitigem Wehenbeginn nach unfallbedingten Bauchkontusionen und bei Peritonitis die Schwangerschaft durch i. v. Gabe von Valium (10—20 mg) und Dolantin (25—50 mg) erhalten können, wenn es gelingt, eine vorliegende Hyperthermie durch physiologische Wärmeableitung und pharmakologische Dämpfung mit Pyramidon aufzufangen. Wird in dieser Situation eine Allgemeinnarkose erforderlich, so wählen wir die Inhalationsanästhesie mit Stickoxydul und Halothan. Tokographische Messungen und klinische Beobachtungen haben erwiesen, daß mitteltiefe Halothan- und Äthernarkosen die Uteruskontraktionen in Abhängigkeit von der verabfolgten Konzentration dämpfen oder aufheben. Die mechanische Behinderung der Atmung durch den hochschwangeren Uterus erfordert endotracheale Intubation und Beatmung, bevor die Beckenhochlagerung der Patientin ausgeführt wird. Wir befürworten eine intermittierende Überdruckbeatmung (IPPB), weil bei der TRENDELENBURG-Lagerung die auf dem Zwerchfell lastenden Abdominalorgane bereits die Exspiration ausreichend unterstützen.

Geburtshilfliche Analgesie

An die geburtshilfliche Analgesie werden folgende in praxi nicht gleichzeitig erfüllbare Idealforderungen gestellt:

Ausschaltung des Wehenschmerzes bei erhaltener Uteruskontraktilität; Kooperationsfähigkeit und Erhaltung der Bauchpresse während der Austreibungsperiode; geringe oder fehlende Toxizität der angewandten Medikamente, insbesondere Vermeidung einer Depression des kindlichen Atemzentrums.

Während der Eröffnungsperiode stehen für die Kreißende an pharmakologischen Hilfen zur Verfügung:

Sedativa, insbesondere bei überempfindlichen Patientinnen, wie Meprobamate (Aneural, Cyrpon, Miltaun) 200—400 mg oder Phenothiazine (Promethazin, Atosil) 25 mg per os vor der Lagerung verabreicht.

Spasmolytika mit analgetischer Komponente dämpfen den Wehenschmerz, in der Regel aber auch Frequenz und Intensität der Uteruskontraktionen; sie sind daher erst angezeigt, wenn der Muttermund sich bereits erweitert hat. Wir geben Meperidin (Dolantin, Demerol) 50 mg i. m. (nicht öfter als 2mal alle 3 Stunden und möglichst nicht in der letzten Stunde vor der Entbindung).

Beachte: Morphinpräparate gefährden das Kind durch stärkere Depression seines Atemzentrums.

Inhalationsanästhetika können, rechtzeitig und zügig jeweils vor Wehenbeginn unter Patientenkontrolle appliziert, eine kurzfristige Analgesie und Amnesie während der einzelnen Eröffnungswehen bewirken. Geeignet sind Trichloräthylen, das in einem Glasinhalator unter Einfluß der Handwärme der Patientin in der Inspirationsluft verdampft (s. Abb. 28 „Trilenpfeife" nach HOSEMANN-HICKEL) und Lachgas, das mit einem variablen O_2-Gehalt von 20—40 Vol% im Nicht-Rückatmungssystem angeboten werden kann. Der von der Patientin selbst gehaltene Inhalator, bzw. die Narkosemaske, entgleiten bei Eintritt der Amnesie. Eine gute Analgesie läßt sich auch mit 0,5 Vol% Penthrane erzielen.

Ein für Lachgasanalgesie unter der Geburt zweckmäßig konstruiertes Gerät ist das Dräger-Modell „E 2", das von der Atmung der Patientin gesteuert wird. Der inspiratorische Unterdruck unter der Narkosemaske reguliert pneumatisch die Zufuhr von O_2 und N_2O in einem zuvor eingestellten Mischungsverhältnis; während der Exspiration und Atempausen stellt sich das Gerät automatisch ab. Die Inhalation erfolgt im Nicht-Rückatmungssystem, also ohne CO_2-Adsorption und gestattet den Zusatz von volatilen Anästhetika bei einer u. U. erforderlich werdenden operativen Entbindung.

In der Austreibungsperiode ist zumindest bei der Primipara und bei operativer Geburtsbeendigung eine Anästhesie des Beckenbodens erwünscht, die durch rechtzeitig ausgeführte Lumbalanästhesie (Sattelblock), bilaterale Pudendusleitungsanästhesie oder eine Allgemeinnarkose sichergestellt werden kann.

In unserer Frauenklinik konkurrieren die in früheren Jahren ausschließlich übliche intravenöse Barbituratnarkose (300 mg Hexobarbital kurz vor dem Kopfdurchtritt) mit der Ultrakurznarkose durch i. v. Injektion von Epontol, einem Derivat der Phenoxyessigsäure (5 ml einer 10 %igen Lösung) (s. S. 115).

Auf die Beachtung der Atropinprämedikation ($^1/_4$ mg i. v.) und einer zumindest vierstündigen Nahrungskarenz wird ausdrücklich verwiesen. Erfahrungen in der Freihaltung der oberen Luftwege, Aspirationsprophylaxe und Notfallbeatmung sind für jeden Arzt (auch den Geburtshelfer) Voraussetzung einer gefahrlosen Anwendung intravenöser Allgemeinnarkosen.

Zangenentbindungen erfordern neben einer etwas längeren Narkosedauer zusätzlich eine Erschlaffung des Beckenbodens, die durch intermittierende i. v. Gabe von Succinylcholin (1 mg/kg) bei künstlicher Beatmung mit einem N_2O/O_2-Gemisch ($^3/_1$ l/min unter Halothanzusatz bis 1,0 Vol%) nach Bedarf unterhalten werden kann. Voraussetzung ist **sichere** Beherrschung der Beatmungstechnik (mit Maske und Tubus) bei Freihaltung der oberen Luftwege.

Narkoseführung für abdominale Schnittentbindung

Vorbereitung und Lagerung. Da eine Schnittentbindung wegen drohender kindlicher Asphyxie kurzfristig anberaumt werden kann, sind das Narkosegerät nebst Zubehör und Gerätschaften für die Wiederbelebung des Neugeborenen jederzeit funktionsfähig bereitzuhalten. Bei einer Narkose zum „eiligen Kaiserschnitt" muß mit einem vollen Magen gerechnet werden. Die Intubation hat wegen der Aspirationsgefahr in „Sitzlage" zu erfolgen (s. Abb. 69). Vor selektiver Schnittentbindung kann die horizontale Rückenlagerung der hochschwangeren Patienten eine Hypotension und damit Hypoxiegefährdung des ungeborenen Kindes verursachen, wenn der Uterus durch Druck auf die V. cava inferior den venösen Rückstrom aus der unteren Körperhälfte unterbindet. (Supine position syndrom.) Die Patientin ist also bis kurz vor Narkosebeginn in der physiologischen Seitenlage zu belassen; u. U. kann der hochschwangere Uterus zur *linken* Körperseite abgedrängt werden.

Prämedikation. 3–5 Minuten vor Narkosebeginn geben wir $^1/_4$ mg Atropin i. v. Erst nach Abnabelung des Kindes wird der Mutter ein Analgetikum i. v. verabreicht (Dolantin 50 mg bzw. Thalamonal, 1,5– 3 ml), um ein schmerzfreies Aufwachen nach der flüchtigen Inhala-

tionsnarkose mit Lachgas und Halothan sicherzustellen. Ein weitlumiger und sicherer intravenöser Zufuhrweg ist **vor jeder** Narkoseeinleitung zur Schnittentbindung anzulegen.

Die Narkoseführung hat in Auswahl und Dosierung der verwendeten
Anästhetika zu berücksichtigen, daß eine Depression des Neugeborenen nach der Abnabelung ausgeschlossen wird. Während die Neuroleptanalgesie kontraindiziert ist, empfiehlt sich die Inhalationsnarkose
mit einem Lachgas-Sauerstoffgemisch, das etwa 40 Vol⁰/o O_2 und
einen Halothanzusatz von 0,5—0,7 Vol⁰/o aufweist. Auffällig ist, daß
bei Hochschwangeren trotz des gesteigerten Grundumsatzes bereits
außergewöhnlich niedrige Konzentrationen von Anästhetika eine ausreichende Narkosetiefe herbeiführen. Höhere Konzentrationen volatiler Narkosemittel (Äther, Halothan, Methoxyfluran) verursachen eine
unerwünschte Relaxation der glatten Uterusmuskulatur, die nach Entleerung der Gebärmutter zu atonischen Nachblutungen führen kann,
jedoch auf Hypophysenhinterlappenhormone (Orasthin, Syntocy-
non 3 VE i. v.) gut anspricht.

Die Einleitung kann mit einer kleinen intravenösen Barbituratgabe begonnen werden (Hexobarbital 150 mg, Thiopental 300 mg). Maximale
Blutspiegel werden nach 4—6 Min. im fetalen Organismus erreicht.
Anschließend erfolgt eine Konzentrationsabnahme durch diaplazen-
tare Rückdiffusion ins mütterliche Gewebe. So wird erklärlich, daß
nach der Barbiturateinleitung einer Kaiserschnittsnarkose eine über-
schnelle Entwicklung des Kindes keine Vorteile bringt. Sofern die Patientinnen auf die intravenöse Narkoseeinleitung besonderen Wert
legen, haben wir in den letzten Jahren das Phenoxyessigsäurederivat Epontol (5 ml einer 10 ⁰/oigen Lösung) angewandt. Da es durch
Esterasen gespalten wird und nur eine Wirkdauer von 3—5 Min. besitzt, wird unmittelbar anschließend die Intubationsdosis des Succinylcholins (1—2 mg/kg i. v.) verabreicht und die Narkose nach endotrachealer Intubation mit der Beatmung durch ein Ventilationsgemisch
N_2O/O_2 von 6 : 3 l/min + 0,5—0,7 Vol⁰/o Halothanzusatz fortgeführt.

Muskelrelaxantien passieren die Plazentarschranke wie alle anderen
bekannten Anästhetika. Der Abbau des Succinylcholins erfolgt im
mütterlichen wie fetalen Organismus mit so großer Schnelligkeit, daß
neben der Intubationsdosis ggf. auch eine notwendig werdende Repetitionsdosis bis zur Abnabelung des Kindes unwirksam geworden ist.
Repolarisierende Langzeitrelaxantien wie d-Tubocurarin sind kontraindiziert. Nach Entleerung der Gebärmutter ist bei der unter der Gravidität eingetretenen Weitung der Bauchdecken eine zusätzliche Muskelentspannung durch kleine fraktionierte Gaben von Succinylcholin
nur ausnahmsweise erforderlich. Nach erfolgter Intubation soll die
Patientin bei leichter Hyperventilation möglichst maschinell beatmet
werden, damit sich der Anästhesist bei Bedarf ungestört der Reanimation des Neugeborenen zuwenden kann.

„Eilige" Sectio bei drohender kindlicher Asphyxie

Wir bevorzugen in diesen eiligen Fällen die Narkoseeinleitung per inhalationem. Während am rechten Arm Blutdruckmanschette und Braunüle angebracht und die Atropinprämedikation i. v. gespritzt werden, lassen wir die Patientin mit der linken Hand die Gesichtsmaske halten und bieten in einem 8 l O_2-Zustrom zum Kreissystem 1 Vol% Halothan an. Innerhalb von 2 Minuten kann bei der amnestischen Patientin Succinylcholin i. v. verabreicht und mit der Schnittentbindung begonnen werden, während der Anästhesist die Atmung übernimmt und bei völliger Relaxation sekundär intubiert. Eine zusätzliche Barbituratdepression des hypoxisch vorgeschädigten Feten kann bei diesem Vorgehen ohne Zeitverlust umgangen werden.

Anästhesie bei Eklampsie

Symptome: Deutliche Hypertension über 160/110 mm Hg, Proteinurie (> 2 g/Tag) und durch Ödeme bedingte Gewichtszunahme von über einem kg/Woche sind Kriterien schwerer Prä-Eklampsie, denen sich an subjektiven Symptomen Kopfschmerzen, Augenflimmern und ggf. Bewußtseinsstörungen und Krämpfe zugesellen.

Die Notfalltherapie eines eklamptischen Anfalls hat neben der antikonvulsiven Therapie die Komponenten Sedierung, Diurese-Steigerung und antihypertensive Medikation zu umfassen. Die Blutdrucksenkung sollte nicht abrupt und im allgemeinen nur bis auf 140/90 mm Hg betrieben werden, um den diaplazentaren Gasaustausch nicht zu gefährden.

Antikonvulsive Therapie: Magnesiumsulfat oder Glukonat (Magnosulf, Magnorbin 10 ml über 3 bis 5 Min. i. v.) Barbiturate fraktioniert i. v. (Somniphen 0,2 g, Evipan 0,2 g)

Sedierung:

Promethazin (Atosil 25—50 mg i.v.)

Chlorpromazin (Megaphen 25 mg i. v.)

Diazepam (Valium 10—20 mg i. v.)

Diuresesteigerung: Lasix 40—60 mg i. v.

Antihypertensive Therapie:

Serpasil (Reserpin) 2,5 mg i. v. und i. m.

Nepresol 12,5—25 mg/100 ml. Dauertropfinfusion unter RR-Kontrolle, Catapresan 0,15—0,3 mg i.v.

Bei Wirkungslosigkeit der obigen Antihypertensiva kann ein vorsichtiger Behandlungsversuch mit Ismelin (10 mg über 10 Min. langsam i. v.) unternommen werden (s. S. 137).

Neben dieser speziellen Therapie und der ggf. erforderlichen Durch-führung geburtshilflicher Maßnahmen sind für die Reduktion der foetalen wie der maternalen Mortalität von Wichtigkeit:

1. Vermeidung einer Hypoxie als Folge alveolärer Hypoventilation oder endobronchialer Aspiration, ggf. Intubation, Beatmung,

2. Behandlung der drohenden myokardialen Dekompensation (Digi-talisierung, s. S. 263),

3. Pneumonieprophylaxe mit Breitspektrumpenicillinen,

4. Kontrolle der Nierenfunktion (Dauerkatheter, Harnstoff-N, Kreatinin-Bestimmung).

Bei Oligo-Anurie: Versuch der Diuresesteigerung mit Lasix (250 mg auf 100 ml Glukose).

Bei der Anästhesie für geburtshilfliche Eingriffe an Eklampsie-Patien-ten ist die u. U. beträchtliche „Prämedikation" mit Sedativa in Rech-nung zu stellen. Barbiturate zur Narkoseeinleitung müssen sparsamst dosiert werden, um abrupte Hypotensionszustände, die die Gefahr kindlicher Asphyxie in sich bergen, zu vermeiden. Neben der Volu-mensubstitution mit Blutersatzlösungen sind bei bedrohlicher Hypo-tension Effortil (5—10 mg) oder Akrinor (100—200 mg) fraktioniert i. v. zur Vasokonstriktion einzusetzen.

Bei hochgradig stuporösen oder komatösen Patienten ist eine Magen-sonde zu legen und von der postoperativen assistierenden Nachbeat-mung über den belassenen Endotrachealkatheter ausgiebig Gebrauch zu machen. Nur so läßt sich die Gefahr der Aspiration und der al-veolären Hypoventilation, insbesondere bei rezidivierenden Krampf-anfällen, begegnen.

Wiederbelebung des Neugeborenen

Die sachgerechte Behandlung des asphyktisch entbundenen Neugebo-renen legt dem Geburtshelfer und Anästhesisten eine große Verant-wortung auf. Die klinische Unterscheidung der „blauen" und der „weißen" Asphyxie umschreibt den Schweregrad der hypoxischen Schädigung nur unvollkommen. Um eine Grundlage für vergleichbare Behandlungsergebnisse und Beurteilung der Spätresultate zu schaffen, ist die **Einteilung des Hypoxiegrades innerhalb der ersten Minute nach der Abnabelung** nach Apgar allgemein einzuführen.

Die Punktzahl errechnet sich aus den Symptomen der nachstehend aufgeführten Tabelle; Werte zwischen 7 und 10 sind normal; zwischen 4 und 6 zeigen sie eine mittelgradige, unter 4 eine schwere kindliche Schädigung an. Wiederholung nach 3' erforderlich!

Während mittelalterliche Erweckungsmethoden wie „Schulze-Schwin-gungen" oder Kompression des Rumpfes durch anteflektierte untere

Einteilung des Hypoxiegrades (nach Apgar*)*

Punktzahl	0	1	2
Herzschlag	fehlt	langsam unter 100	normal über 100
Atmung	fehlt	langsam unregelmäßig	kräftiges Schreien regelm. Atmung
Hautfarbe	dunkelblau oder weiß	Körper rosig Extremitäten blau	vollständig rosig
Reflexe	fehlt	gering	Husten, Niesen
Muskeltonus	schlaff	schwach	gut

Summe der Punkte:

Extremitäten der Vergangenheit angehören, ist die Stimulierung der Atmung eines Neugeborenen mit wechselwarmen Bädern oder durch Hautreize bei leichter Depression durchaus sinnvoll und vertretbar. Jede schwerere hypoxische Schädigung (Punktzahl nach Apgar unter 6) erfordert unverzüglich den Einsatz sachgerechter Wiederbelebungsmaßnahmen:

Freihalten bzw. Freimachen der oberen Luftwege und sofortige künstliche Beatmung mit Sauerstoff und Überdruck. Dabei richten sich die therapeutischen Möglichkeiten nach den gegebenen Umständen:

Zur häuslichen Geburtshilfe ist ein durch Mundsog zu betreibendes Einmal-Absauggerät mit sterilem Absaugkatheter (Fa. Johnson, Abb. 80), ein Guedel-Mundtubus Größe 00 und nach Möglichkeit ein Laryngoskop für Neugeborene (Fa. Auer, Fa. Medicon) mitzuführen, damit auch unter einfachen Verhältnissen die Tracheobronchialtoilette, d. h. Absaugen mekoniumhaltigen Fruchtwassers unter laryngoskopischer Sicht und im Bedarfsfall eine effektive Mund-zu-Nase-Beatmung ausgeführt werden können. „Blindes" Absaugen über einen nasopharyngeal eingeführten Katheter führt ausschließlich zur Entleerung von Rachen, Speiseröhre und ggf. Magen, nie aber beim Neugeborenen zur Reinigung der Trachea. Die Notfallbeatmung kann als Atemspende Mund-zu-Mund + Nase ausgeführt werden, wenn zuvor der Guedel-Mundtubus eingeführt und die Luftwege durch Überstrecken des Kopfes nach dorsal freigehalten werden. Vorteilhafter ist die Anwendung des Baby-Ambu-Beutels.

Das Vorgehen in der Klinik verfolgt das gleiche therapeutische Ziel. Der Oropharyngealraum wird mit dem Laryngoskop eingestellt, das Fruchtwasser kurzfristig abgesaugt. Bei Atemstillstand und schwerer

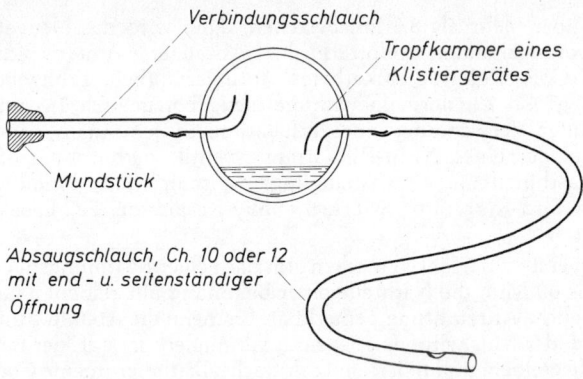

Abb. 80 Mit dem Mund zu betätigendes Absauggerät für Neugeborene und Kleinkinder.

Asphyxie steht die Stimmritze weit offen, die respiratorischen Bewegungen der Stimmbänder sind kaum angedeutet. In diesen Fällen wird der Absaugkatheter (Ch. 10) **ohne Zeitverlust** einmal durch den Kehlkopf in die Trachea vorgeführt und das aspirierte Fruchtwasser unter drehender Bewegung entfernt. Sofort anschließend wird mit einer dicht schließenden Säuglingsmaske unter intermittierendem Überdruck manuell beatmet; der obere Luftweg ist durch Überstrecken des Kopfes nach dorsal und ggf. Einlegen eines GUEDEL-Tubus 00 in die Mundhöhle freizuhalten. Wir verwenden zur Beatmung eine Säuglingsmaske nach FOREGGER und Sauerstoff. Sofern sich zuvor keine spontanen Atemzüge eingestellt haben, ist die Lunge des Neugeborenen atelektatisch. Zur Überwindung der alveolären Kohäsionskräfte sind primär erhebliche Beatmungsdrucke (bis 30 cm H_2O) erforderlich, die unseres Wissens bei geschlossenem Thorax niemals intrapulmonale Schäden verursacht haben. In einem Beatmungsintervall ist ggf. mehrmals die endotracheale Absaugung unter laryngoskopischer Sicht erforderlich.

Beachte: **Die Intubation der Trachea stellt nicht die initiale Wiederbelebungsmaßnahme** dar, weil ein unnötiger Zeitverlust insbesondere bei nicht versiertem Personal in Kauf genommen werden muß. Das Absaugen mekoniumhaltigen Fruchtwassers über eine durch den Endotrachealkather vorgeführte Polyäthylensonde ist mühsam und zeitraubend.

Kommt es zu schneller Erholung des Neugeborenen (guter Muskeltonus, regelmäßige, kräftige Atmung, Schreien), so wird das Kind bei Seitenlagerung und mäßiger Kopftieflage in eine Couveuse mit hoher Luftfeuchtigkeit verbracht. Bleibt dagegen eine respiratorische Insuffizienz über mehr als 3 Min. bestehen, dann wird das Neugeborene nach vorangehender endotrachealer Absaugung unter Sicht mit einem Cole-Endotrachealkatheter intubiert (bei Frühgeborenen < 1200 g: Ch 12, normalgewichtige Neugeborene: Ch 14) und manuell unter Verwendung eines Inhalations-Systems nach Kuhn (Fa. Dräger) oder eines Nicht-Rückatmungsventils nach Stephen-Slater oder maschinell mit einem Säuglingsrespirator (Baby-Pulmotor, Fa. Dräger; Bird-Respirator, Mark 8; Baby-Respirator, Fa. Loos & Co.) beatmet.

Bei dem ersten Verfahren machen sich nach einer Beatmungsdauer von mehr als 60 Min. die Nachteile einer Beatmung mit reinem Sauerstoff ohne jegliche Anfeuchtung bemerkbar. Erscheint die Atemleistung ausreichend, der Muskeltonus aber noch vermindert, ist ggf. der Säugling mit einliegendem und fixiertem Endotrachealkatheter in eine Couveuse mit hoher Luftfeuchtigkeit und Sauerstoffanreicherung zu verbringen (2—3 l/min).

Bei zwingender Indikation zur Langzeitbeatmung genügen nur moderne und aufwendige Geräte den Anforderungen der Säuglingsbeatmung, die ausschließlich nasotracheal durchgeführt wird.

Die Überdruckbeatmung hat die durch die Intubation erhöhten Atemwiderstände zu berücksichtigen. Regelbarer Beatmungsdruck, einstellbare O_2/Luftrelation und steuerbare Anfeuchtung des Ventilationsgemisches sind von Wichtigkeit.

Empfohlen werden: Bird-Respirator, Mark 8; Engström-Respirator, Fa. Mivab; Baby Respirator, Fa. Loos & Co.

Zusätzliche Behandlungsmaßnahmen

Die Bestimmung des kapillären Blut-pH ergibt einen Hinweis auf Dauer und Schwere der Hypoxydose und gestattet die Fortsetzung einer gezielten Pufferung mit Bicarbonat-Lösung, der zu gleichen Teilen 10 % Glukose zugesetzt wird.

Hat sich das Neugeborene unter kurzfristiger Beatmung ausreichend erholt, wird die Sondierung des Magens angeschlossen, um eine Ösophagusatresie auszuschließen und den u. U. geblähten Magen, der durch Zwerchfellhochstand die Atmung behindert, zu entlasten. In der Insufflation des Magens mit O_2 können wir bei der Hypoxiebehandlung keinen therapeutischen Gewinn erblicken.

Bei schwerer Hypoxie ist stets eine metabolische Azidose nachweisbar, die durch Schädigung des Kapillarendothels zum Plasmaaustritt und damit zu relativer Hypovolämie führt. In dieser Situation ist **vor der Abnabelung** die Autotransfusion aus der Plazenta durch mehrmaliges Ausstreichen der Nabelschnur fetalwärts erwünscht. Wurde bereits abgenabelt, injizieren wir während der Beatmung in die Nabelvene 10 ml Rheomacrodex mit 2 ml 6 %iger $NaHCO_3$-Lösung pro kg

Körpergewicht. Bei asphyktischen und zentraldeprimierten Neugeborenen soll post partum stets Vitamin K (1 mg) zur Behandlung der physiologischen Hypoprothrombinämie verabfolgt werden, da die Möglichkeit einer intrakraniellen Blutung nie sicher auszuschließen ist.

Ist die hypoxische Schädigung des Feten soweit fortgeschritten, daß vor der Entbindung bereits der Herzstillstand eingetreten war, so ist in einigen Fällen die Wiederbelebung des Kreislaufes durch äußere Herzmassage (Kompression des Sternum mit 2 Fingern nach dorsal 60—80/min) gelungen. Bei Überleben ist mit schweren zerebralen Spätschäden zu rechnen, da es einer übermäßig langen Hypoxiephase bedarf, bevor das Myokard des Neugeborenen seine rhythmischen Kontraktionen einstellt. Damit wird die Wiederbelebung des Herzens durch Einsatz der äußeren Herzmassage bei dem unter der Geburt bereits abgestorbenen Neugeborenen für den Geburtshelfer und Anästhesisten zu einer Gewissensfrage, die nicht generell beantwortet werden kann.

Künstliche Beatmung

Während früher die künstliche Beatmung auf atemgelähmte oder ateminsuffiziente Patienten beschränkt war, hat die gefahrlose Anwendung der Muskelrelaxantien in der Narkosepraxis die Beherrschung wirksamer Beatmungsmethoden zur obligatorischen Voraussetzung.

Die Ausschaltung der Spontanatmung und deren Ersatz durch manuelle oder mechanisch-automatische Beatmungsverfahren stellt einen verantwortungsvollen Eingriff in die vitalen Funktionen des Organismus dar. Er ist nur dann gerechtfertigt, wenn dem Patienten hieraus Vorteile erwachsen (Operationsfähigkeit in flacher Narkose bei Risiko-Patienten, Ermöglichung von Thoraxoperationen etc.), und wenn gleichzeitig der die Narkose ausführende Arzt die Physiologie der Atmung und das Freihalten der oberen Luftwege beherrscht, die hämodynamischen Auswirkungen der künstlichen Beatmung auf den Körper- und Lungenkreislauf kennt und übersieht, und wenn geeignete Kontrollmaßnahmen zur Überprüfung des Ventilationsvolumens sowie der Auswirkungen der Beatmung auf den Gesamtorganismus zur Verfügung stehen.

Künstliche Beatmungsverfahren sind primär unphysiologisch und unterscheiden sich von der Spontanatmung dadurch, daß das Ventilationsgemisch in die Lungen hineingepreßt statt eingesaugt wird. Hierdurch kommt es zu einer Umkehr der intrathorakalen Druckverhältnisse, die auf den Gasaustausch und insbesondere die Hämodynamik des großen und kleinen Kreislaufs Rückwirkungen besitzen.

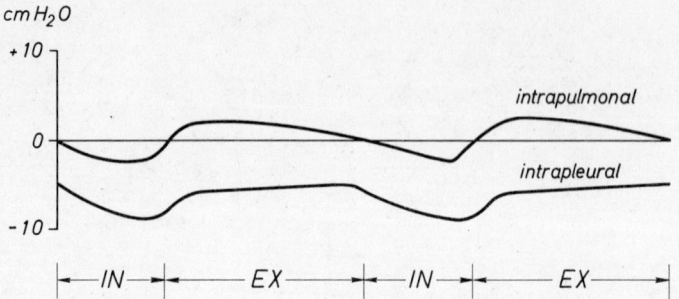

Abb. 81 Intrapulmonale und intrathorakale Druckschwankungen während der Spontanatmung eines Lungengesunden (modifiziert nach MUSHIN et al.).

Bei Spontanatmung sind die intrapulmonalen Druckschwankungen zu gering, um einen faßbaren Einfluß auf den Lungenkreislauf zu gewinnen. Andererseits wird durch Erniedrigung des intrathorakalen Drucks während der Inspiration der venöse Rückstrom über die Vv. cavae in den Brustraum und damit das venöse Angebot an das rechte Herz vergrößert.

Beatmungsmethoden

An Beatmungsmethoden bieten sich an:

Intermittierende Überdruck-Beatmung (**I**ntermittent **P**ositive **P**ressure Breathing) = IPPB.

Alternierend positiv/negative Druckbeatmung (**A**lternating **P**ressure **B**reathing) = APB.

IPPB = **I**ntermittent **P**ositive **P**ressure **B**reathing.

Zur Blähung der Lunge mit intermittierendem Überdruck muß ein Beatmungsdruck aufgebracht werden, der ausreicht, um folgende Widerstände zu überwinden:

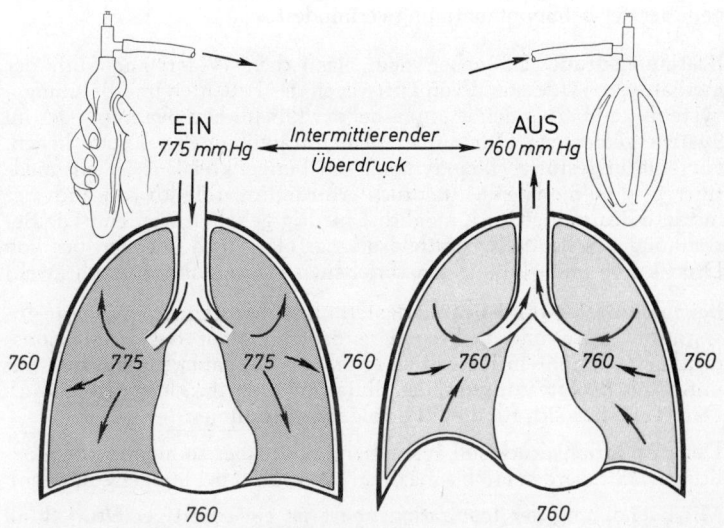

Abb. 82 Intermittierende Überdruckbeatmung (IPPB). Der über den Atembeutel erzeugte Überdruck breitet sich über die Bronchialwege auf das Thoraxinnere aus, dessen Volumen durch Senkung des Zwerchfells und Hebung der Brustwand vermehrt wird. Die Exspiration erfolgt passiv auf Grund der Elastizität von Brustwand und Lunge.

Mechanische Widerstände durch die Luftwege von Patient und Beatmungssystem; elastischer Widerstand der Lunge; elastischer Widerstand der Thoraxwand.

Infolge Atrophie der elastischen Fasern im Lungengewebe und Verknöcherung der Thoraxwand nimmt die individuell starken Schwankungen unterworfene Dehnbarkeit von Lunge und Thorax mit fortschreitendem Alter stark ab. Der elastische Gesamtwiderstand ist ferner von dem Grad der jeweiligen Lungenausdehnung, d. h. vom Lungenvolumen, abhängig.

Im Bereich der Vitalkapazität steht er mit dem Lungenvolumen in annähernd linearer Relation.

Als Compliance bezeichnen wir die Dehnbarkeit des Lungengewebes, gemessen in l Volumenzunahme pro cm H_2O Druckanstieg. Sie ist also der reziproke Wert des elastischen Widerstandes und wird als *totale Compliance* auf die Dehnbarkeit von Lunge plus Brustkorb, als *Lungencompliance* auf die der isolierten Lunge selbst bezogen. (Durchschnittswerte für den Erwachsenen etwa 0,05 bzw. 0,1 l/cm H_2O). Die Lungencompliance ist also etwa doppelt so groß wie die Gesamtcompliance. Bei künstlicher Beatmung ist letztere um die Hälfte gegenüber der bei Spontanatmung vermindert.

Beatmungsdruck. Da neben dem elastischen Widerstand auch der mechanische Widerstand von Luftwegen des Patienten und Batmungssystems zu überwinden ist, muß bei der künstlichen Beatmung der im System gemessene Druck über dem intrapulmonalen Druck liegen. Für eine ungestörte Hämodynamik im Lungenkreislauf ist ein niedriger intrapulmonaler Mitteldruck erforderlich, folglich soll auch der mittlere Beatmungsdruck möglichst niedrig gehalten werden. (Die Berechnung des Beatmungsmitteldrucks erfolgt durch Division des von Druckkurve und Nullinie umschriebenen Flächeninhalts durch zwei.)

Bei fehlerhafter IPPB-Beatmungstechnik führen eine verlängerte Inspirationsphase und insbesondere das Anhalten des Inspirationsdrucks auf erhöhtem Plateau zu erhöhtem Beatmungsmitteldruck mit unnötiger Beeinträchtigung der Blutzirkulation im kleinen Kreislauf. Damit ergeben sich für die IPPB folgende Richtlinien:

Der Inspirationsdruck soll ausreichend hoch, aber so niedrig wie möglich gewählt werden (15 bis maximal 20 cm H_2O bei Lungengesunden).

Mit Beendigung der Inspirationsphase ist ein sofortiger Druckabfall durch völliges Loslassen des Atembeutels anzustreben; der Atembeutel soll zu diesem Zeitpunkt halb geleert sein und eine ausreichende Kapazität besitzen.

Ein die Exspiration begünstigendes Atemphasen-Zeitverhältnis, Inspiration: Exspiration von 1 : 2, ist wünschenswert.

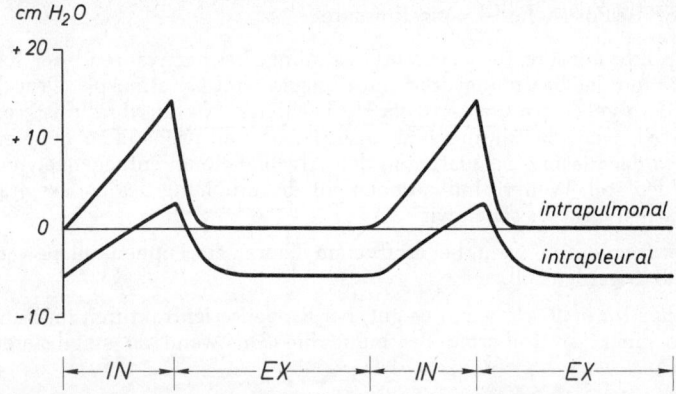

Abb. 83 Intrapulmonale und intrathorakale Druckschwankungen bei intermittierender Überdruckbeatmung (IPPB) eines Lungengesunden; geringe Erhöhung des Ausatemwiderstandes durch das Beatmungsgerät um zusätzliche 2 cm $H_2O/(l/s)$ (modifiziert nach Mushin et al.).

Auswirkungen auf den Körperkreislauf. Der intrapulmonale Druck wird zur Hälfte von dem elastischen Widerstand des Lungengewebes ausgeglichen, die andere Hälfte wird auf die extrapulmonalen Thoraxorgane, also auch auf Hohlvenen und rechten Vorhof, übertragen. Der intermittierende Druckanstieg bei IPPB erniedrigt den Druckgradienten zwischen extra- und intrathorakalen Venen, muß also zu einer Verringerung des Blutdurchflusses durch die Hohlvenen und somit zu einer Erniedrigung des venösen Angebots führen, wenn die übliche kompensatorische Erhöhung des peripheren Venendrucks durch Ganglienblockade, Blutvolumenmangel oder Lähmung der Vasomotoren infolge tiefer Narkose blockiert ist.

Ein größerer Abfall des Schlagvolumens, kenntlich am Absinken des arteriellen Drucks, kommt daher bei richtiger Beatmungstechnik unter IPPB nur dann zur Beobachtung, wenn die kompensatorische Erhöhung des peripheren Venendrucks ausfällt.

Auswirkungen auf den Lungenkreislauf. Der Lungengefäßwiderstand nimmt linear mit dem Anstieg des intrapulmonalen Drucks zu und ist neben einer geringen Beeinträchtigung der Auswurfleistung des rechten Herzens im wesentlichen für die Verminderung der Lungendurchblutung verantwortlich. Die Zunahme des Lungenkapillarwiderstandes wird durch Überleitung des erhöhten Alveolardrucks auf die interalveolären Gefäße bei deren gleichzeitiger Ausziehung erklärt.

Durch die Wahl eines die Exspiration begünstigenden Atemphasen-Zeitverhältnisses ist es also möglich, die Durchblutungsminderung im Lungenkreislauf in minimalen Grenzen zu halten.

PEEP = Positiv End-Exspir. Pressure

Eine intermittierende Überdruckbeatmung, bei der während der Exspiration der Beatmungsdruck nicht gegen Null (= atmosph. Druck), sondern gegen ein um 4—10 cm H_2O erhöhtes Niveau abfällt, ist von Vorteil, wenn bei akuter Linksinsuffizienz und drohendem Lungenödem der Plasma-Exsudation in den Alveolar-Raum entgegengewirkt werden soll. Weitere Indikationen für die Erhöhung des endexspiratorischen Druckes sehen wir

a) *intraoperativ*, wenn bei eröffnetem Thorax ein Lungenkollaps verhindert werden soll,

b) *posttraumatisch*, wenn es gilt, bei Rippenserienfrakturen im Rahmen einer kontrollierten Beatmung die Brustwand zu stabilisieren und

c) *bei Langzeitbeatmung und schwerster pulmonaler Insuffizienz.* Bei schwerster Hypoxämie trotz Beatmung gelingt es nicht selten, durch PEEP eine bessere Sauerstoffsättigung des arteriellen Blutes zu erreichen, die es erlaubt, von der alveolar-toxischen Beatmung mit reinem O_2 auf eine O_2-Konzentration im Ventilationsgemisch unter 80 Vol % zurückzugehen. Unverändertes Kreislaufverhalten und eine gleichbleibende stündliche Urinausscheidung (Dauerkatheter!) sind Hinweise, daß die kardiale Reserve dieser Belastung standhält.

APB = Alternating Pressure Breathing (Abb. 84)

Eine alternierende positiv-negative Druckbeatmung kann provisorisch manuell mit dem Beatmungsbalg oder präzisiert mit einer Beatmungsmaschine durchgeführt werden. Je nach Auswahl der positiven und negativen Beatmungsdrucke und des Atemphasenzeitverhältnisses gelingt es, den mittleren Beatmungsdruck im positiven oder negativen Bereich bzw. genau auf der Nullinie zu halten. Nur im letzten Fall kann nach STOFFREGEN von einer wirklichen Wechseldruckbeatmung gesprochen werden (WDB), während in praxi häufig APB und WDB als synonyme Begriffe gebraucht werden. Die Wechseldruckbeatmung vermag die ungünstigen Kreislaufwirkungen der künstlichen Beatmung, verglichen mit der IPPB, zwar zu mildern, aber nicht aufzuheben. Als inspiratorischen Beatmungsdruck wählen wir denjenigen, der eben noch ausreicht, das gewünschte Ventilationsvolumen in die Lungen zu befördern; er beträgt beim Erwachsenen normalerweise 15—20 cm H_2O. Zur Unterstützung der Exspiration wird der negative Druck auf —5 bis —7 cm H_2O eingestellt.

Auswirkungen auf den Körperkreislauf. Auch bei effektiver WDB liegt trotz O-Lage des Beatmungsmitteldrucks der **intrathorakale,** im Pleuraspalt gemessene *Mitteldruck* (—4 bis —5 cm H_2O) über dem intrathorakalen Mitteldruck bei Spontanatmung (—7 bis —8 cm H_2O).

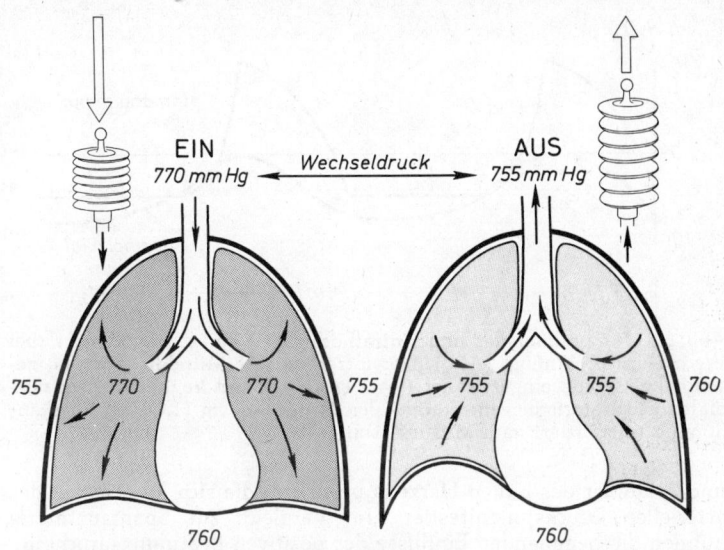

EIN   *Wechseldruck*   AUS
770 mm Hg   755 mm Hg

Abb. 84 Wechseldruckbeatmung (APB). Durch Extension des Conzertina-Beatmungsbalges kann während der Exspiration ein zusätzlicher Druckabfall erreicht werden, der eine Entlastung des Lungenkreislaufs durch Widerstandsverminderung und eine Verbesserung des venösen Cava-Rückstroms bewirkt. Bei obstruktiven Lungenveränderungen nimmt die verbleibende Residualluft jedoch zu, weil die entlüftenden Bronchiolen unter der Einwirkung des forcierten Unterdrucks kollabieren.

Da der mittlere Druckgradient Außenluft/Thoraxinneres bei WDB nicht größer ist als der geringste Druckgradient am Ende der Exspiration in Spontanatmung, kann die Größe des venösen Rückflusses unter WDB bestenfalls die exspiratorische Durchströmungsmenge unter Spontanatmung, nicht aber die der Inspirationsphase erreichen.

Durch weitere Senkung des Beatmungsmitteldrucks unter die Nullinie könnte zwar bei APB theoretisch ein der Spontanatmung entsprechender mittlerer Druckgradient erreicht werden, doch führt eine drastische Senkung des Beatmungsmitteldrucks zu einer beachtlichen Einschränkung des Gasaustausches durch Verminderung der funktionellen Residualluft in der Lunge und ist praktisch nicht gangbar (Atelektasen).

Erst wenn es zum Ausfall der in Abhängigkeit vom Beatmungsdruck stehenden kompensatorischen peripheren Venendrucksteigerung kommt, z. B. bei Vasomotorenlähmung, Blutungsschock, Ganglienblockade, kann die WDB im Vergleich zur IPPB durch Steigerung des venösen Rückflusses eine Erhöhung des Schlagvolumens des rechten

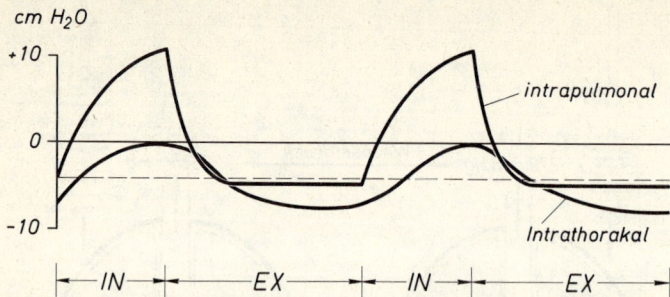

Abb. 85 Intrapulmonale und intrathorakale Druckschwankungen bei Wechseldruckbeatmung (APB). Der intrathorakale Mitteldruck ist als gestrichelte Gerade eingezeichnet (—4,5 cm H_2O) und liegt über dem normalen exspiratorischen intrathorakalen Druck (—5 cm H_2O) bei Spontanatmung (modifiziert nach Mushin et al.).

und sekundär des linken Herzens bewirken, die sich als Anstieg des arteriellen Drucks manifestiert. Im Vergleich zur Spontanatmung können die hemmenden Einflüsse der positiven Beatmungsdrucke jedoch nicht voll kompensiert werden.

Auswirkungen auf den Lungenkreislauf. Die mit der intrapulmonalen Druckerhöhung einhergehende Minderung der Lungendurchströmung ist mit einem Druckanstieg in der A. pulmonalis vergesellschaftet. Ein negativer intrapulmonaler Druck während der Exspirationsphase bleibt dagegen auf Lungendurchblutung und pulmonalen Gefäßwiderstand ohne Auswirkung.

Vergleich von Spontanatmung, IPPB und WDB

Hämodynamisch ist die Spontanatmung der IPPB und der WDB eindeutig überlegen, da letztere den venösen Rückstrom in unterschiedlichen Graden sowie die Lungendurchblutung behindern. Bei kreislaufgesunden Patienten führt die kompensatorische periphere Venendruckerhöhung zum Ausgleich des bei intrathorakalem Überdruck herabgesetzten Durchströmungsvolumens in den Hohlvenen. Bei schwerer Hypovolämie (Blutungsschock) und Vasomotorenlähmung (Ganglienblockade, tiefe Narkose) ist die Anwendung der WDB einer IPPB vorzuziehen. Bei drohendem akutem Linksversagen des Herzens mit beginnendem Lungenödem ist WDB kontraindiziert. Beim „starren Thorax" führt der Versuch einer forcierten Lungenentblähung zum Kollaps kleiner Bronchien und somit zu weiterem „air-trapping" in dem emphysematös veränderten Lungengewebe. Wir wählen daher beim Altersemphysem, insbesondere aber bei Asthma bronchiale und spastischer Bronchitis, neben bronchodilatatorisch wirkenden Inhalationsanästhetika die IPPB mit u. U. enorm verlängerter Exspirationsphase. Bei Lungengesunden ist die funktionelle Residualkapazität der Lunge unter WDB geringer als unter IPPB; bei ersterer ist daher eine bessere alveoläre Ventilation zu erwarten. Die WDB vermag **in- und exspiratorische Atemwiderstände** zu neutralisieren und bietet sich daher insbesondere bei proximalen Stenosen im Bereich der oberen Luftwege an.

Beatmungsvolumen

Das Ventilationsvolumen muß eine ausreichende Sauerstoffversorgung des Organismus sicherstellen und gleichzeitig das im Stoffwechsel

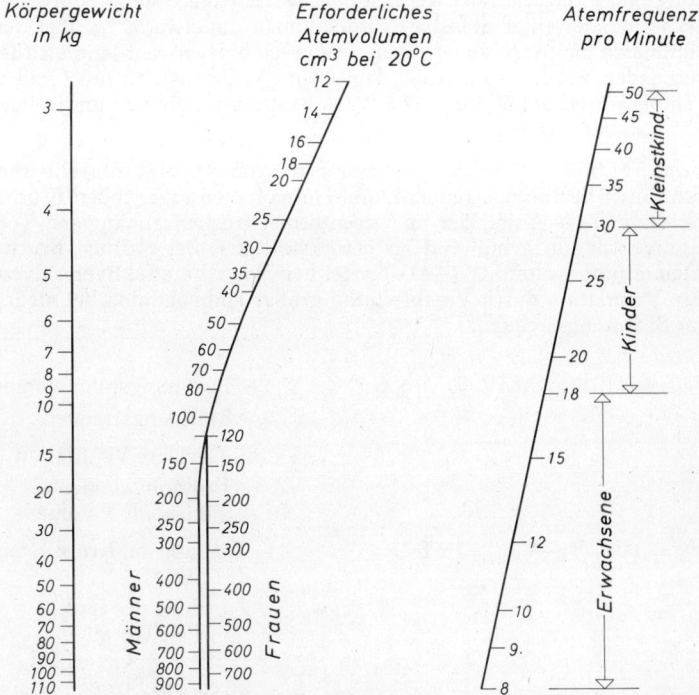

Abb. 86   Nomogramm zur Ermittlung des minimalen Beatmungsvolumens (nach RADFORD) bei Einhaltung der in den jeweiligen Altersstufen physiologischen Atemfrequenzen. Zur Vermeidung einer Hypoventilation ist das Atemzugvolumen um 50 % zu erhöhen. Bei Hyperthermie ist eine weitere Korrektur um +10 % pro 1 °C vorzunehmen.

anfallende CO_2 eliminieren; es ist also bei normaler Lungenfunktion nicht nur von Gewicht und Größe des Patienten bzw. dessen Körperoberfläche, sondern auch von der Stoffwechselaktivität (Lebensalter, Körpertemperatur) abhängig.

Aus dem Nomogramm von RADFORD kann das erforderliche Ventilationsvolumen entnommen werden: Die Verbindungslinie zwischen dem jeweiligen Körpergewicht und der gewählten Beatmungsfrequenz schneidet die mittlere Skala, an der das erforderliche minimale Atemzugvolumen ablesbar ist. Es ist aber zu berücksichtigen, daß bei künstlicher Beatmung durch den angewandten Überdruck von etwa 20 cm H_2O eine Kompression des Ventilationsgemisches nicht nur im funktionellen Totraum der Luftwege des Patienten, sondern auch im System des Beatmungsgerätes selbst eintritt und z. B. zu einer Dehnung und Elongation der Reptilschläuche des Kreissystems führt. Daher ist das jeweilige ablesbare Hubvolumen um etwa 50 % über den minimalen Sollwert zu erhöhen, wenn eine Hypoventilation sicher vermieden werden soll. Außerdem ist im Fieberzustand pro Grad C Temperaturerhöhung über 37,5 ° das Beatmungsvolumen um weitere 10 % zu vergrößern.

Achtung: Stets ist bei der Festlegung der am Apparat einstellbaren, sich durch Beatmungsfrequenz und Hubvolumen ergebenden Bruttoventilation der Anteil der im wesentlichen frequenzabhängigen Totraumventilation gebührend zu berücksichtigen: **Bei gleichen Brutto-Atemminutenvolumina (AMV) erreichen wir eine effektivere alveoläre Ventilation durch Verabfolgung großer Hubvolumina bei niedriger Beatmungsfrequenz!**

Beispiel: Brutto-AMV $= V_T$ x f

V_T = Beatmungshubvolumen
f = Beatmungsfrequenz
V_A = Alveoläre Ventilation
V_D = Totraumvolumen (Patient + Volumen-

$V_A = (V_T - V_D - V_{kompr.})$ x f

Zunahme im Kreissystem des Geräts)
$V_{kompr.}$ = Zunahme des funktionellen Totraums (Patient + Gerät) bei 20 cm H_2O Überdruck

Wenn wir für V_D bei intubiertem Patienten und üblichen Reptilschläuchen im Kreissystem 100 ml + 60 ml = 160 ml ansetzen und $V_{kompr.}$ bei 20 cm H_2O Überdruck etwa 60 ml ausmacht, so ergeben sich als alveoläre Ventilation und Brutto-Ventilation in den folgenden Beispielen recht unterschiedliche Werte:

I: Beatmungshubvolumen 600 ml, Atemfrequenz 15/min

$$AMV = 600 \times 15 = 9{,}0 \text{ l/min}$$
$$V_A = (600 - 160 - 60) \times 15 = 5{,}7 \text{ l/min}$$

II: Beatmungsvolumen 400 ml, Beatmungsfrequenz 24/min

$$AMV = 400 \times 24 \doteq 9{,}6 \text{ l/min}$$
$$V_A = (400 - 160 - 60) \times 24 = 4{,}3 \text{ l/min}$$

Trotz Anstiegs des Brutto-Atemminutenvolumens ist die alveoläre Ventilation deutlich vermindert!

Zum ENGSTRÖM-Respirator wurde von HERZOG und NORLANDER ein spezielles Ventilationsnomogramm entwickelt, das die Totraumventilation des zugehörigen für Kinder und Erwachsene unterschiedlich konstruierten Kreissystems und die erforderliche alveoläre Ventilation des Patienten in Abhängigkeit von Körperoberfläche und Lebensalter berücksichtigt.

Beatmungskontrolle

Eine sachgemäße Dauerbeatmung erfordert neben einer sorgfältigen klinischen Überwachung fortlaufende intermittierende Kontrollen der Beatmungsvolumina und Beatmungsdrucke, sinnvolle Regulation der Beatmungsfrequenz und möglichst zusätzlich fortlaufende Bestimmungen der alveolären CO_2-Konzentration bzw. intermittierende arterielle Blutgasanalysen der CO_2- und ggf. O_2-Partialdrucke. Der Anästhesist hat darauf einzuwirken, daß dies die technische Ausstattung des Hospitals zuläßt.

Physikalische Faktoren

Die Beatmungsfrequenz kann entweder der Atemfrequenz des Patienten vor Aufhebung der Spontanatmung angeglichen werden oder sie wird unter Berücksichtigung von Lebensalter und fieberbedingter Stoffwechselsteigerung einem Ventilationsnomogramm entnommen.

Das Beatmungsvolumen wird als Atemminutenvolumen (AMV) mit einer Gasuhr (Volumeter, Fa. Dräger, Respirometer nach WRIGHT, Fa. B. O. C.) gemessen und intermittierend festgehalten. Einschätzungen nach der Exkursion des Beatmungsbalges führen fast regelmäßig zu einer Überschätzung des Hubvolumens.

Der Beatmungsdruck soll zur Inspiration möglichst niedrig (10—20 cm H_2O) gewählt werden, um das zuvor festgelegte Ventilationsvolumen in die Lunge zu fördern. In der Exspirationsphase ist ein schneller Druckabfall auf den Atmosphärendruck anzustreben. Bei Hypovolämie oder Lähmung der Vasomotoren ist die WDB mit einer negativen Druckphase von —4 bis —6 cm H_2O hämodynamisch günstiger als die IPPB. Letzterer ist bei Lungenemphysem und spastischer Bronchitis der Vorzug zu geben. Bei drohendem Linksversagen ist WDB kontraindiziert.

Atemphasenzeitverhältnis. Bei Lungengesunden ist das übliche Verhältnis der Dauer von In- zu Exspiration 1 : 1,3. Eine beträchtliche Verlängerung der Exspirationsphase bis auf das Vierfache der Inspirationsdauer ist bei Lungenemphysem, Asthma bronchiale und erhöhtem exspiratorischem Atemwiderstand sinnvoll.

Änderungen des Atemwiderstandes können teils auf mechanische, teils auf funktionelle Faktoren zurückgeführt werden.

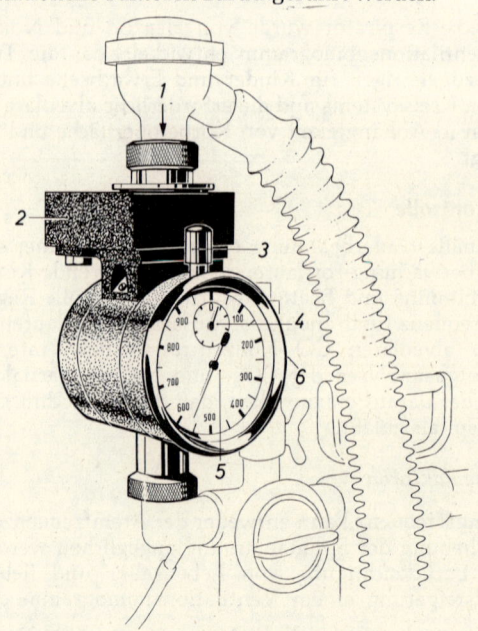

Abb. 87   Volumeter (Dräger), Gasuhr
1 Gasstromrichtung, 2 elektrische Heizung zur Verhinderung der Wasserkondensation, 3 Nulleinstellung, 4 l-Anzeiger, 5 ml-Anzeiger, 6 By-pass Einstellung, außenseitig.

Mechanische Faktoren

Eine Zunahme wird durch partielle oder komplette Verlegung der Luftwege des Patienten (Verkantung der Trachealkanüle, Verrutschen der Kanülenmanschette vor das distale Kanülenlumen, Sekrethäufung in den Bronchien etc.) oder des Beatmungsgerätes selbst verursacht (Ansammlung von Kondenswasser in den Kreislaufschläuchen, blokkierte Ventile, abgeknickte Endotrachealkatheter etc.).

Eine Abnahme weist auf Leckstellen im Beatmungssystem Maschine—Patient hin. Nach Thoraxoperationen führen u. U. auch Lungen- oder Bronchusfisteln zu einer fortlaufenden Abnahme des Exspirationsvolumens, die bei Anwendung des Rückatmungssystems nur durch Erhöhung des Frischgaszustroms kompensiert werden kann. Bei der Beatmung ist das Minutenvolumen zumindest um das Verlustvolumen zu erhöhen.

Funktionelle Faktoren

Eine Zunahme des Atemwiderstandes wird bei Nachlassen der Muskelrelaxation bzw. Erhöhung des Skelettmuskeltonus bei zentralnervösen Leiden beobachtet, desgleichen bei Bronchospasmus, Anfällen von Asthma bronchiale oder im Gefolge von pneumonischen Infiltrationen der Lungen. Ferner wird die Lungencompliance bei Thoraxkontusionen durch Blutungen in das interstitielle Lungenparenchym oder in das Bronchialsystem eingeschränkt.

Eine Abnahme des Atemwiderstandes ist nach Vertiefung der Inhalationsnarkose, zusätzlichen Gaben von Muskelrelaxantien und Eröffnung der Thoraxhöhle festzustellen.

Klinische Kontrollmöglichkeiten

Kreislauffaktoren (Blutdruck und Puls)

Die routinemäßige intermittierende Registrierung von Puls und Blutdruck ermöglicht es, die hämodynamischen Auswirkungen der künstlichen Beatmung zu erkennen, wenn andere Faktoren (gleichzeitiger akuter Blutverlust oder erhöhter Hirndruck etc.) klinisch ausgeschlossen werden können. Die Annahme, daß Blutdruckabfall und Pulsbeschleunigung als Folge der Behinderung des venösen Rückstroms durch IPPB verursacht werden, ist gerechtfertigt, wenn Übergang auf WDB und Erniedrigung des inspiratorischen Beatmungsdrucks bzw. Verminderung der Beatmungsfrequenz zu einer Besserung führen. Eine Hypovolämie ist in jedem Fall auszuschließen und dem Füllungszustand der peripheren Venen die notwendige Aufmerksamkeit zu schenken. Im Zweifelsfall hilft die Messung des zentralen Venendrucks über eine von der V. cubitalis vorgeschobene Polyäthylensonde differentialdiagnostisch weiter (s. Abb. 91). Stets ist zu berücksichtigen, daß die obigen Kreislaufgrößen vom jeweiligen CO_2- und O_2-Partialdruck des Blutes beeinflußt werden.

O_2-Mangel schwereren Grades ist nur bei Patienten mit normalem Hb-Gehalt an dem Auftreten einer Zyanose kenntlich und entgeht häufig der klinischen Beobachtung selbst erfahrener Anästhesisten insbesondere dann, wenn Anämie oder Zentralisation des zirkulierenden Blutes zu Hautblässe durch Konstriktion der Hautgefäße geführt haben. Auch die Beatmung mit hochprozentigen Sauerstoffgemischen unter der Narkose bietet keinen sicheren Schutz vor Hypoxämie, wenn durch Sekretverstopfung der Bronchien oder Pneumothorax eine ungenügende alveoläre Ventilation mit Ausbildung von Atelektasen zur Mischung mit venösem Kurzschlußblut aus den kollabierten Lungenteilen führt (s. Abb 89).

CO_2-Akkumulation mit nachfolgender respiratorischer Azidose führt anfangs zu Blutdruckanstieg und Pulsbeschleunigung. Nicht anästhesierte Patienten zeigen Unruhe, Desorientiertheit und Dilatation der Hautgefäße. Bei beatmeten Patienten ist häufig die Adaptation an den Beatmungsrhythmus des Geräts gestört („the patient fights the respirator"). Unter der Narkose und Beatmung ist bei guter Sauerstoffsättigung und Hypercarbie des Blutes die Hautfarbe gerötet und „von gesunder" Farbe; in vielen Fällen ist eine gesteigerte Schweißsekretion bei warmer Haut nachweisbar.

Starke CO_2-Akkumulation führt schließlich zur Lähmung der Vasomotoren und Kreislaufkollaps, der u. U. durch kardiale Arrhythmien eine Voranzeige erfährt. Das Atemzentrum ist gelähmt.

CO_2-Messung. Da normalerweise die CO_2-Spannung des arteriellen Blutes der der Alveolarluft entspricht, kann durch Bestimmung des CO_2-Anteils der endexspiratorischen Ausatemluft eine Kontrolle des Ventilationseffektes durchgeführt werden. Die physiologische CO_2-Konzentration der Alveolarluft beträgt 5,6 Vol% (entsprechend 40 mm Hg) und unterscheidet sich praktisch nicht von der der endexspiratorischen Ausatemluft. Eine fortlaufende Messung des CO_2-Gehaltes eines Luftgemisches läßt sich mit dem Infrarotabsorptionsschreiber URAS M (Fa. Hartmann & Braun) vornehmen. Nach 30 Min. Aufwärmzeit und vorangehender Eichung mit Gasgemischen unterschiedlicher, aber bekannter CO_2-Konzentration ist das Gerät betriebsbereit.

Bei kurzfristiger künstlicher Beatmung unter der Narkose kann die intermittierende Bestimmung des Ventilationsminutenvolumens unter Berücksichtigung klinischer Symptome als ausreichend angesehen werden.

Offener Thorax

Physiologische Vorbemerkungen

Steht ein nicht durch eine adhäsive Pleuritis obliterierter Pleuraspalt mit der äußeren Atmosphäre durch eine offene Brustwandwunde oder über eine „Lungenfistel" mit dem Bronchialsystem in Verbindung, so wird der physiologische intrathorakale Unterdruck aufgehoben. Die elastischen Fasern der Lungen bewirken einen aktiven Kollaps der betroffenen Seite zum Lungenhilus. Die Folge ist Ausfall der Alveolarfläche dieser Seite am Gasaustausch, während die pulmonale Zirkulation weitergeht und zu einer Mischungszyanose durch das nicht oxygenierte und mit CO_2 beladene Shuntblut der Kollapslunge führt.

Die einseitige Thoraxeröffnung führt unbehandelt auch für die kontralaterale Seite zu ventilatorischen Folgerungen.

Paradoxe Atmung

Da bei hoher Durchströmung der Atemwiderstand der oberen Luftwege größer als der elastische Widerstand der Kollapslunge ist, wird ein Teil der Exspirationsluft der nicht eröffneten Thoraxseite in das Bronchialsystem der Kollapslunge herübergedrückt und bei der nachfolgenden Inspiration, mit Frischluft gemischt, rückgeatmet. Diese „Pendelluft" (BRAUER) bedingt funktionell eine vermehrte Totraumventilation (s. Abb. 88).

Mediastinalflattern

Die Weichteile des Mediastinums unterteilen beim Menschen die Thoraxhöhle in zwei völlig getrennte Räume. Nach einseitiger Thoraxeröffnung führen die Respirationsbewegungen von Zwerchfell und Brustwand zu Druckänderungen ausschließlich in der intakten Brusthöhle. Mit der Inspiration nimmt das Druckgefälle von der eröffneten zur geschlossenen Seite zu, bei der Exspiration fällt es in Ruheatmung auf Null. Bei forcierter Ausatmung und Husten kann der Innendruck der intakten Seite den atmosphärischen Druck der eröffneten Gegenseite sogar übersteigen. Diesen intrathorakalen in-exspiratorischen Druckschwankungen folgt das instabile Mittelfell wie ein Segel (Mediastinalflattern). In Seitenlage wird das Ausmaß der Mediastinalbewegungen zusätzlich durch die Schwere der bluthaltigen Hohlorgane beeinflußt, so daß die Volumenkapazität der unteren, nicht eröffneten Seite weiter eingeschränkt wird.

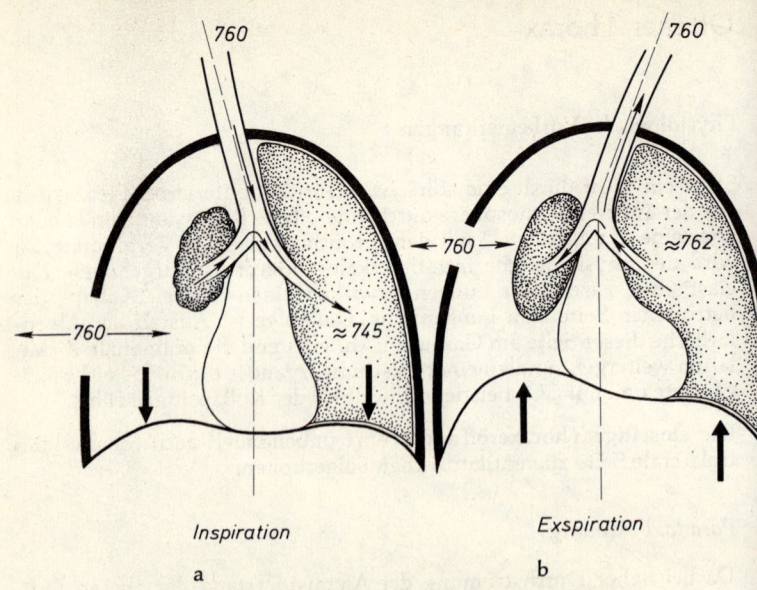

Inspiration   *Exspiration*

a   b

Abb. 88a   Mediastinalflattern bei einseitigem Pneumothorax.
Inspiration: Pendelluft strömt aus der „Kollapslunge" in die intakte Seite.
Das Mittelfell wird zur normalen Seite gedrückt.

Abb. 88b   Exspiration: Umkehr der Luftströmung und der Mediastinal-
bewegung zur Pneumothoraxseite.

Das Ergebnis der unbehandelten einseitigen Thoraxeröffnung ist eine
Mischungszyanose infolge Beimengung von Kurzschlußblut aus der
kollabierten Lungenhälfte im linken Vorhof. Sie manifestiert sich in
niedrigen O_2-Sättigungswerten des arteriellen Blutes (unter 80 %
Hb O_2) und deutlichem Anstieg der Kohlensäurespannung (P_{CO_2} über
50 mm Hg, Abb. 89). Der Versuch einer respiratorischen Kompensation scheitert infolge vermehrter Pendelluftverschiebung und verstärkten Mediastinalflatterns. Diese Faktoren engen zusätzlich die
ventilatorische Leistung der intakten Lungenseite ein und führen zu
zunehmender Belastung des Kreislaufs.

Hämodynamische Auswirkungen

Mit der einseitigen Thoraxeröffnung wird durch Ausgleich des endothorakalen Unterdrucks das physiologische Druckgefälle in der venösen Strombahn eingeengt. Insbesondere fällt der inspiratorische An-

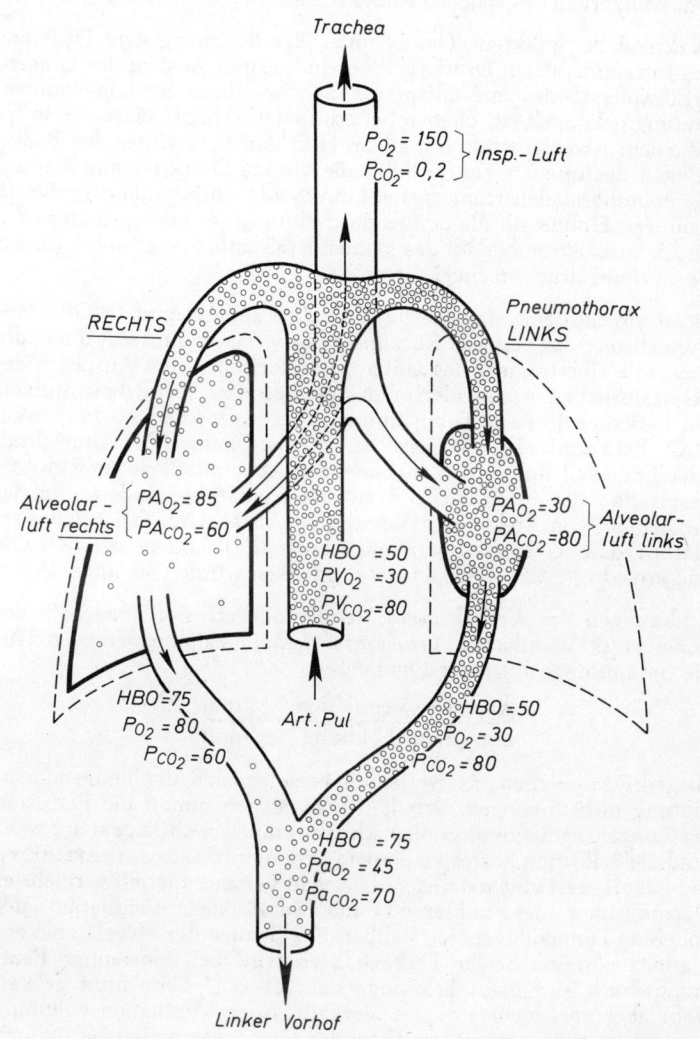

Abb. 89   Schematische Darstellung der Mischungszyanose bei einseitigem Pneumothorax durch „rechts-links-Shunt" über den kollabierten Lungenflügel. Bei Atelektasen liegt regional die gleiche Perfusionsstörung vor.

saugeffekt auf das extrathorakale Hohlvenenblut weg; die Folge ist eine Minderung des venösen Rückstroms zum rechten Vorhof.

Während bei intaktem Thorax unter der Beatmung eine Erhöhung des intrapulmonalen Drucks mit einem linearen Anstieg des Lungengefäßwiderstandes und entsprechender Abnahme der Lungendurchblutung gekoppelt ist, bleiben bei eröffnetem Thorax diese Werte bis zu einem Alveolardruck von 15 cm H_2O konstant. Unter den Bedingungen des offenen Thorax fehlt die direkte Drucktransmission auf die endothorakalen Hohlorgane. Ein erhöhter intrapulmonaler Druck kann erst Einfluß auf die Lungendurchblutung gewinnen, wenn er den Druck im Einstrombereich des kleinen Kreislaufs überschreitet (linker Vorhofinnendruck 15 cm H_2O).

Es ist einleuchtend, daß die negative Druckphase unter WDB keine Vermehrung des venösen Rückflusses bewirken kann, weil die endothorakale Übertragung des Unterdrucks fortfällt. Zum Ausgleich des exspiratorischen Atemwiderstandes genügen bei beatmeten intubierten Patienten je nach Tubuslichtung Werte zwischen −3 bis −6 cm H_2O. Bei eröffnetem Thorax ist ein exspiratorischer Unterdruck schädlich, weil durch Verschiebung der Atemmittellage in Richtung Exspiration die funktionelle Residualkapazität vermindert und der Entstehung von Atelektasen Vorschub geleistet wird. Es ist daher erklärlich, daß bei Thoraxoperationen unter IPPB höhere arterielle O_2- und erniedrigte CO_2-Partialdrucke gemessen wurden als unter WDB.

Änderungen des Verhältnisses Ventilation/Perfusion innerhalb der Lunge. Das Ventilation/Perfusionsverhältnis kann generalisiert für die Gesamtlunge durch den Quotienten

$$\frac{\text{Alveoläre Ventilation} \quad \text{l/min}}{\text{Lungendurchblutung} \quad \text{l/min}}$$

ausgedrückt werden. Es ist jedoch bekannt, daß die Lungendurchblutung nicht homogen verteilt ist. Im Stehen nimmt die Perfusion der Lungensegmente physiologisch von kranial nach kaudal zu, während die Belüftung korrespondierend abnimmt (CARLENS, BLAKEMOOR). In Seitenlage ist eine parallel verlaufende Verlagerung mit vermehrter Durchblutung des „unteren" und verstärkten Ventilation des „oberen" Lungenflügels feststellbar. Die Summe der alveolären Ventilationsvolumina beider Thoraxhälften wird bei konstantem Beatmungsdruck auch nach Eröffnung der „oberen" Seite nicht größer, wohl aber verschiebt sich das Verhältnis der Ventilationsvolumina noch weiter zugunsten der freiliegenden Lunge, wenn diese nicht durch chirurgische Maßnahmen komprimiert wird, da die Resistenz der oberen Thoraxhöhlenbegrenzung ausgeschaltet ist, während auf der „unteren" Seite insbesondere das Mittelfell mit dem Druck der blutgefüllten Hohlorgane und das Zwerchfell den Widerstand vermehren.

Anästhesie bei offenem Thorax

In jedem Fall muß ein annähernd normaler Gasaustausch durch künstliche Beatmung gesichert sein. Historische Druckdifferenzverfahren (Unterdruckkammer nach SAUERBRUCH bzw. Überdruckgerät für den Kopf nach BRAUER oder tracheale Insufflation von Luft bzw. Sauerstoff) erfüllen diese Voraussetzung nicht.

Eine IPPB-Beatmung mit einem in-/exspiratorischen Atemphasenzeitverhältnis von 1 : 2 ist zwingend erforderlich. Ein exspiratorischer Sog hat ausschließlich eine Berechtigung zur Überwindung erhöhter Ausatemwiderstände bei englumigen Endotrachealkathetern, insbesondere bei Anwendung von Doppellumenkathetern nach CARLENS zur isolierten Beatmung beider Lungenflügel. Im Normalfall sollte der Collapstendenz der Lunge nach Eröffnung des Thorax durch erhöhten endexspiratorischen Druck von $+5-8$ cm H_2O (s. PEEP, S. 182) entgegengewirkt werden.

Da zahlreiche Störungen der Ventilation (Totraumvermehrung des Beatmungssystems außerhalb des Patienten, Sekretverschluß von Bronchien, operativ gesetzte Lungenparenchym- oder Bronchusfisteln) und der Diffusion (Parenchymkompression durch chirurgische Manipulation, Atelektasenbildung) auftreten können, ist eine fortlaufende mäßige Hyperventilation mit einem O_2-reichen, nicht explosiven Ventilationsgemisch anzustreben.

Manuelle IPPB erlaubt eine fortlaufende Anpassung an die jeweilige Operationssituation und führt bei eröffnetem Thorax zu optimal erreichbaren Blutgaswerten, wenn ein die Exspiration begünstigendes Atemphasenzeitverhältnis und eine Beschränkung des Beatmungsdrucks auf möglichst 15 cm H_2O eingehalten werden.

Zur mechanischen Beatmung sollen in der Thoraxchirurgie nur Beatmungsgeräte herangezogen werden, die volumengesteuert sind und auch bei plötzlicher Widerstandszunahme die erforderliche Ventilationsmenge einhalten (ENGSTRÖM-Narkoserespirator, Narkose-Spiromat Dräger). Eine negative Druckphase während der Exspiration ist bei offenem Thorax unerwünscht.

Die Auswahl der Anästhesiemittel und -konzentrationen hat zu berücksichtigen, daß einerseits Explosionssicherheit und ein hoher Sauerstoffpartialdruck im Ventilationsgemisch sichergestellt werden und daß andererseits eine stärkere Depression von Myokard und Vasomotorenregulation vermieden wird. Wir verwenden entweder Halothan 0,5—1,0 Vol $^0/0$ unter Inhalation von $N_2O : O_2$ in der Relation 2 : 2 l/min als Trägergas oder Neuroleptanalgesie unter Beatmung mit einem Lachgas/Sauerstoffgemisch im Verhältnis 3 : 2 bis 2 : 1.

Narkosevorbereitung

Neben der Verordnung einer Prämedikation mit Atropin zur Vagus-
dämpfung und Opiaten zur Potenzierung der Lachgasanalgesie und
Dämpfung des Hustenzentrums ist eine kritische Beurteilung der
präoperativen Lungenfunktion und Herzleistung durch den Anästhesisten erforderlich, um ggf. weitere vorbereitende Behandlungsmaßnahmen in Zusammenarbeit mit dem Internisten einzuleiten, insbesondere bei Vorliegen von Tracheobronchitis, Bronchopneumonie oder
latenter Herzinsuffizienz.

Das Freihalten der oberen Luftwege kann, insbesondere bei lungen-
chirurgischen Eingriffen, zu plötzlichen und bei sorgfältiger Vorun-
tersuchung in der Regel voraussehbaren Problemen führen. Es ist
vom Fall zu Fall zu prüfen, ob durch bronchoskopische Absaugung
obliterierte Bronchusabgänge freizumachen sind oder ob der einen
Lungenabszeß drainierende Bronchus durch einen Bronchusblocker
tamponiert werden kann. Die Anwendung von Doppellumentuben
nach Carlens schützt auch bei richtigem Sitz nur vor einer Sekret-
verschleppung zur Gegenseite, nicht dagegen innerhalb einer Seite.
Stets müssen zwei durch unerschiedliche Kraftquellen angetriebene
und funktionsbereite Absauggeräte mit großer Saugleistung bereit
stehen. Neben der leistungsschwächeren, mit Druckgas betriebenen
Dejektorsaugapparatur der Fa. Dräger am Narkosegerät haben sich
uns besonders die fahrbaren elektrischen Saugpumpen der Fa. Medap
mit einer Saugleistung bis 8 m H_2O bewährt.

Routinemäßiges Absaugen der beiderseitigen Hauptbronchien über
den Endotrachealkatheter ist nach erfolgter Intubation und abermals
sofort nach Seitenlagerung des Patienten durchzuführen. Bei Lungenabszeß und Bronchiektasen ist bei Seitenlagerung des Patienten und
bei den Manipulationen am Lungenlappen mit „Sekreteinbruch" zu
rechnen. Sorgfältige akustische Kontrolle des Atemgeräusches am
exspiratorischen Reptilschlauch (Rasseln!) ermöglicht seine rechtzeitige Erkennung. Postoperativ ist es bei „feuchten Lungen" vorteilhaft,
die wiederkehrende Reflexaktivität bei extubiertem Patienten abzu-
warten, um das aus den peripheren Bronchien durch den Hustenakt
mobilisierte Sekret noch über den Endotrachealkatheter absaugen zu
können. Gelingt in schweren Fällen die Sekretbefreiung durch bronchoskopische Bronchialtoilette nicht vollständig, so ist bei eingeschränkter Atemreserve postoperativ die Indikation zur Nachbeatmung über den belassenen Tubus zu stellen.

Narkoseeinleitung

Sie soll ohne Exzitation und ohne Eingehen auch nur einer vorüber-
gehenden Sauerstoffschuld durchgeführt werden. Da wir es häufig
mit lungenfunktionsgeschädigten Patienten zu tun haben, ist die

Sauerstoff-Voratmung im halboffenen System über 5—7 Minuten dringend erwünscht, insbesondere wenn später auf Lachgas als Inhalationsanästhetikum übergegangen werden soll. Nach dieser Denitrogenisierung kann eine Barbiturateinschlafdosis i. v. verabreicht werden. Zur Unterdrückung endotrachealer Reflexstimulation ist vor Intubation oder Bronchoskopie eine Schleimhautanästhesie mit Pantocain- oder Xylocainspray erwünscht, ggf. kann der Endotrachealtubus am distalen Ende mit Xylocain-Gel bzw. Scandicain-Gel bestrichen werden. Zur Intubation soll in jedem Fall eine voll relaxierende Succinylcholindosis (2 mg/kg i. v.) gegeben und deren maximaler Effekt vor Einführen des Tubus abgewartet werden.

Narkoseunterhaltung

Sie erfordert bei endothorakalen Eingriffen nur eine mäßige Narkosetiefe und, mit Ausnahme von Zwerchfell- und zwerchfellnahen Operationen, mittlere Relaxation. Bei der zu erwartenden Operationsdauer von 1—3 Std. empfiehlt sich die Anwendung von curariformen Langzeitrelaxantien (s. S. 86). Der Sauerstoffgehalt des Ventilationsgemisches soll möglichst 50 Vol⁰/o, nie jedoch weniger als 30 Vol⁰/o betragen. Bei einem Frischgaszustrom von wenigstens 4 l/min entspricht dies einer Einstellung von $N_2O : O_2 = 3 : 3$ bzw. 2,8 : 1,2 l/min.

Vor Verschluß der Thoraxhöhle wird vom Operateur (— eine Ausnahme bildet häufig die Pneumektomie —) regelmäßig eine Interkostaldrainage zur späteren Saugdrainage in der hinteren Axillarlinie angelegt. Der Anästhesist hat zu diesem Zeitpunkt seine Aufmerksamkeit auf die völlige Ausdehnung des verbliebenen Lungengewebes zu richten und ggf. verbliebene Atelektasen durch manuelles Blähen mittels Überdruckbeatmung zu beseitigen. Unterstützend hilft die vorsichtige digitale Massage des Lungenparenchmys durch den Chirurgen. Nach Operationsbeendigung kann man die angelegte Thoraxdrainage nach vorheriger Lungenausdehnung mit Überdruckbeatmung abklemmen lassen, sofern bzw. falls keine inneren Fisteln zum Pleuraraum während der Operation entstanden sind. Bestehen dagegen Parenchym- oder Bronchialfisteln, so ist auch während des Transports des Patienten der Thoraxdrain an eine BÜLAU-Flasche offen angeschlossen zu halten, damit kein Spannungspneumothorax entstehen kann. In dieser Situation ist es ratsam, die Extubation des Patienten erst vorzunehmen, wenn ein pleuraler Unterdruck von 10—15 cm H_2O durch Anschluß der BÜLAU-Flasche an eine stationäre Saugapparatur hergestellt worden ist. Auch während des Transports muß die an den Patienten angeschlossene und nicht abgeklemmte Drainageflasche unterhalb des Thoraxniveaus lokalisiert bleiben.

(s. Abb. 79: BÜLAU-Saugdrainage)

Da bei einer Pneumektomie wegen der Infektionsgefahr auf die Anlage eines Thoraxdrains fast regelmäßig verzichtet wird, ist postoperativ die Einstellung des Pleuradrucks der operierten Seite angezeigt, um einer Mediastinalverschiebung zur Gegenseite und ggf. einem Hautemphysem vorzubeugen:

Bei noch intubiertem Patienten wird in ruhiger Spontanatmung die Pneumektomiehöhle mit einer an einen Pneumothoraxapparat angeschlossenen dicken, sterilen Kanüle punktiert und soviel Luft entnommen, bis der endexspiratorische Innendruck bei ruhiger Spontanatmung auf Werte von 0 bis −2 cm H_2O eingestellt ist. Beim Erwachsenen müssen etwa 600−800 ml Luft zu diesem Zweck aus der unter Überdruck stehenden Pneumektomiehöhle entnommen werden. Vor der Extubation sind bei jeder Thoraxoperation in Spontanatmung Atemfrequenz und Atemminutenvolumen zu bestimmen. Nach bilateralen Thorakotomien und nach Pneumektomien ist außerdem eine Röntgenübersichtaufnahme des Thorax anzufertigen, um Klarheit über Lungenausdehnung und Lage des Mediastinums zu erhalten.

Postoperative Nachsorge

Sie muß eine sicher ausreichende Analgesie garantieren, damit nicht infolge größerer Schmerzempfindung der Patient zu oberflächlich atmet. Auf regelmäßiges Abhusten der Bronchialsekretion ist zu achten. Bei somnolenten Patienten wird durch stündliche nasopharyngeale Katheter-Irritation der Hustenreflex provoziert und ggf. mehrmals tgl. blind nasotracheal abgesaugt. Bei der verminderten Atemreserve erleichtert die nasale Insufflation ausreichend angefeuchteten Sauerstoffs die Adaptation an die postoperativen atmosphärischen Bedingungen (3 l/min O_2, nasopharyngeal appliziert, bewirken Anstieg des inspiratorischen Sauerstoffgehaltes auf 33−35 Vol%). Die Sekretmobilisation wird durch 2stdl. wiederholte Aerosolüberdruckbeatmung über Mundstück oder Maske begünstigt.

Schock

Klinische Erscheinungsformen

Ein Schock tritt als schwere Kreislaufregulationsstörung auf, wenn ein Krankheitsprozeß zu so hochgradiger Verminderung des Herz-Zeit-Volumens führt, daß die Gegenregulationsmöglichkeiten des Organismus (beschleunigte Blutumwälzung durch Herzfrequenzanstieg, Vasokonstriktion des Gefäßbetts und Zentralisation der Durchblutung auf vitale Organe) zu versagen drohen. Als Ursachen für ein derartiges Mißverhältnis zwischen zirkulierender Blutmenge und peripherem Bedarf kommen in Frage:

Verminderung des Blutvolumens durch Blutungen, Plasmaverlust bei Verbrennungen und traumatischen Quetschungen, Wasser- und Elektrolytverluste durch schwere Diarrhöen, Ileus etc.

Steigerung des peripheren Bedarfs bei hyperaktivem Stoffwechsel wie BASEDOWkrisen, hochgradiges Fieber.

Lähmung der peripheren Vasomotoren durch Blockade des sympathischen Nervensystems, Bakterientoxine, depressorische Medikamente und Anästhetika.

Einschränkung der Herzleistung durch Herzinsuffizienz oder Infarkt, hypoxische und bakteriotoxische Myokardschädigung, Anästhetika, Perikarderguß etc.

Bezogen auf die im Vordergrund stehende Ursache lassen sich in der Klinik häufig die folgenden Schockformen mit charakteristischen Verläufen voneinander abgrenzen:

a) Hypovolämischer Schock (Ausblutung, Dehydration bei Verbrennung, Durchfall),

b) Traumatischer Schock (Zusätzliche Freisetzung von Gewebsproteinasen, Lipolyse),

c) Endotoxinschock (Peritonitis, Kolisepsis),

d) Myokardialer Schock (Myokardinfarkt, toxische Myokarditis).

Diese vier Ursachen treffen wir in der Klinik selten isoliert, sondern vorwiegend kombiniert an. Alle führen in der Summation zur progressiven Verminderung des Herz-Zeit-Volumens, Hypotension und Drosselung der kapillären Gewebsdurchblutung.

Unter den Gegenregulationsmechanismen (Mobilisierung der Blutdepots, Rückstrom vom Gewebswasser in das Gefäßbett, Katecholaminausschüttung und Vasokonstriktion) verdient die *Zentralisation* des Kreislaufs besonders hervorgehoben zu werden. Periphere Strombahnen werden zugunsten vitaler Organsysteme abgeschaltet. Als klinische Symptome finden wir Hypotension bei schmaler Blutdruckamplitude, mäßige Pulsbeschleunigung, blasses Hautkolorit bei kalten und klammen Extremitäten. Die Venen sind kollabiert, die Nagelbetten zeigen eine livide Stase. Messungen der stündlichen Urinausscheidung (ggf. Oligurie oder Anurie) geben einen weiteren wichtigen Hinweis auf Schwere oder Progredienz des Zustandes.

Bei länger bestehender Zentralisation kommt es in den kaum durchbluteten Kapillarbereichen zu Mikrozirkulationsstörungen und Erythrozytenaggregationen. Die Hypoxydose der Gewebe wird verstärkt, der anaerobe Stoffwechsel führt durch vermehrte Milchsäurebildung zur metabolischen Azidose. Bei gesteigerter Adrenalin- und Nor-Adrenalinausschüttung aus den körpereigenen Depots fallen Herzleistung und Nierendurchblutung kontinuierlich weiter ab.

Die Überwachung schockgefährdeter Patienten orientiert sich an folgenden Parametern:

1. *Blutdruck- und Pulsmessung* mit Registrierung alle 10 Minuten. In kritischen Situationen, also bei Werten unter 80 mm Hg systolisch, ermöglicht das Oszillometer noch eine unblutige Messung. Reproduzierbare Meßwerte liefert die blutige Mssung über einen in die Radialarterie eingebundenen Katheter (s. S. 22).

2. *Stündliche Messung der Harnproduktion* über einen Blasendauerkatheter. Die Urinmenge soll 30 ml/Stunde nicht unterschreiten.

3. *Bestimmung des zentralen Venendrucks (ZVD)*. Bei röntgenologisch überprüfter exakter Lage der Katheterspitze in der V. cava cranialis deuten Werte unter 8 cm H_2O auf eine Hypovolämie, Werte über 18—20 cm H_2O auf eine Hypervolämie (Übertransfusion?) oder auf Rechtsherz-Versagen hin. Bei Linksherzinsuffizienz (z. B. nach Myokardinfarkt) ist die Aussage des ZVD gering, während der in die Pulmonalarterie über einen Einschwemmkatheter gemessene Druck bereits frühzeitig ansteigt. Die wiederholte Auskultation der Lunge läßt feuchte Rasselgeräusche, die Röntgenaufnahme des Thorax ein interstitielles Ödem als Vorboten eines möglichen Lungenödems erkennen.

4. *Wiederholte arterielle Blutgasanalysen* decken das Ausmaß der sekundären metabolischen Azidose auf. Der Effekt der bisherigen Behandlung bzw. die Progredienz des Schockgeschehens können verfolgt werden. Die zum Ausgleich einer Azidose benötigte Bikarbonatmenge errechnet sich wie folgt:

$$\text{mval Na-Bicarbonat} = \frac{[-BE] \cdot kg}{3} \qquad \begin{array}{l} BE = \text{Base Excess} \\ kg \text{ Körpergewicht.} \end{array}$$

(in ml 8,3 %iger Lösung). Im Hypovolämischen Schock hat die Auffüllung des zirkulierenden Blutvolumens mit Plasmaexpandern (Dextrane bzw. Oxygelantinelösungen) Vorrang vor der Anti-Azidose-Therapie. Infolge einer Schockperiode kommt es häufig zu einer Verteilungsstörung der Lungendurchblutung. Bei einer arteriellen Hypoxämie ($PO_2 < 40$—50 mm Hg) sollte die nasale Sauerstoff-Insufflation durch die assistierende Beatmung über einen Endotrachealkatheter mit einem 80 Vol % Sauerstoff enthaltenden Ventilationsgemisch abgelöst werden.

5. *Elektrolytbestimmungen* können u. U. eine Hypokaliämie als Ursache eines myokardialen Versagens oder als auslösenden Faktor von Rhythmusstörungen digitalisierter Patienten entschleiern.

6. *Wiederholte Hämatokrit- und Hämoglobin-Bestimmungen,* nach Möglichkeit ergänzt durch Bestimmungen des zirkulierenden Blutvo-

lumens mit Hilfe radioaktiv markierten Globulins, können den Verdacht auf intestinale Blutungsquellen wachrufen.

7. *Kontrolle der Gerinnungsfaktoren* in 10 ml Zitratblut und Bestimmungen der Thrombozyten und des Fibrinogens sind wünschenswert. Insbesondere beim septischen Schock und bei geburtshilflichen Zwischenfällen mit ungeklärter Blutungsbereitschaft kann einer intravasalen Gerinnung mit sekundärer Verbrauchskoagulopathie durch eine kombinierte Heparin/Trasylol-Therapie unter Substitution spezieller Gerinnungsfaktoren begegnet werden.

Leitlinien zur Schocktherapie

Der hypovolämische Schock

Unfall- und Blutungsschock verlangen umgehend eine Volumensubstitution, die primär mit Blutersatzmitteln (Dextrane : Makrodex, Schiwadex. Oxygelatine-Derivate: Haemaccel, Gelifundol) durchgeführt wird. Blutverluste des Erwachsenen, die 1000 ml überschreiten, werden zur Hälfte mit Vollblut, solche die 2500 ml übersteigen, ausschließlich mit Konservenblut abgedeckt. Niedrigmolekulares Dextran (Rheomacrodex 10 %ig) zu Beginn der Schockbehandlung verabreicht, zieht aufgrund seines hohen onkotischen Druckes interstitielles Gewebswasser zusätzlich in die Gefäßbahn, wirkt also bei gut hydrierten Patienten plasmaexpansiv. Dextrane sind andererseits als Ersatz für den Verlust großer Blutmengen weniger gut geeignet, weil Mengen über 1000 ml pro 24 Stunden zu Gerinnungsstörungen führen können.

Die Geschwindigkeit der Volumensubstitution ist in erster Linie vom Kaliber der Venenpunktionsnadel bzw. des Venenkatheters und erst in zweiter Linie von der Höhendifferenz der Infusionsflasche wie der Länge des verwendeten Venenkatheters abhängig. Drucktransfusionen aus Glasflaschen (Abb. 90 a) gefährden den Patienten durch Luftembolie. Bei der Schnelltransfusion von Blut oder Plasmaexpandern aus Plastikbeuteln (Abb. 90 b) wirkt der Überdruck von außen ohne Gefahr. Bei massiver Volumensubstitution mit kalten, älteren Blutkonserven droht durch deren Hyperkaliämie und Azidose akutes Herzversagen. Wichtiger noch als die Blutanwärmung durch zwischengeschaltete, im Wasserbad thermostatisch geregelte Wärmespulen, hat sich uns die Injektion von 5–10 ml Calziumglukonat 10 %ig und von 6 ml Natriumbikarbonat 6 %ig pro 500 ml Blutkonserve erwiesen. Kristalline Lösungen (Glukose-, physiologische Kochsalz-, Ringerlactat-Lösungen) sind zur Blutvolumensubstitution ungeeignet, weil sie nur kurzfristig intravasal verbleiben.

Vasokonstriktorisch wirkende Sympathikomimetica sind im hypovolämischen Schock *streng kontraindiziert*, weil sie durch Erhöhung des bereits gesteigerten peripheren Widerstandes die Organdurchblutung weiter drosseln. Bei Läsion größerer Gefäße wird zudem durch Erhöhung des zentralen Blutdrucks vermehrt arteriell Blut verloren, bevor eine operative Versorgung gewährleistet werden kann.

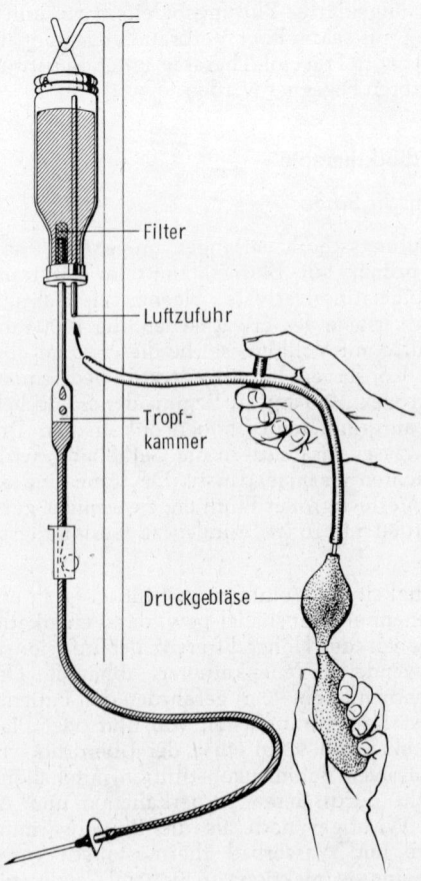

Filter

Luftzufuhr

Tropf-
kammer

Druckgebläse

Abb. 90a Schnelltransfusionsgerät für Blutkonservenflaschen (Fa. Braun-Melsungen). Der mit dem Gebläse erzeugte Überdruck *im Flascheninneren* gefährdet den Patienten durch massive *Luftembolie* nach Auslaufen des Flascheninhalts. Das System ist *nur in Notsituationen und unter ständiger ärztlicher Beobachtung* zulässig! Anschluß des Gebläses erfolgt über ein T-Stück, dessen freier Schenkel während der Druck-Transfusion mit dem Daumen verschlossen gehalten werden muß!

Eine Kontrolle der Blutvolumenauffüllung ist durch intermittierende Messung des zentralen Venacava-Druckes über einen von der V. basilica nahe der Ellenbeuge vorgeschobenen Polyäthylenkatheter möglich. Normalwert: 8—12 cm HO₂. Voraussetzung für exakte Meßwerte sind:

1. Röntgenologisch gesicherte Position der Katheterspitze in der oberen Hohlvene proximal des rechten Vorhofs,

2. Horizontale Lagerung des Patienten, ohne Unruhe, Husten, Würgen.

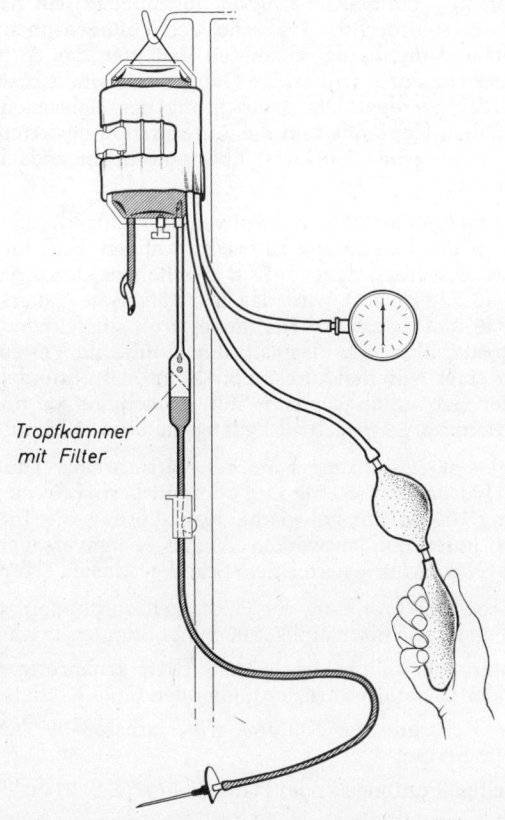

Tropfkammer
mit Filter

Abb. 90b Schnelltransfusionsgerät für Blutbeutel. Der mit dem Gebläse erzeugte Überdruck wirkt über eine Druckmanschette *von außen* auf den Blutbeutel. Keine Gefährdung des Patienten durch Luftembolie!

3. Verwendung von physiologischer Kochsalz- oder 5 %iger Glukose-lösung zur Auffüllung des Meßsystems. (Vermeidung visköser Widerstände).

Hat sich nach länger bestehendem Schock trotz Ausgleichs des Volumendefizits eine Zentralisation des Kreislaufs bereits herausgebildet und fixiert —, kenntlich an livide verfärbten Extremitäten, schlechter peripherer Venenfüllung bei auf Normalwerten angestiegenem zentralen Venendruck —, so sind sympathikolytisch wirkende Medikamente wie Hydergin 0,3—0,9 mg fraktioniert i. v. angezeigt. Fallen arterieller Druck und ZVD nach Hydergingabe wieder unter die Norm ab, so war die Volumensubstitution ungenügend; ein nachträglicher Ausgleich ist erforderlich. Während der Volumensubstitution muß bei älteren und myokardgeschädigten Patienten das Auftreten einer Herzinsuffizienz durch frühzeitige Gabe von Digitalis bzw. Strophantin vermieden werden. Die Beobachtung der Halsvenenfüllung bei leicht erhöhtem Kopfende und die Auskultation des Atemgeräusches über der Lunge geben Auskunft über eine beginnende Überfüllung des Gefäßbetts.

Die Lagerung des Patienten soll den venösen Blutrückfluß zum Herzen erleichtern, ohne die Atmung zu beeinträchtigen. Fußende und Kopfteil des Bettes werden daher mäßig angehoben. Durch nasale O_2-Insufflation (3 Liter/Min.) wird das inspiratorische Sauerstoffangebot auf etwa 33 Vol % erhöht. Kommt es trotz ausreichender Infusion von Blutersatz, Blut oder Plasmalösungen nicht im Verlauf von einer Stunde zu einer Minimaldiurese von 30 ml Harn/Stunde, so soll ein frühzeitiger Behandlungsversuch mit Osmodiuretika unternommen werden (Mannitol 20 %ig, 3 ml/kg langsam über 30 Minuten i.v.).

Bei Erfolglosigkeit soll umgehend der Versuch einer Diurese-Forcierung mit Hydromedin (50 mg i.v.) oder mit Lasix (20 mg i.v. ggf. bis 2 × 250 mg/100 ml physiologische NaCl-Lösung als Infusion über 4 Stunden) unternommen werden. Akutes Nierenversagen mit persistierender Oligo/Anurie nach einem Schockgeschehen erfordert:

1. Drastische Einschränkung der Flüssigkeitszufuhr (auf den Verlust durch Perspiratio insensibilis: 800 ml/24 Stunden/Erwachsener),

2. hochkalorische, kalium- wie stickstofffreie Ernährung, (40 % Glukose- oder Laevulose-Infusion), über den Cava-Katheter,

3. tägliche Kontrolle der Kalium- wie Harnstoff-N- bzw. Rest-N-Werte im Serum.

4. Rechtzeitige Peritoneal- oder Hämodialyse (s. S. 210).

Da eine Irreversibilität des Schockablaufs letztlich durch den Grad der hypoxiebedingten Stoffwechselschädigung der Organparenchyme bedingt ist, besteht das primäre therapeutische Ziel, unabhängig von der auslösenden Ursache, darin, die Relation zwischen Herzzeitvolu-

men und peripherem Bedarf zu normalisieren und die Mangeldurchblutung der Organe, insbesondere der Niere, zu beheben. Die Normalisierung des Blutdrucks allein kann mit einer erfolgreichen Schockbekämpfung nicht gleichgesetzt werden.

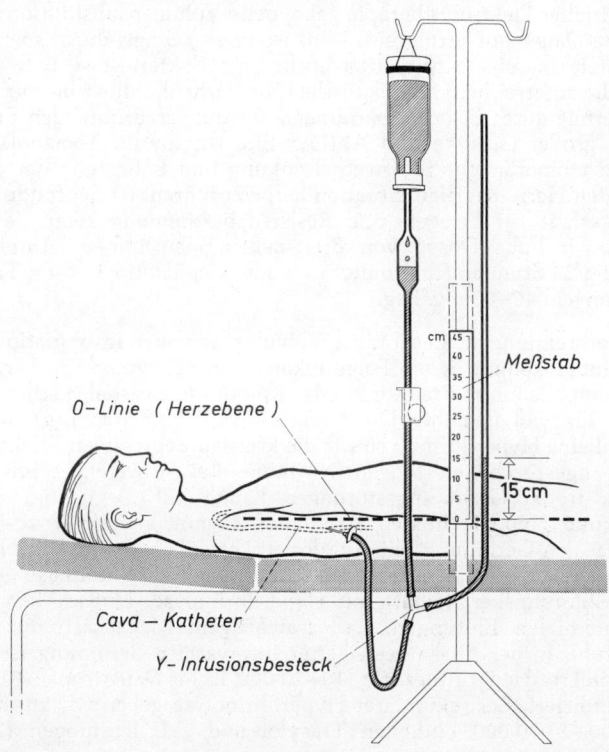

Abb. 91   Einfache Anordnung zur intermittierenden Messung des zentral-
venösen Drucks.

Nach Justierung des Meßstabes auf die vordere Axillarlinie (Herzebene)
und Abklemmen der Zufuhr zum Cava-Katheter wird der Meßschenkel des
Y-Bestecks durch Überlauf aus der Infusionsflasche gefüllt. Nach Abklemmen der Infusionsflasche und Freigabe der Katheterzuleitung ist der mittlere Venendruck im Meßschenkel des Systems ablesbar.

Endotoxinschock

Schockzustände im Rahmen einer Sepsis oder Peritonitis zeigen neben
einer relativen Hypovolämie, die durch die entzündliche Weitstellung
von Gefäßgebieten der Haut bzw. des Peritonealraums bedingt sind,

eine toxische Schädigung des Myokards und der Vasomotorenregulation durch die beim Bakterienzerfall freigesetzten Endotoxine. Damit vergesellschaftet sind in der Regel ausgedehnte Wasser- und Elektrolytverschiebungen vom intravasalen in den intestinalen Raum. Eine mit gezielter Elektrolyttherapie gekoppelte Volumensubstitution kann auf die Dauer nur erfolgreich sein, wenn es gelingt, durch spezifisch gerichtete massive Antibiotikazufuhr eine Bakteriostase bzw. Bakterizidie zu erreichen. Physikalische Oberflächenkühlung bis zur Normothermie durch Eisbeutelpackungen auf die gefäßführenden Beugeseiten großer Gelenke und Antipyretika (Irgapyrin, Tomanol) vermögen temporär eine Stoffwechselsenkung und Entlastung der angespannten Herz- Kreislaufsituation herbeizuführen. Ist bei foudroyantem Verlauf für Erreger- und Resistenzbestimmung keine Zeit, so geben wir hohe Dosen von Breitspektrumpenicillinen (Ampicillin 15—30 g/24 Stunden fraktioniert i.v.) oder Cephalotin 3 × 4 g/Tag + Gentamycin 40—80 mg/Tag.

Bei Verbrennungen, Peritonitis, Volvulus oder der Invagination des Intestinum kommt es als Folge lokaler Gewebshypoxie zur Freisetzung von Histamin, Bradikinin oder Kallidin mit vasoplegischer Wirkung. Trasylol in hoher Dosierung (1 Mill. Einheiten/Tag) hemmt sowohl eine Hyperfibrinolyse wie die kreislaufdepressiven Effekte der oben angesprochenen biogenen Amine. Bei schwerem septischem Schock treten Gerinnungsstörungen häufig auf. Begünstigt durch Stase und Hypoxie in den Kapillaren, kommt es primär zu einer intravasalen Gerinnung mit Abfall der Thrombozyten und des Fibrinogen (Verbrauchskoagulopathie). Sekundär folgt eine Phase gesteigerter Blutungsbereitschaft mit Hyperfibrinolyse, klinisch kenntlich an petechialen Blutungen, kaffeesatzartigem Magensaftreflux und Teerstuhl. In der Phase gesteigerter intravasaler Gerinnung ist eine kontrollierte Heparintherapie (10—20 000 IE im Dauertropf/24 Stunden) indiziert. Bei sekundärer Hyperfibrinolyse geben wir zusätzlich 800 000—1 000 000 Einheiten Trasylol und ggf. Fibrinogen (2 bis 4 g i.v.).

Die Heparin-Zufuhr erfolgt kontrolliert intravenös über eine elektrisch betriebene Infusionspumpe (Perfusor, Fa. Braun, Melsungen).

Kardiogener Schock

Akute Störungen der Kontraktilität des Herzmuskels durch Narkosemittel sind konzentrationsabhängig und bei Verwendung von Inhalationsanästhetika durch Abschalten des Verdampfers und Verhinderung der Rückatmung reversibel. Zur Fortsetzung der Narkose kann in diesen Fällen die Neuroleptanalgesie empfohlen werden, da Opiate keine myokardiale Depression bewirken.

Kardiogener Schock im Gefolge eines Herzinfarktes ist vorwiegend durch myokardiale Insuffizienz, seltener durch atrioventrikuläre Blokkierung oder durch Herzrhythmusstörungen verursacht. Blutvolumenauffüllungen sind selten erforderlich. Eher führt das akute Linksherzversagen zum pulmonalen Rückstau, erhöhtem zentralen Venendruck und ggf. zum Lungenödem.

Therapie: Digitalisierung (s. S. 273), O_2-Atmung, mäßige Oberkörperhochlagerung. Bei Absinken des systolischen Aortendrucks unter 80 mm Hg ist die kontrollierte Zufuhr von Nor-Adrenalin (5 mg Suprarenin 500 ml NaCl) über einen mechanisch gesteuerten Infusor als ultima ratio zu versuchen. Bei Bradykardie oder Bradyarrhythmie unter 50/Min., (bedingt durch atrioventrikuläre Blockierung) ist eine Alupent-Dauertropfinfusion (10 mg/500 ml Glukose) oder die transvenöse Schrittmacherstimulation durch eine in den rechten Ventrikel eingeführte Reizsonde mit 2—5 mVolt bei einer Frequenz von 70 bis 80/Min. indiziert.

Als Antiarrhythmika bei ventrikulärer Tachyarrhythmie eignen sich prophylaktisch wie therapeutisch Gaben von 20 ml 1 %ig Lidocain (Xylocain)/500 ml Infusion und Diphenylhydantoin (Epanutin, 3 × 250 mg i.v.; Zentropil 3 × 0,1 g per os). Bei bedrohlicher Tachyarrhythmie oder ventrikulärer Tachykardie ist die externe elektrische Defibrillation (Kardioversion) der medikamentösen Therapie überlegen. In dieser Situation erscheint uns die Lachgas-Sauerstoff-Inhalation bis zum Stadium der Amnesie und Analgesie das zur Durchführung der Kardioversion zweckmäßigste Anästhesieverfahren. Beta-Rezeptoren-Blocker (Dociton 1—3 mg, Aptin 5 mg) sind intravenös stets nur unter EKG-Monitoring und langsam fraktioniert zu verabfolgen. Der Patient muß zuvor voll digitalisiert sein. Antagonistisch wirkende Pharmaka wie Suprarenin und Glukagon sollten zur Behandlung von Überdosierungseffekten bereitstehen. Bei paroxysmalen supraventriculären Tachycardien ist eine Behandlung mit Isoptin 5—15 mg unter EKG-Kontrolle intravenös, erfolgversprechend.

Infusions- und Schockbehandlung bei Verbrennungen

In Abhängigkeit von der Ausdehnung der verbrannten Körperoberfläche treten insbesondere in den ersten zwei Tagen große Plasma- und Wasserverluste auf, die zu einer stündlich zunehmenden Hämokonzentration führen und bei unzulänglichem Ausgleich Schock, Anurie, metabolische Azidose und akutes Kreislaufversagen bedingen.

Zur Abschätzung der verbrannten Hautfläche hat sich das Schema der „Neuner-Regel" bewährt, das jedoch für Kinder eine Korrektur erfahren muß (Abb. 92).

Die Substitution umfaßt zusätzlich zur normalen täglichen Zufuhr für Diurese und Perspiratio insensibilis (1 l/m² KO in 24 Std.) den

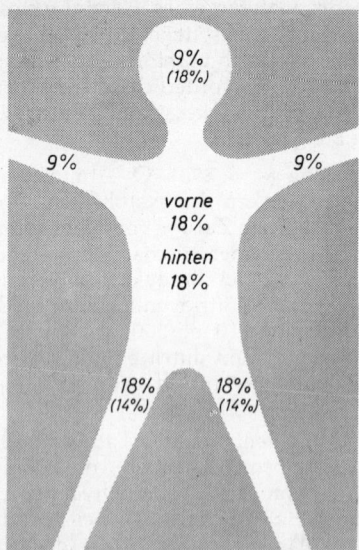

Abb. 92 „Neuner-Regel" zur Abschätzung der prozentual betroffenen Körperoberfläche bei Verbrennungen (die Zahlenangaben in Klammern beziehen sich auf Kinder).

Ausgleich des Plasma- und Wasserverlustes über die verbrannte Hautfläche, der wie folgt veranschlagt werden kann:

Bedarf' in den ersten 24 Stunden. Plasmamenge in ml entsprechend $\approx$ % verbrannter Körperoberfläche $\times$ kg Körpergewicht; Kaliumfreie Infusionsmenge in ml entsprechend $\approx$ % verbrannter KO $\times$ kg Körpergewicht (5 % Glukose, physiologische NaCl Lösung) + Basiszufuhr (entsprechend 1 l/m²KO).

Die Hälfte der Gesamtmenge soll zügig innerhalb der ersten 8 Std. gegeben werden, die zweite Hälfte ist auf die folgenden Tagesdrittel aufzuteilen. Neben der Wasserzufuhr erfolgt vorrangig die Schockbekämpfung mit der Gabe von Plasma, das in Katastrophensituationen durch eine Lösung niedermolekularen Dextrans (Rheo-Macrodex) zum Teil ersetzt werden kann. Die **orale** Wasser- und Kalorienzufuhr ist nach Möglichkeit zu forcieren.

Der Bedarf in den folgenden 24 Std. erfordert im Durchschnitt die Hälfte der Plasma- und Infusionsmengen des ersten Behandlungstages. Bei Verbrennungen III ° ist es angebracht, etwa ¹/₃ der Plasmamenge durch Vollblut zu ersetzen.

Nach 48 Std. richtet sich die Infusionsbehandlung nach den klinischen Befunden. Bei guter Nierenfunktion ist eine perorale, kalorien- und eiweißreiche flüssige Ernährung anzustreben. Ist diese nicht möglich, sollen neben Plasma Aminosäure- und hochprozentige Zuckerlösungen zur Bilanzierung des katabolen Stoffwechsels angeboten werden.

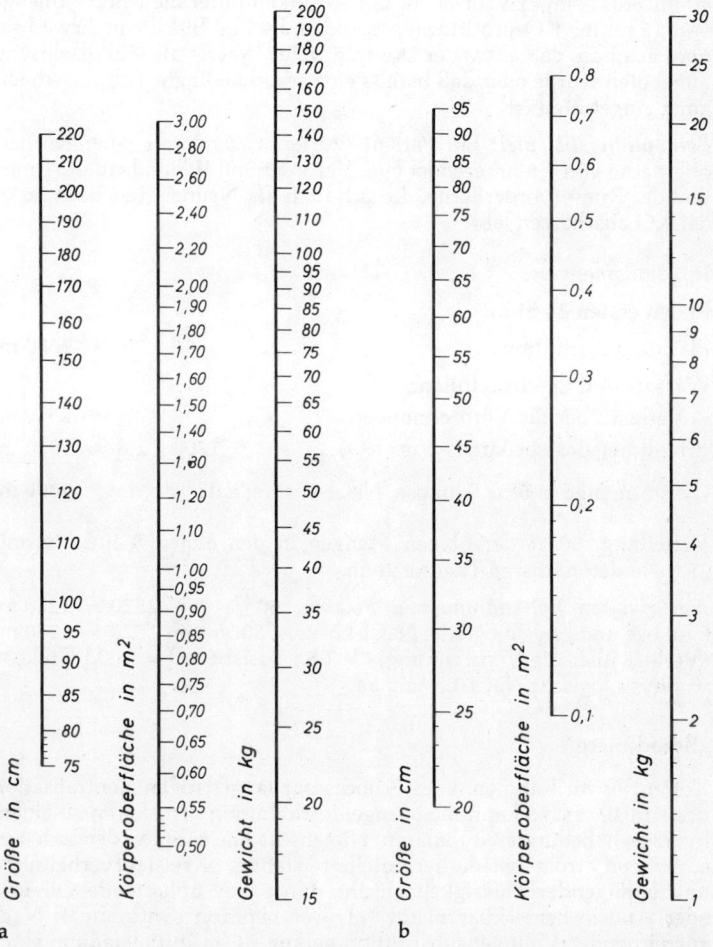

a b

Abb. 93a Nomogramm zur Bestimmung der Körperoberfläche des Erwachsenen.

Abb. 93b Nomogramm zur Bestimmung der Körperoberfläche von Kindern.

Zur Behandlungskontrolle sind (am ersten Tag in zweistündigem Abstand!!) die Bestimmung des *Hämatokrit* und der *Urinausscheidung* unbedingt erforderlich. Ein Anstieg des Hämatokrit über 55 % soll durch Plasmazufuhr möglichst verhindert werden. Die optimale Urinmenge liegt bei 25 ml/m² Körperoberfläche pro Stunde, entsprechend 40 ml/Std. beim Erwachsenen. Ein Absinken unter die Mindestmenge von 15 ml/m² KO pro Std. (entsprechend 25 ml/Std. beim Erwachsenen) zeigt an, daß entweder zuwenig freies Wasser als Glukoselösung angeboten wurde oder daß bereits eine schockbedingte Tubulusschädigung eingetreten ist.

Behandlungsbeispiel: Ein Patient (70 kg, 1,70 m) mit einer Körperoberfläche von 1,8 m² erleidet eine Verbrennung II ° an beiden Armen und der Rumpfvorderfläche, die sich nach der Neuner-Regel auf 36 % der KO abschätzen läßt.

Infusionsmengen:

In den ersten 24 Std.:

Plasma-Substitution:	36 x 70 =	**2520 ml**
Wasser- und Elektrolytbilanz		
Verlust über die Verbrennungen:	36 x 70 =	2520 ml
+täglicher Basisbedarf (1 l/m² KO):	1000 x 1,8 =	1800 ml
Gesamtmenge in 5 % Glukose, NaCl-Lösung aa):		**4300 ml**

Verteilung. 50 % der obigen Mengen in den ersten 8 Std., jeweils 25 % in den nächsten Tagesdritteln.

Am zweiten Behandlungstag. *Plasma:* 50 % von 2520 = 1250 ml Glukose und physiologische NaCl-Lösung: 50 % von 2520 = 1250 ml (Verlust über die Verbrennung) + 1,8 l Basisbedarf = 3,0 l Glukose + physiologische NaCl-Lösung aa.

„Schockniere"

Kommt es im Rahmen eines Schocks zur langfristigen Zentralisation des Kreislaufs, so kann die Mangeldurchblutung der Nieren zu einem hypoxisch bedingten tubulären Nierenschaden führen, der sich anschließend trotz wiederhergestellter stabiler Kreislaufverhältnisse und genügender Flüssigkeitszufuhr durch eine anhaltende Oligurie oder Anurie bemerkbar macht („Lower nephron syndrome"). Nach ausreichender Volumensubstitution gelingt es im Initialstadium einer Schockanurie, d. h. während der ersten 12 Std., fast immer, eine Osmodiurese durch Infusion einer 20 Vol%igen Mannitol-Lösung (5 ml/kg/24 Std.) zu erzwingen und die Harnausscheidung anschließend in Gang zu halten.

Besteht die Anurie dennoch weiter, so ist mit einer mehrtägigen Nierensperre als Folge der Tubulusschädigung zu rechnen; die Flüssigkeitszufuhr ist hinfort drastisch auf den Ersatz der durch die Perspiratio insensibilis etc. verlustig gegangenen Flüssigkeit zu beschränken. Neben der Vermeidung einer Wasserintoxikation (tgl. Wiegen des Patienten!) ist einer Verminderung des Abbaus körpereigenen Eiweißes durch Infusion von hochprozentigen Glukoselösungen und emulgierten Fetten anzustreben. Häufig stellt sich eine urämische Gastritis mit sekundärer Magenatonie und eine gesteigerte Blutungsbereitschaft ein. Die Magensondendrainage ist insbesondere vor der Einleitung einer Allgemeinnarkose in diesem Stadium zur Vermeidung von Erbrechen und Aspiration unbedingt erforderlich.

Der Patient wird durch die sich entwickelnde Hyperkaliämie schneller gefährdet als durch die Erhöhung der Eiweißstoffwechselschlacken. Die Kaliumintoxikation kann durch perorale Gaben von Ionenaustauschern und intravenöse Verabreichung von 100—250 ml 3 %iger NaCl-Lösung zurückgedrängt werden. Nach einer Anuriedauer von mehreren Tagen ist bei Serum-Kaliumwerten von $> 7,5$ mval und Rest-N Werten > 300 mg% die Osmodialyse (künstliche Niere mit extrakorporaler bzw. peritonealer Dialyse) angezeigt und bringt u. U. einen entscheidenden Zeitgewinn.

Nach Einsetzen der Diurese erfolgt bei Isosthenurie eine überschießende Wasser- und Elektrolytausscheidung mit beachtlichem Kochsalz- und Kalium-Verlust, die neben dem Basisbedarf einen quantitativen Ersatz erfordern. Daher sind Wasserbilanz und tägliche Elektrolytkontrollen des Serum in der Restitutionsphase genau so wichtig wie während der Anurie.

Parenterale Infusionstherapie

Eine parenterale Infusionsbehandlung wird erforderlich, wenn der Organismus entweder eine ausreichende Flüssigkeits- und Elektrolytmenge nicht mehr peroral aufnehmen kann (wie in der postoperativen Phase nach Laparotomien, bei Stenosen des Magen-Darmkanals, im Zustand der Bewußtseinseinschränkung), oder wenn exzessive Verluste nach außen (Verbrennungen, Durchfall, rezidivierendes Erbrechen) oder innen (Peritonitis, mechanischer oder paralytischer Darmverschluß) die Kompensationsfähigkeiten über die orale Zufuhr übersteigen.

Das therapeutische Ziel besteht primär in der Aufrechterhaltung eines Wasser- und Elektrolytgleichgewichtes zwischen Einfuhr und Verlusten, sekundär in der Zufuhr der erforderlichen Kalorienträger, Vitamine etc. Von der Infusionsbehandlung nicht zu trennen ist die Beeinflussung des Säure-Basenhaushalts.

Die Kenntnis der täglichen Flüssigkeitsbilanz, das Wissen um die unterschiedliche Elektrolytkomposition von intravasaler, extrazellulärer und intrazellulärer Gewebsflüssigkeit, die Kenntnis der unterschiedlichen Zusammensetzung der jeweils verlustig gegangenen Körpersekrete und -exkrete sind daher unbedingte Voraussetzung einer vernünftigen parenteralen Substitution, die durch wiederholte Bestimmungen des Serumionogramms kontrolliert werden muß. In vielen Fällen entstehen ernsthafte Gesundheitsstörungen, wenn dieser Ersatz quantitativ oder qualitativ fehlerhaft wird, insbesondere dann, wenn eine gestörte Nierenfunktion den Organismus seines wesentlichsten Elektrolytregulators beraubt.

Tabelle 8 **Elektrolyt-Komposition (mval/l)**

	Serum	Extra-zelluläre Flüssig-keit (EZF)	Intra-zelluläre Flüssig-keit (IZF)	Harn	Schweiß	Magen-saft	Dünn-darm-saft
Na	136—142	145—140	10—12	180	58	59	105
K	4,5	4—5	150—144	100	10,0	9,3	5—15
Cl	103	114—103	10—2	200	45	90	90—130

Zur Erarbeitung der theoretischen Grundlagen sei auf folgende Bücher verwiesen:

CORT J. H., FENCL. V.: Physiologie der Körperflüssigkeiten, VEB Fischer, Jena 1958

DAVENPORT, H. W.: The ABC of Acid Base Chemistry, University Press, Chicago 1958

GAMBLE, I. L.: Chemical Anatomy, Physiology and Pathology of extracellular Fluid, Harvard Univ. Press, 1954

MACINTOSH, R., W. W. MUSHIN, H. G. EPSTEIN: Physik für Anaesthesisten, Hütig, Heidelberg 1961

SCHWAB, M., K. KÜHN: Die Störungen des Wasser und Elektrolytstoffwechsels. Springer, Berlin 1959

TRUNIGER, B.: Wasser- und Elektrolythaushalt, 4. Aufl. Thieme, Stuttgart 1974.

Theoretische Unterteilung der Wasser- und Elektrolytstörungen

Da der Gehalt an Na-Ionen für die Bindung des Wassers in der extrazellulären Flüssigkeit (EZF) die entscheidende Größe darstellt, können wir eine Einteilung der **Störungen im Wasserhaushalt** des menschlichen Organismus entsprechend einer verminderten oder erhöhten Zufuhr bzw. Ausscheidung dieser beiden Substanzen vornehmen:

Übersicht über die Einteilung der Störungen des Wasserhaushaltes

H_2O \ Na	$a > b + c$	$a = b + c$	$a < b + c$
$A > B + C$	normotone *Hyperhydratation*	Hypotone Hyperhydratation (Wasserintoxikation)	
$A = B + C$		**Optimum**	hypotone Dehydratation
$A < B + C$	Hypertone *Dehydratation*		

A = Tägl. Gesamtwassereinfuhr a = Tägl. Na-Aufnahme

B = Tägl. Urinwassermenge b = Tägl. Urin-Na-Verlust

C = Tägl. Wasserverlust durch c = Tägl. Na-Verlust durch
  Perspiratio insensibilis   Körperschweiß

Es ergeben sich folgende Möglichkeiten:

A $>$ B $+$ C; a $>$ b$+$c. Wasser und Natrium werden beide im Übermaß gegeben; wir sprechen von einer **normotonen Hyperhydratation.**

A $>$ B $+$ C; a $<$ b $+$ c. Es wird zuviel Wasser und relativ zu wenig Natrium zugeführt; es kommt zu einer **hypotonen Hyperhydratation.**

A $<$ B $+$ C; a $>$ b $+$ c. Ungenügend Wasserzufuhr bei einem Überschuß an Natrium führt zu einer **hypertonen Dehydratation.**

A $<$ B $+$ C; a $<$ b $+$ c. Unzureichende Zufuhr von Wasser und Kochsalz führen zur **hypotonen Dehydratation**

Die Perspiratio insensibilis umfaßt Wasser- und Elektrolytverluste durch Haut und Lungen. Klinische Durchschnittswerte des Wasserverlustes (ohne Fieber und bei Bettruhe) etwa 350 ml/m² Körperfläche. Bei Temperaturen zwischen 37,5—38,5 ° C beträgt der Wasserverlust auf diesem Weg 500 ml/m² Körperoberfläche, bei Temperaturen über 38,5 ° C und gehäuften Schweißausbrüchen bis etwa 800 ml/m² und Tag.

Beispiel: **Patient** 180 cm groß, 70kg Gewicht, Temp. 39 ° C

Körperoberfläche ca. 1,9 m² (Nomogramm: s. Abb. 93 a, S. 209)
Persp. insens.: 1,9 $\times$ 800 = 1500 ml/Tag.

Diese Flüssigkeitsmenge muß durch zusätzliche Infusionen von 5 %-iger Glukose und physiologischer NaCl-Lösung zu gleichen Teilen zum Basisbedarf (1 l/m² Körperoberfläche) gedeckt werden.

Die Perspiratio insensibilis stellt das wichtigste Hilfsmittel des Organismus bei der Regulation der Körpertemperatur dar. Bei Durst verliert der Körper auf Kosten einer Einschränkung der Urinsekretion zuerst das Wasser „C" und das Natrium „c". Eine Störung des Wasser- und Elektrolytgleichgewichtes kann nicht eintreten, wenn die Wassermenge A—C ausreicht, um die Stoffwechselendprodukte im Urin auszuscheiden, sofern die Nieren des Patienten einen Harn mit der Na-Konzentration $\frac{a-c}{A-C}$ produzieren können.

Übersicht der klinischen Symptomatik von Störungen des Wasserhaushaltes

	Einfache Hyperhydratation	Hypotone Hyperhydratation	Hypertone Dehydratation	Einfache Dehydratation
Urinmenge	normal oder vermehrt	reduziert	stark reduziert	reduziert
Rest-N	normal	hoch	hoch	mäßig erhöht
Serum-Na	normal	reduziert	erhöht	normal oder reduziert
Hämatokrit	normal	niedrig	stark erhöht	normal
Hautturgor	deutliches Ödem	geringes Ödem	Exsikkose	Exsikkose
Klinische Symptome	*Hypervolämie* Blutdruckanstieg, deutliche Venenfüllung, Tendenz zur Entwicklung von Lungenödem, Rechtsversagen		*Hypovolämie* Blutdruckabfall, schlechte Venenfüllung, Fieber, Turgorverlust	
Therapie	Wassereinschränkung, Diuretika	Wassereinschränkung, ggf. hypertone NaCl-Lösung	Rehydration unter Kontrolle des Serum-Na	

Normotone Hyperhydratation

Natrium und Wasser werden im Übermaß gegeben. Übersteigt die eingeführte Wassermenge A—C die Ausscheidungsfähigkeit des Patienten, so wird diese mit einer entsprechenden Natriummenge im extrazellulären Raum retiniert, ohne daß sich der Na-Spiegel der EZF oder der des Serums ändern.

Beispiel: Tägl. Infusion von 3 l physiologischer NaCl-Lösung (Erwachsener, Temp.: 38,5 ° C).

Soll-Urinmenge: A—C = 3000—800 ml = 2200 ml
Soll-Na$^+$ Konzentration des Harns:

$$\frac{a-c}{A-C} = \frac{3 \times 140 - 40 \text{ mval}}{3 - 0.8 \text{ l}} = 172 \text{ mval/l}$$

Kann der Patient die Urinmenge von 2,2 l/Tag nicht ausscheiden, so kommt es zur Ödembildung, besonders mit hypostatischer Lokalisation; die Halsvenen sind dilatiert. Es besteht die Gefahr des Rechtsversagens.

Hämoglobinwerte und Hämatokrit sind normal.

Therapie: Wassereinschränkung, ggf. Diuretika.

Hypotone Hyperhydratation

Sie wird induziert, wenn zuviel Wasser und gleichzeitig zuwenig Natrium eingeführt werden. In diesem Fall reicht die zugeführte Na-Menge nicht aus, um das Wasser A—C über die Nieren auszuscheiden. Zusätzliches Na muß aus dem extrazellulären Raum mobilisiert werden. Hier wie im Serum sinkt daher die Na$^+$-Konzentration ab.

Beispiel: Ausschließliche Infusion von 3 l 5 %iger Glukose/die. (Erwachsener, 38,5 ° C Temp.)

Die Ausscheidung von 0,8 l Perspiratio insensibilis und 2,2 l Urin erfordert 0,8 x 50 mval + 2,2 x 180 mval = 436 mval Na$^+$.

Diese Menge Na$^+$ müßte der Organismus aus dem extrazellulären Raum mobilisieren (entsprechend $\frac{436}{140}$ = 3 l Gewebsflüssigkeit),

wenn die Na$^+$-Konzentration im Urin nicht kompensatorisch erniedrigt würde. Die klinischen Folgen sind Oligurie infolge Na$^+$-Mangel, Rest-N-Anstieg, Abfall von Serum Na$^+$, Abnahme von Hb und Hämatokrit. Tendenz zur Entwicklung von diskreten Ödemem, Hirndruck und ggf. Lungenödem.

Therapie: Einschränkung der Wasserzufuhr, gleichzeitig 20—30 ml hochprozentige NaCl-Lösung (3 %ig!) i. v.

Hypertone Dehydratation

Sie wird beobachtet, wenn zuwenig Wasser und gleichzeitig relativ zuviel Kochsalz infundiert werden. Eine maximale Konzentration des Na$^+$ im Urin reicht nicht aus, um das übermäßig zugeführte Kochsalz auszuscheiden. Wasser muß aus dem Gewebe mobilisiert werden; die Folgen sind schwere Exsikkose, Turgorverlust, Fieber und Tachykardie. Bei gesteigertem Grundumsatz kommt es zur Oligurie, Hämokonzentration und Anstieg von Rest-N und Serum Na^+.

Beispiel: Ausschließliche Infusion von 1,5 l physiologische NaCl- bzw. Ringerlösung (Erwachsener, 38,5 ° C Temp.).

Urinwasser: 1,5—0,8 = 0,7 l/Tag.

Soll-Urin-Na^+-Menge: 1,5 x 150 mval —0,5 x 50 mval = 185 mval.

Die erforderliche Na^+-Konzentration wäre dann $\dfrac{185}{0,7}$ = 279 mval/l.

Da der Mensch einen derart konzentrierten Urin nicht produzieren kann, muß etwa 400 ml Wasser aus dem extrazellulären und ggf. intrazellulären Raum verfügbar gemacht werden.

Hypotone Dehydratation

Sie resultiert bei ausschließlicher parenteraler Infusionstherapie, wenn Wasser und Kochsalz in ungenügender Menge verabreicht werden, so daß ein Ausgleich der durch Perspiratio insensibilis und Urinausscheidung eintretenden Verluste nicht gewahrt ist. Die klinischen Folgen sind Hämokonzentration und Exsikkose bei mäßig erhöhtem Rest-N und normalem bzw. mäßig reduziertem Serum-Na^+.

Beispiel: Ausschließliche Infusion von 1,5 l 5 %ige Glukose/Tag.

Zur Produktion von 0,8 l Perspiratio insensibilis und 0,7 l Urin benötigt der Organismus mindestens 0,8 x 50 + 0,7 x 180 = 166 mval Na^+.

Die Mobilisation dieser Na^+-Menge bedeutet gleichzeitig eine Abnahme der EZF um ca. 1,2 l.

Therapie: Rehydration mit reichlicher Kochsalzzufuhr, also zu gleichen Teilen 5 %ige Glukose- und physiologische NaCl- bzw. Ringerlösung.

Praktische Richtlinien für die Infusionsbehandlung

Die Gesamtinfusionsmenge pro Tag setzt sich zusammen aus **der täglichen Erhaltungsdosis** zur Deckung des normalen Verlustes infolge Urinausscheidung und Perspiratio insensibilis, **der Ersatzmenge** für zusätzliche pathologische Verluste über physiologische Ausscheidungswege (Erbrechen, Durchfall) oder Fisteln des Intestinaltraktes nach außen (Magen-Duodenalsondendrainagen, Darmfisteln, Choledochus-T-Drainage) bzw. Verluste nach innen (Peritonitis, mechanischer Darmverschluß) etc. und **dem Nachholbedarf** zur Deckung der ggf. in den Vortagen bei fehlender oder ungenügender Behandlung bereits eingetretenen Wasser- und Elektrolytverschuldung.

Nicht berücksichtigt und besprochen werden sollen in diesem Zusammenhang der Ausgleich einer durch Trauma, Operation oder Verbrennung entstandenen Hypovolämie des Gefäßbetts und deren Ausgleich durch Blut, Plasma bzw. Plasmaexpander.

Als tägliche Erhaltungsdosis (Basisinfusion) sind pro m² Körperoberfläche folgende Mengen an Wasser und Elektrolyten erforderlich:

Tabelle 9

pro m² KO	minimal	durchschnittlich	maximal
Wasser (ml)	700	1500	2700
Na (mval)	10	75	250
K (mval)	10	50	250
Cl (mval)	10	75	250

Bei der Annahme des Durchschnittswertes soll der Patient also eine Infusionsmenge von 1,5 l mit einer Na^+-Konzentration von 75 : 1,5 = 50 mval/l, einer K^+-Konzentration von 50 : 1,5 = 33 mval/l und einer Chlor-Konzentration von 75 : 1,5 = 50 mval/l pro m² Körperoberfläche erhalten, sofern die Nierenfunktion regelrecht ist.

Wegen der myokardirritierenden Wirkung des K^+ ist eine Konzentration des Kalium über 40 mval/l nur bei Zuständen ausgeprägter Hypokaliämie bis zu einem Grenzwert von 80 mval/l zulässig. Nach stark traumatisierenden Operationen, akuten Verbrennungen und beim „Crush"-Syndrom sind kaliumhaltige Infusionen kontraindiziert, weil einmal infolge des Gewebszerfalls intrazelluläres Kalium freigesetzt wird und zum anderen durch einen möglichen Tubulusschaden der Niere dessen Ausscheidung in Frage gestellt ist. Eine „Basislösung" kann demnach wie folgt zubereitet werden:

1 Teil physiologische NaCl-Lösung + 2 Teile 5 %ige Glukose- bzw. Laevuloselösung + 30 mval K-Lactat/l.

Wird an Stelle der physiologischen NaCl-Lösung Ringerlösung verwandt und kein weiteres Kalium zugesetzt, so ist bei mehrtägiger parenteraler Therapie die K^+-Zufuhr mit der Ringerlösung (5,4 mval/l) völlig unzureichend. Steht eine Kalorien- und Eiweißzufuhr bei kataboler Stoffwechsellage im Vordergrund des therapeutischen Bemühens, so kann der Anteil der physiologischen NaCl- bzw. Ringerlösung durch Eiweißhydrolysate bzw. Aminosäurengemische ersetzt werden.

Fieber und Schwitzen

Der durchschnittliche Elektrolytgehalt des Körperschweißes beträgt an Na^+ 58 mval/l, K^+ 10,0 mval und Cl^- 45 mval/l und entspricht damit dem der oben genannten Basislösung.

Die temperaturabhängige Zunahme der Perspiratio insensibilis (physiologische Menge: 0,35 l/m² Körperoberfläche) läßt sich wie folgt abschätzen:

Temperatur 37,5—38,5 ° C : 500 ml/m² KO
$>$ 38,5 ° C   : 800 ml/m² KO

Dieser erhöhte Verlust muß durch *zusätzliche* Einfuhren von Basislösung in entsprechender Menge kompensiert werden.

Beispiel: Größe 180 cm; Gewicht 70 kg, Temp. 39 ° C; Körperoberfläche 1,9 m².

Tägliche Erhaltungsmenge: 1500 ml x 1,9 $\approx$ 2800 ml + erhöhte Perspiratio insensibilis 800 ml x 1,9 $\approx$ 1500 ml = **4300 ml/die;** entsprechend also 1500 ml physiologische NaCl-Lösung; 2750 ml 5 %ige Glukose; 100 mval K-Lactat (= 25 mval/l).

Isosthenurie

Bei schweren Nierenschäden mit herabgesetzter Konzentrationsfähigkeit ist zu der täglichen Urinmenge, die erforderlich ist, um den Rest-N auf normalem Wert konstant zu halten, der Verlust durch die Perspiratio insensibilis hinzuzurechnen. Die Harnmengen, die erforderlich sind, um bei einer gegebenen Konzentrationsfähigkeit die harnpflichtigen Substanzen auszuscheiden, betragen nach GAMBLE für den Erwachsenen:

Spezifisches Gewicht	Milliosmol/l	kleinste Harnmenge zur Ausscheidung von 1200 mosmol harnpflichtiger Substanzen
1,006	200	6000
1,012	400	3000 (bei normaler Ernährung werden
1,018	600	2000 etwa 1200 mosmol harnpflichtiger
1,024	800	1500 Substanzen täglich ausgeschieden)
1,030	1000	1200
1,036	1200	1000

Die Elektrolytzusammensetzung der so bestimmten täglichen Erhaltungsmenge soll der Basislösung entsprechen (²/₃ 5 %ige Glukose; ¹/₃ physiologische NaCl-Lösung + 30 mval K-Lactat/l).

Hochkalorische, kohlehydratreiche und proteinarme Kost vermindert den Abbau körpereigenen Eiweißes, senkt daher die Menge der harnpflichtigen Substanzen, die im Hungerzustand bei 800 mosmol/Tag liegt.

Ersatzmengen zum Ausgleich zusätzlicher pathologischer Verluste sollen in einer Elektrolytzusammensetzung gegeben werden, die jeweils in etwa der der verlustig gegangenen Körperflüssigkeit bzw. Sekrete entspricht. Diese praktische Methode des Ersatzes mit von der pharmazeutischen Industrie vorgefertigten Speziallösungen erscheint ungenau, weil die Elektrolytkonzentration von Patient zu Patient wie von Tag zu Tag Schwankungen unterworfen ist. Auf der anderen Seite können die Nieren geringe Schwankungen bei erhaltener Funktion unschwer ausgleichen. Bei schweren Elektrolytstörungen im Gefolge chirurgischer Erkrankungen wie Peritonitis, mechanischem Darmverschluß, Magenausgangsstenose etc. sowie bei gestörter Nierenfunktion ist daher die häufige, ggf. tägliche Kontrolle der Serumelektrolyte dringend wünschenswert.

Übersicht über den durchschnittlichen Elektrolytgehalt pathologischer Verluste mit Vorschlag der jeweils anzuwendenden Ersatzlösung.

Pathologische Verluste	Na mval/l	K mval/l	Cl mval/l	empfohlene Ersatzlösung
Transsudate	144	4,9	112	Lösung nach Fox
Magensaft (gemischt)	59	9,3	89	Lösung nach Cook
Galle	145	5,2	100	Lösung nach Fox bzw. isotonische Na-Lactatlösung: physiologische NaCl-Lösung = 1 : 2
Pankreassaft	141	4,6	77	
Dünndarmsaft	105	5,1	99	physiologische NaCl-Lösung 5%ige Glukoselösung = 1 : 1 + 20 mval K-Lactat/500 ml
Ileumsaft	117	5,0	106	Hartmann-Lösung
Zökostomiesekret (Durchfall!!)	80	21	48	Lösung nach Butler

Wird bei Kontrollen eine ungenügende Substitution der Serumelektrolyte festgestellt, so wird bei ausgesprochener Hypokaliämie K-Lactat (20—60 mval/l) der täglichen Basislösung zugesetzt. Bei schweren
hypochlorämischen Alkalosen (rezidivierendes Erbrechen, Magenaus-
gangsstenosen) geben wir 40—60 mval/l organisch an Aminosäuren
gebundenes Chlorid der 5 %igen Glukoselösung bei (z. B. Lysin-
Chlorid, Fa. Salvia).

Beispiel: Patient 180 cm groß, 70 kg, Temperatur 39 ° C, Körperoberfläche 1,9 m² erbricht 2 l Magensaft (Pylorusstenose).

Flüssigkeitsbedarf: Erhaltungsdosis + Ersatzmenge

                    1,9 x 1,5 + 1,9 x 0,8 l + 2000 ml

                    2800 + 1500 + 2000 ml = **6500 ml**

entsprechend: 1500 ml physiologische NaCl-Lösung

                    2800 ml 5 %ige Glukoselösung + 120 mval K-

                          Lactat

                    2000 ml Cook-Lösung.

**Deckung der an den Vortagen eingegangenen Wasser- und Elektro-
lytschuld** bei klinisch manifester Dehydratation (herabgesetzter Haut-
turgor, Durst, trockene Zunge, Oligurie, schlechte Venenfüllung, Hun-
gerazidose).

Eine annähernde Berechnung des Gesamtwasserverlustes ist nur bei
Kenntnis des Körpergewichts vor Erkrankungsbeginn möglich. Bei
stärkster Dehydration können Kinder maximal bis zu 10 % ihres Ge-
wichts verlieren. Unter der Annahme, daß dieser Verlust zu gleichen
Teilen aus der EZF und der IZF entnommen wird, kann der eingetretene Elektrolytverlust aus der nachstehenden Tabelle veranschlagt
werden.

Elektrolytkomposition mval/l

	Na	K	Mg	Ca	Cl
EZF	142	5	2	5	103
IZF	12	146	40		2
Butler-Lösung	58,8	24,9	5,3	—	49,5

Beispiel: Eingetretene Elektrolytverschuldung; 3 l Flüssigkeit wurden
zu gleichen Teilen aus der EZF und IZF verloren. Berechnung der
Elektrolytzusammensetzung der Ersatzflüssigkeit:

$$Na^+ = \frac{142 + 12}{2} = 77 \quad mval/l$$

$$K^+ = \frac{5 + 146}{2} = 75,5 \, mval/l$$

$$Cl^- = \frac{103 + 2}{2} = 52,5 \, mval/l$$

Es hat sich bewährt, 50 % der zur Deckung der gesamten, vor Behandlungsbeginn eingegangenen Wasser- und Elektrolytschuld errechneten Infusionsmenge am ersten Behandlungstag zu geben und je 25 % an den beiden folgenden Krankheitstagen.

Als Speziallösung zur Deckung dieser Verschuldung bietet sich aufgrund ihrer Elektrolytzusammensetzung die neue pädiatrische Lösung nach Butler an, die zweckmäßigerweise mit 5 %iger Glukose angereichert wird und **zusätzlich** zu der gesondert zu bestimmenden täglichen Erhaltungs- und Ersatzmenge zu infundieren ist.

Beispiel: 32 kg schweres, 117 cm großes Kind, das mit 39,5 ° C und den Zeichen einer perforierten Appendizitis und Peritonitis am vierten Krankheitstag eingeliefert wird (Körperoberfläche 1 m² [s. Nomogramm Abb. 93]). Klinisch maximale Dehydratation mit „toxischem" Schock, Anurie und drohendem Kreislaufversagen (Puls 180 min, RR 60/55 mm Hg, Hämatokrit 60 %).

1. Tag: Erhaltungsmenge bei erhöhter Perspiratio insensibilis 1,5 x 1 + 0,8 x 1 l + täglich pathologische Verluste (Erbrechen + Magensondendrainage) 1,2 l + 50 % der eingegangenen Verschuldung (10 % des Körpergewichts) 1,5 l, **Gesamtmenge 5,4 l**

etwa entsprechend 1000 ml Ringerlösung; 2000 ml 5 % Glukoselösung (+ 90 mval K-Lactat, falls Urinausscheidung intakt)

1000 ml Cook-Lösung; 1,500 ml Pädiatrische Lösung nach Butler + 75 g Glukose (nach Beginn der Diurese; > 25 ml/m² KO/Std.).

2. Tag: Erhaltungsdosis bei 38 ° C: 1,5 x 1 + 0,5 x 1 = 2,0 l + tgl. Verluste (800 ml Magensondendrainage) 0,8 l + 25 % eingegangene Verschuldung 0,75 l, **Gesamtmenge 3,5 l.**

etwa entsprechend 1500 ml 5 % Glukoselösung; 500 ml Ringerlösung + 60 mval K-Lactat; 800 ml Cook-Lösung; 750 ml Butler-Lösung + 37,5 g Glukose.

3. Tag: Erhaltungsmenge bei 37 ° C: 1,5 x 1 = 1,5 l + Ersatzmenge der pathologischen Verluste (300 ml Magensaftdrainage) 0,3 l + 25 % der Verschuldung 0,75 l, **Gesamtmenge 2,5 l**

etwa entsprechend 500 ml Ringerlösung; 1000 ml 5 % Glukoselösung + 40 mval K-Lactat; 500 ml Cook-Lösung; 500 ml Butler-Lösung.

Beachte: Dieses Kind ist in jedem Fall bei der Einlieferung in einem völlig inoperablen Zustand. Es sind zumindest $1/3$ der Infusionsmenge des ersten Behandlungstages bei schneller Tropfgeschwindigkeit zu infundieren, bis die Temperatur auf Werte unter 38 ° C rektal gefallen ist, die Pulsfrequenz unter 120/min liegt und sich die Urinausscheidung auf wenigstens 15 ml/Stunde/m² Körperoberfläche gesteigert hat. Die Rehydratation wird abwechselnd mit 5 %iger Glukose- und physiologischer NaCl-Lösung eingeleitet. Zur Schockbehandlung empfiehlt sich die Auffüllung des Gefäßbettes mit 10 ml Plasma/kg Körpergewicht. Förderlich ist eine zusätzliche physikalische Abkühlung des Patienten durch Wadenwickel, Eisblasen neben der pharmakologischen Temperaturdämpfung mit Butazolidinderivaten.

Wiederbelebung

Die Kenntnis von Ursache und Folge ernster Narkosezwischenfälle auf die vitalen Funktionen von Atmung und Kreislauf sowie die praktischen Fähigkeiten der manuellen Beatmung und Kreislaufbeurteilung haben dazu geführt, daß der Anästhesist aus der Begrenzung des Operationssaals heraustreten konnte, um an den Maßnahmen zur Wiederbelebung nach Katastrophen sowie bei schweren Intoxikationen, Komazuständen, Atemlähmungen etc. aktiv teilzunehmen.

Während die **Reanimation im engeren Sinne** die Wiederbelebung des Herzens und Aufrechterhaltung einer minimalen Blutstromzirkulation umschließt und selbstverständlich stets mit künstlicher Beatmung gekoppelt sein muß, werden unter der allgemeinen Wiederbelebung alle jene Maßnahmen zusammengefaßt, die akut notwendig werden, um die nur aus didaktischen Gründen trennbaren Funktionskreise von Atmung und Kreislauf vor dem völligen Zusammenbruch zu schützen. Es fallen also hierunter:

Maßnahmen zum Freimachen und Freihalten der Atemwege

Behandlung der Ateminsuffizienz und Atemlähmung

Wiederbelebung des Herzens

Verhalten bei massiven, akuten Blutungen, Schocktherapie.

Maßnahmen zum Freimachen und Freihalten der oberen Luftwege

Sie werden insbesondere nach schweren Unfällen mit Schädel-Hirnverletzungen, nach Strangulationsversuchen sowie im Koma und nach massiven Aspirationen erforderlich.

Zuerst wird die Mundhöhle von Fremdkörpern gereinigt, dann der Rachen abgesaugt. Die Verlegung der oberen Luftwege durch Zurücksinken der Weichteile des Zungengrundes gegen die Rachenhinterwand kann durch Dorsalflexion des Kopfes mit Vorziehen des Unterkiefers behoben werden (Abb. 94). Gesichert wird der Luftweg im Rachenbereich durch Einführung eines Oropharyngealtubus nach GUEDEL (Abb. 95). Wird dieser bei oberflächlicher Bewußtseinstrübung nicht toleriert, so leisten Nasopharyngealkatheter nach WENDL gute Dienste (Abb. 96).

Stets ist bei Bewußtlosigkeit der Patient durch Seiten- bzw. Seiten-Bauchlage vor der Möglichkeit einer Aspiration zu schützen. Diese Regel gilt für alle postoperativ noch nicht ansprechbaren Patienten,

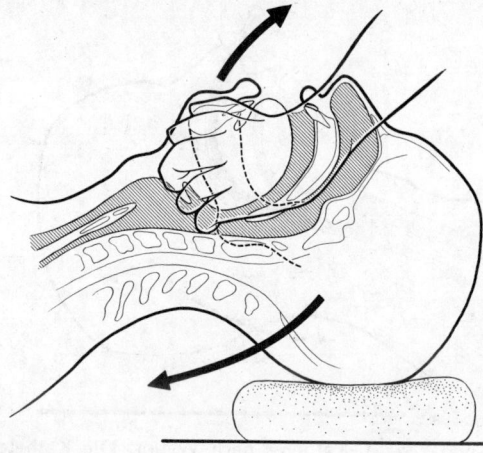

Abb. 94. *Freihalten der oberen Luftwege im Bereich des Mesopharynx.*
Esmarch-Handgriff: Die Mandibula wird beiderseitig bis zum Unterkiefer-
winkel umfaßt und bei überstrecktem Kopf nach vorn und oben gezogen.

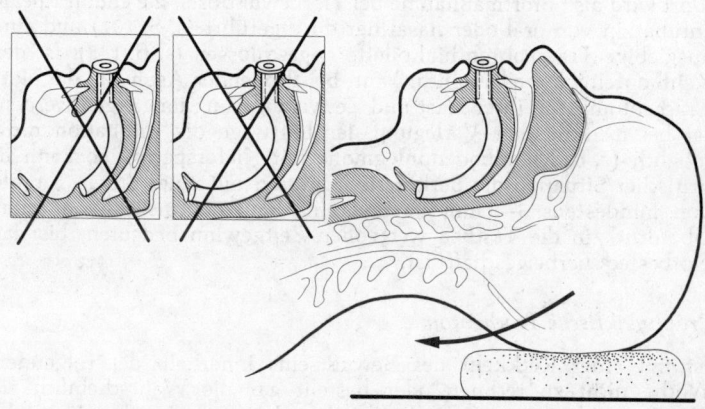

Abb. 95 Oropharyngealtubus nach Guedel (Größen: Erwachsene 3 und 4,
Jugendliche 2, Kinder 1, Kleinkinder 0, Säuglinge 00). Beachte die Auswahl
der passenden Größe!

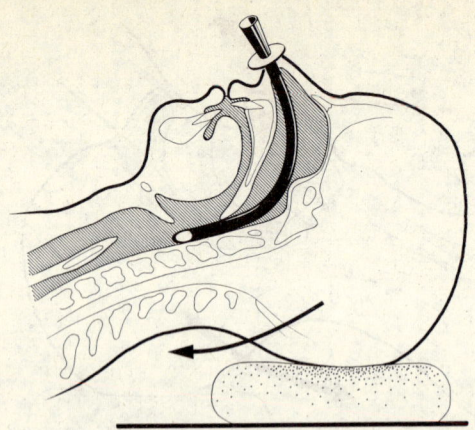

Abb. 96   Nasopharyngeal-Katheter nach WENDL. Die Katheterspitze soll
die Uvula passieren und proximal der Epiglottis enden. Eine verschiebliche
Gummischeibe gestattet die Arretierung in der richtigen Position.

bei Komazuständen, insbesondere aber für bewußtseinsgetrübte Unfallpatienten sowohl am Unfallort wie während des Transports zum
Krankenhaus.

Dort wird als Sofortmaßnahme bei Tiefbewußtlosen die endotracheale
Intubation von oral oder nasal her durchgeführt (s. S. 101) und eine
ausgiebige Tracheobronchialtoilette angeschlossen (s. S. 148). Ist der
Kehlkopfeingang zugänglich, kann bei drohender Asphyxie die Not-
Tracheotomie mit ihrer Hast und Zeitverzögerung umgangen werden.
Ist bei mechanischer Verlegung der Luftwege die Intubation nicht
möglich (z. B. Mundbodenphlegmone mit Kiefersperre), so kann in
kritischer Situation die perkutane Punktion mit einer dicken Kanüle
von mindestens 3—5 mm ∅ und eine Sauerstoffinsufflation unter
Überdruck in die Trachea wertvollen Zeitgewinn bedeuten, bis das
Notbesteck herbeigeschafft ist.

Prophylaktische Tracheotomie

Ist mit einer Rückkehr des Bewußtseins innerhalb der folgenden
Woche nicht zu rechnen oder besteht gar die Wahrscheinlichkeit
der Entwicklung einer respiratorischen Insuffizienz oder Atemlähmung oder ist nach schwerer Aspiration bzw. massiver eitriger Tracheobronchitis häufiges endobronchiales Absaugen erforderlich, so ist
die prophylaktische Tracheotomie **vor** Entfernung des Endotracheal-

katheters indiziert. In dieser Situation wählen wir als Erstkanüle stets eine Beatmungskanüle (nach RÜGHEIMER), die mit einer aufblasbaren Manschette (cuff) gegen die Trachealwand abgedichtet wird. Hierdurch wird die Aspiration sowohl von Erbrochenem aus dem Pharynx als auch von frischem Blut aus der Tracheotomiewunde verhindert (Abb. 98 b). Bei Spontanatmung und gebannter Aspirationsgefahr wird die Beatmungskanüle nach frühestens 4 Tagen gegen eine Normalkanüle ohne cuff ausgetauscht. Inzwischen hat sich ein gut abgegrenzter Fistelgang gebildet; das Einführen der Zweitkanüle wird bei Überstreckung des Kopfes nach hinten durch einen zuvor in das Tracheostoma als Mandrin vorgeschobenen dicken Absaugkatheter wesentlich erleichtert. Wurde die Tracheotomie zur Erleichterung des endobronchialen Absaugens vorgenommen, so gestattet eine kleinere Kanüle ohne Manschette den Eintritt von angefeuchteter Luft über den Larynx und verhindert die unerwünschte Austrocknung der Schleimhäute. Nach

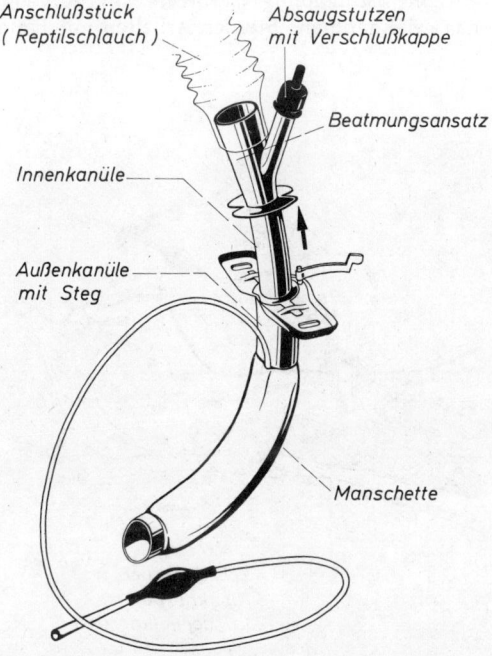

Abb. 97a Silber-Beatmungstrachealkanüle mit Blockierungsmanschette, verschließbarem Absaugstutzen und Reptilschlauch-Anschluß an das Beatmungsgerät.

Entfernung der Kanüle verheilt das Tracheostoma innerhalb weniger
Tage spontan. Nachfolgende Narbenstenosen der Trachea sind selten.

Die Vorteile der Tracheotomie sind:

Ausschaltung einer Obstruktion im Bereich proximal des Tracheostomas (schwere Mundbodenplegmonen, Larynxödem, Glottiskrampf
bei Tetanus, maligne Struma etc.); Verhinderung der Aspiration bei
Verwendung von Kanülen mit aufblasbarer Manschette (Schädel-
Hirntraumen, Komazustände); Erleichterung wiederholter Bronchial-
toiletten (nach massiven Aspirationen, bei schwerer eitriger Tracheobronchitis); Vereinfachung des Anschlusses von Beatmungsgeräten
im Bedarfsfall; Verminderung des physiologischen Totraumes um die
Hälfte.

Nachteile der Tracheotomie können durch sorgsame pflegerische Maßnahmen eingeschränkt werden:

Erleichterte Keimeinschleppung. Gefürchtet sind Proteus vulgaris und
Pseudomonas. Maßnahmen: Steriles Arbeiten mit Einmal-Kathetern

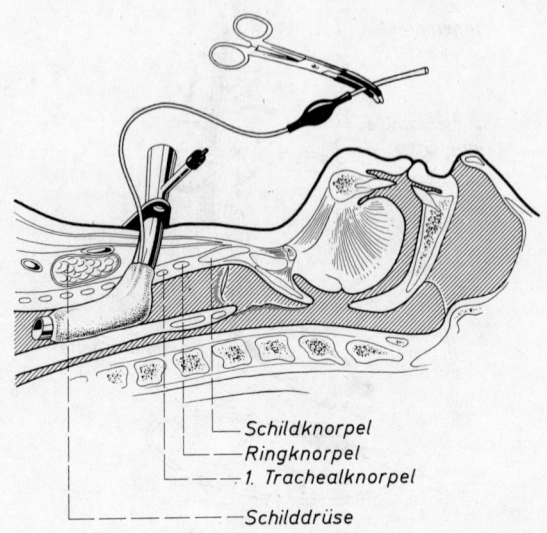

    └── *Schildknorpel*
    ├── *Ringknorpel*
    └── *1. Trachealknorpel*
    └── *Schilddrüse*

Abb. 97b   Beatmungstracheotomiekanüle mit blockierender Gummiman-
schette in situ.

und Handschuhen; zumindest einmal wöchentlich Abstrichkontrolle mit Erreger- und Resistenzbestimmung, Röntgenaufnahme der Thoraxorgane.

Fehlende Anfeuchtung der Atemluft. Maßnahmen: Erhöhung der Luftfeuchtigkeit im Zimmer; Vorschalten einer Tracheostomiekammer mit Zufuhr von vernebeltem Wasser, ggf. Aerosoltherapie mit Antibiotika und Bronchiolytika (s. Abb. 98 a).

Notbehelf: Überdecken des Tracheostomas mit einer feuchtgehaltenen SCHIMMELBUSCH-Maske, Instillationen von 5—10 ml physiologischer NaCl-Lösung via Kanüle mit nachfolgendem Absaugen im Abstand von 1 Stunde.

Trachealdrucknekrosen und Ulzera im Bereich des distalen Kanülenendes, u. U. arterielle Arrosionsblutung.

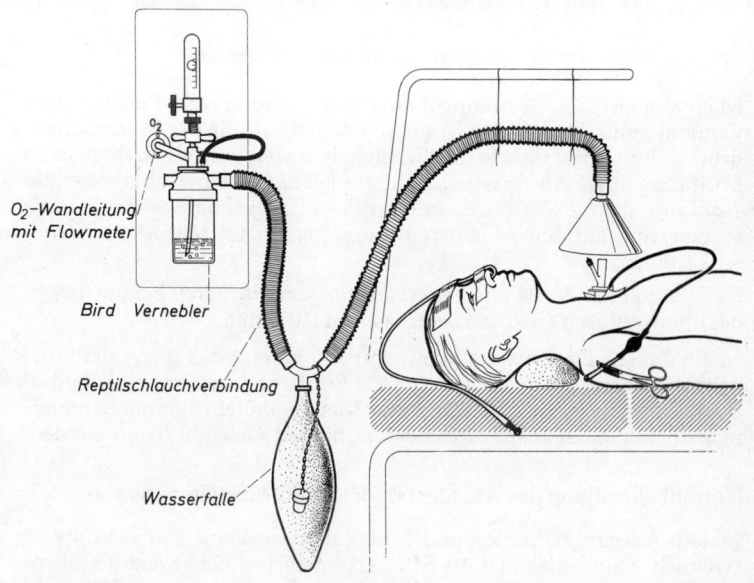

O₂-Wandleitung mit Flowmeter

Bird Vernebler

Reptilschlauchverbindung

Wasserfalle

Abb. 98 a Anordnung zur kontinuierlichen Anfeuchtung der Inspirationsluft und Aerosol-Therapie tracheotomierter Patienten.

Ein O₂-Zusatz von 2—4 l/min vernebelt innerhalb des BIRD-500 ml-Nebulizer Wasser und ggf. zugesetzte Medikamente. Beachte die Zwischenschaltung eines Atembeutels als Wasserfalle.

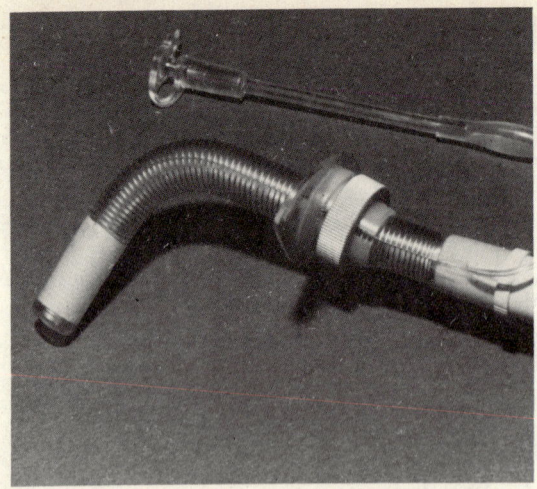

Abb. 98 b   Tracheoflex-Kanüle nach RÜGHEIMER.

Maßnahmen: Bei Beatmungsfällen Verwendung von Plastik- oder Gummikanülen (s. Abb 98 b) und häufige Kontrolle des Manschettendrucks, der so niedrig wie möglich gehalten werden soll. Nach unseren Erfahrungen ist eine zweigekammerte Manschette mit alternierender Abdichtung ohne Vorteil, da in der Praxis Unregelmäßigkeiten und zu starker, nun auf einen kleineren Raum begrenzter Manschettendruck vorkommen.

Dislokation von Kanülen oder Abdichtungsmanschetten bei unruhigen oder bewußtlosen frischtracheotomierten Patienten.

Maßnahmen: Dauerwache zumindest in den ersten Tagen oder Aufnahme in eine Intensivpflegeeinheit. Intubationsbesteck und Ambu-Beutel bereitlegen. Armierung von Metallkanülen nur mit Gummimanschetten passenden Durchmessers, die mit Klebstoff fixiert werden.

Notfallbehandlung der Ateminsuffizienz und Atemlähmung

Je nach Ausgangssituation und Lebensalter wird eine akute Asphyxie zwischen 2 und maximal 10 Min. ertragen, bevor irreversible Hirnschäden einzutreten pflegen. Herzstillstand ist zu diesem Zeitpunkt gelegentlich noch nicht eingetreten. In mehr als 90 % der Fälle ist die primäre Ursache eines Atemstillstandes außerhalb der Operationsabteilung auf eine mechanische Verlegung der oberen Luftwege zurückzuführen, der mit den im vorigen Kapitel besprochenen Maßnahmen zu begegnen ist.

Die Methoden der Notfallbeatmung müssen ohne technisches Zubehör ausführbar und auch vom Laien leicht erlernbar sein. Die Mund-zu-Mund- bzw. die Mund-zu-Nase-Beatmung hat sich seit dem II. Weltkrieg mehr und mehr durchgesetzt und mit Recht die „manuellen Beatmungsverfahren" verdrängt. Es hat sich herausgestellt, daß eine Person allein nicht diese Verfahren ausführen und gleichzeitig die oberen Luftwege freihalten kann. Auch übersteigt die Ventilationsmenge selbst des zuvor intubierten Patienten unter diesen Beatmungsverfahren selten 500 ml, während mit der Atemspende bis 1000 ml Exspirationsluft in den Patienten bewegt werden können.

Technik der Atemspende (Abb. 99 a und b)

Bei Rücken- oder Seitenlage des Patienten kniet der Beatmer seitlich vom Kopf nieder. Der Unterkiefer wird maximal nach vorn gezogen, der Kopf nach dorsal überstreckt. Mit einer Frequenz von 16—20 min wird die Exspirationsluft des Spenders entweder bei zugehaltenem Mund in die Nasenöffnung des Empfängers oder bei geschlossener Nase zwischen die geöffneten Lippen des Patienten eingeblasen. Der Beatmungseffekt ist an der freien Exkursion des Brustkorbs zu kontrollieren, die passive Ausatmung kann durch leichten Druck auf den Thorax unterstützt werden. Bei einem Beatmungsvolumen von 800 bis 1000 ml können eine Ventilation von 10—12 l/min und eine ausreichende O_2-Sättigung sichergestellt werden, da die Exspirationsluft noch 16 Vol % Sauerstoff enthält. Auch die Kohlensäurespannung verbleibt weit unter der kritischen Grenze.

Leichter und ästhetisch ansprechender kann diese Beatmungsmethode gestaltet werden, wenn man einen Doppel-Mundtubus nach SAFAR verwendet (Abb. 100). Bei entsprechender Fachkenntnis und Gegenwart von Hilfsmitteln kann natürlich auch über eine festaufgesetzte Gesichtsmaske oder über einen unter digitaler Kontrolle eingeführten Endotrachealkatheter mit dem Mund beatmet werden. Die Atemspende muß so lange aufrechterhalten werden, bis eine ausreichende Spontanatmung zurückkehrt bzw. bis ein besseres Beatmungsverfahren an dessen Stelle treten kann.

Manuelle Beatmungsverfahren mit Maske und Atembeutel (Abb. 101)

Im Beatmungsbeutel nach RUBEN (AMBU) und dem Resutator des Drägerwerkes stehen leicht transportable und manuell ohne Druckgas zu bedienende Beatmungsgeräte zur Verfügung, mit denen der Patient wahlweise über eine angepaßte Gesichtsmaske oder über einen eingeführten Endotrachealkatheter leicht und über längere Zeitabschnitte beatmet werden kann.

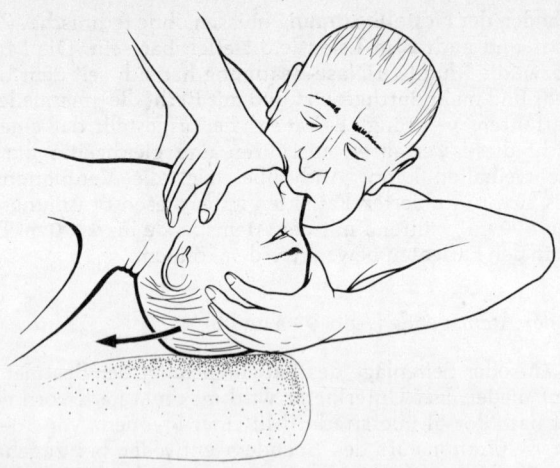

Abb. 99a Mund-zu-Nase-Beatmung. Mit beiden Händen wird der Kopf in Streckstellung gehalten, die rechte Hand verschließt gleichzeitig die Mundöffnung.

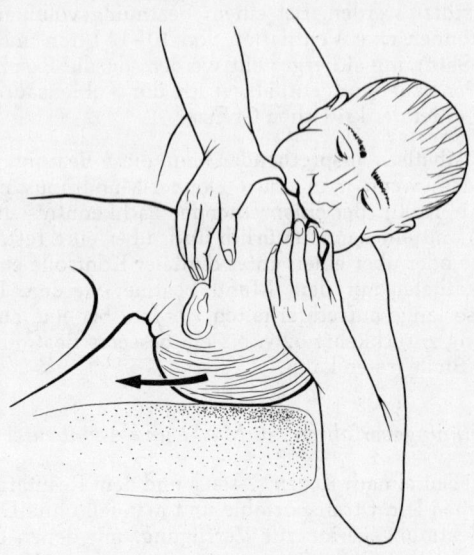

Abb. 99b Mund-zu-Mund-Beatmung. Der Kopf des Beatmeten wird überstreckt, der Unterkiefer wird mit der rechten Hand nach vorn gedrückt, die Nase mit den Fingern der linken Hand komprimiert.

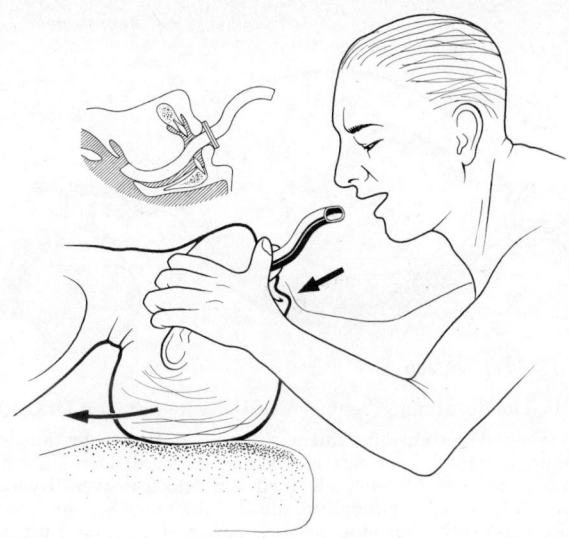

Abb. 100   Beatmung über einen Doppel-GUEDEL-Tubus (Wiederbelebungs-tubus nach SAFAR).

Der Ambu-Beutel besitzt einen elastischen Schaumgummimantel. Durch Kompression wird der Luftinhalt über das RUBEN-Ventil in Richtung Patient geführt. Nach Beendigung der Kompression schlägt die Spiral-feder das RUBEN-Ventil zurück. Die Luft entweicht passiv aus den Luft-wegen des Patienten über den freien Schenkel des T-förmigen Ventils nach außen. Währenddessen dehnt sich der elastische Beutel unter Ansaugen von Luft über das Einweg-Ventil am Schwanzende selbsttätig wieder aus. Durch einen seitlichen Stutzen kann der Luft O_2 aus einer ggf. vorrätigen Druckflasche zugesetzt werden.

Der Resutator (Dräger) arbeitet nach dem gleichen Prinzip, nur ist der elastische, sich selbsttätig ausdehnende Atembeutel durch einen zieharmonikaförmigen Beatmungsbalg ersetzt.

Die Beatmungsverfahren mit Maske und Atembeutel haben den Vor-teil bzw. den Nachteil, daß sie von **ausgebildetem Personal** in Not-situationen leichter und ohne Ermüdung ausgeführt werden können. Krankenschwestern, Studenten und Begleitpersonal des Ambulanz-dienstes sind also entsprechend zu schulen.

Zur kurzfristigen manuellen Beatmung kann in der Klinik ein Nar-kose-Kreislaufgerät herangezogen werden. Auf das turnusgemäße Auswechseln verbrauchter CO_2-Absorber und eine Beschränkung des Sauerstoffs im Ventilationsgemisch auf nicht mehr als 50 Vol % ist zu achten.

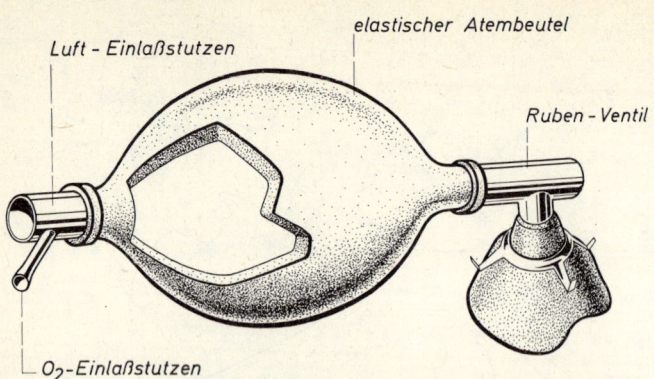

Abb. 101   Handbeatmungsbeutel (AMBU, Beutelresutator Dräger)

Der Atembeutel besteht aus einem sich selbsttätig wieder ausdehnenden Schaumgummimantel oder aus elastischem Gummi. Der Lufteinlaß wird bei Kompression des Atembeutels durch ein Rückschlagventil verschlossen. Ein seitl. Einlaßstutzen ermöglicht die Zufuhr von O_2. Der Patient kann an das Ruben-Ventil über eine Gesichtsmaske, einen Endotrachealkatheter oder über einen Verbindungsschlauch und Tracheotomie-Kanüle angeschlossen werden. Beachte die Markierungsfarben: Blau = Beatmungsquelle, Rot = Patient, Gelb = Ausatemschenkel.

Dauerbeatmung

Bei Atemlähmung oder anhaltender respiratorischer Insuffizienz wird Langzeitbeatmung erforderlich. Die Patienten sind wie schwere Tetanusfälle den Beatmungsstationen oder Intensivpflegeeinheiten großer Schwerpunktkrankenhäuser zuzuführen, damit mit einem erträglichen pflegerischen Aufwand ein Maximum an therapeutischem Gewinn erreicht werden kann. Bei fachkundiger Transportbegleitung ist die Notwendigkeit kontinuierlicher Beatmung keine Gegenindikation für den erforderlichen Transfer. Zuvor soll zur Sicherheit eines freien Luftweges eine Intubation oder Tracheotomie durchgeführt werden. Die Beatmung während des Transports erfolgt mittels Ambu-Beutel oder Resutator, ggf. unter Zusatz von O_2.

Bei kompletter Atemlähmung haben sich zur Dauerbeatmung der Spiromat (Fa. Dräger) und der Engström-Respirator bewährt. Sie werden elektrisch angetrieben, sind volumenkonstant und besitzen ein gutes Anfeuchtungsaggregat sowie verläßliche Überdruckbegrenzungsventile (Abb. 102).

Bei respiratorischer Insuffizienz empfiehlt sich die Anwendung von durch den Patienten gesteuerten Beatmungsgeräten (Bird-Respirator, Bennet-Respirator, Assistor, Dräger). Auch hier ist auf eine ausreichende Anfeuchtung des Ventilationsgemisches zu achten. Assistierende Beatmungsgeräte mit regulierbarer Flow-Geschwindigkeit sind den ausschließlich druckgesteuerten Beatmungsgeräten überlegen. Gute Erfahrungen in der assistierten Beatmung haben wir mit den BIRD-Respiratoren Mark 7 und Mark 8 sammeln können.

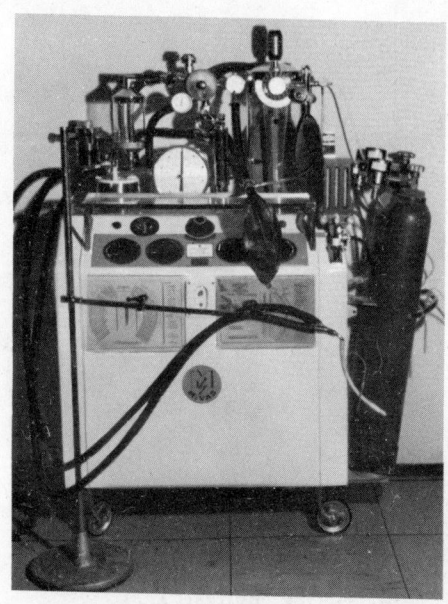

Abb. 102
ENGSTRÖM-Narkose-
Respirator.

Neben einer sachkundigen Einstellung und Überwachung der Beatmung (s. S. 185), ausreichender Anfeuchtung des Ventilationsgemisches und gezielter Aerosolinhalationstherapie sind allgemeine pflegerische Maßnahmen von entscheidender Bedeutung für den Enderfolg (alle 3 Stunden Lagewechsel, parenterale Infusionsbehandlung, Sondenernährung, Dekubitus- und Kontrakturprophylaxe etc.).

Indiktionen. *Atemlähmung* bei Schädel-Hirntraumen, aufsteigender Polyneuritis, schwersten Barbituratvergiftungen, aufsteigender akuter Poliomyelitis.

Respiratorische Insuffizienz bei schweren Thoraxverletzungen, progressiver Pneumonie, schwerem Emphysem mit Superinfektion, Zuständen nach massiver Aspiration, nach Wiederbelebung von Herz- und Kreislaufstillständen.

In der Säuglingschirurgie nach Operationen von 'Zwerchfellhernien, Ösophagusatresien etc.

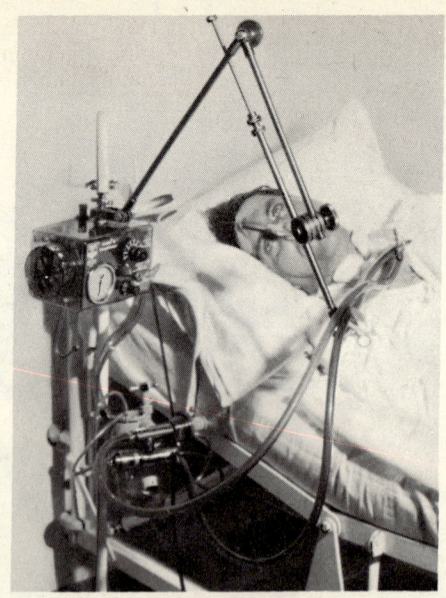

Abb. 103   Bird-Respirator, Mark 8, mit vorgeschaltetem Wasser-Ver-
nebler.

Empfehlenswerte Literatur: P. Lawin: Praxis der Intensivbehandlung, 2. Aufl. Thieme, Stuttgart 1971

Killian, H., A. Dönhardt: Wiederbelebung. Thieme, Stuttgart 1955

A. C. Smith: Clinical Practice and Physiology of Artificial Respiration, Blackwell, Oxford 1957

International Anesthesiology Clinics, Respir. Insufficiency, Bd. 1, N. 2, 1964

Barth L., M. Meyer: Moderne Narkose, VEB Fischer, Jena 1965

Wiederbelebung von Herz und Kreislauf

Ein schwerer Kreislaufzusammenbruch kann kurzfristig den Patienten in einen moribunden Zustand versetzen. Blässe, Abfall des arteriellen Blutdrucks auf nicht mehr meßbare Werte, fehlende Pulsation der großen Arterien (A. carotis, A. femoralis), schließlich präfinale Schnappatmung und Dilatation der Pupillen sind die Anzeichen der hereingebrochenen Katastrophe und des eintretenden Exitus. Als unmittelbare Ursachen derartiger unerwarteter Zwischenfälle kommen in Frage:

Kreislaufstillstände infolge massiver arterieller Blutungen (Exsanguination) bei Ruptur von Aorten- und Herzaneurysmen, Milz- und Leberrissen etc. Dem finalen Herzstillstand in Diastole gehen kreislaufunwirksame Herzkontraktionen voraus.

Kreislaufstillstände bei akutem Herzversagen mit elektrokardiographisch ungestörter Reizbildung und Niedervoltage, ggf. protrahiertem QRS-Komplex („**weak beat**") kommen u. a. bei massiver Lungenembolie und toxischer Überdosierung von Barbituraten zur Beobachtung. Auch die Schnelltransfusion großer Mengen von kaltem Zitrat-Konservenblut nach akuten intraoperativen Verlusten kann im hypovolämischen Schock akutes Rechtsversagen und Kreislaufstillstand auslösen.

Akuter Herzstillstand (Asystolie) ist z. B. bei Patienten mit atrioventrikulären Überleitungsstörungen für die Auslösung von ADAM-STOKE-Anfällen, u. U. mit Sekundenherztod, verantwortlich. Asystolie als Folge „vagovagaler Reflexe" ist wahrscheinlich sehr selten und wurde als „Bolus"-Tod nach Verschlucken größerer Fremdkörper, gelegentlich auch nach operativer Unterbindung einer Pulmonalarterie beschrieben. Nach i. v. Injektion von Succinylcholin werden gelegentlich Bradyarrhythmien, sehr selten auch echte Herzstillstände beobachtet. Bei der Narkoseeinleitung per inhalationem mit übermäßig hoch konzentriertem Chloroform- oder Halothandampf können akute Herzstillstände provoziert werden.

Kammerflattern und Kammerflimmern sind Ursache eines Sekundenherztodes bei schwerem Herzinfarkt und beim Elektrounfall. Schwere hypoxische Zustände bedingen am Herzen anfänglich Tachyarrhythmien, gehäufte polytope ventrikuläre Extrasystolien und schließlich Kreislaufstillstand bei Kammerflimmern.

Notfallmaßnahmen

Da das Gehirn bei normaler Körpertemperatur und plötzlichem Kreislaufstillstand innerhalb von 3 bis maximal 5 Min. irreversible hypoxische Schäden davonträgt, läßt die Feststellung eines akuten Herz- oder Kreislaufstillstandes keine Zeit für differentialdiagnostische Erwägungen, sondern erfordert umgehend folgende gleichzeitig anlaufende Wiederbelebungsmaßnahmen:

Künstliche Beatmung, wenn möglich mit Sauerstoff, Wechseldruck und Sicherung der Luftwege durch Intubation; Absetzen sämtlicher Anästhetika, mäßige Kopftieflage des Patienten. Ingangbringen eines künstlich unterhaltenen Kreislaufs durch äußere geschlossene Herzmassage (s. Abb 104) oder blutige offene Herzmassage, sofern die geschlossene Methode nicht innerhalb von 2—3 Minuten zu peripher tastbarem Puls und Besserung des klinischen Bildes führt und die Voraussetzungen für eine Notthorakotomie gegeben sind.

Bei beiden Methoden ist die gleichzeitige Auffüllung des Blutvolumens durch niedrigmolekulares Dextran (Rheomacrodex) oder Konservenblut erwünscht.

Die Injektion von Pharmaka erfolgt **stets nach** den primären Maßnahmen der Beatmung und Herzmassage und ohne deren Unterbrechung!! Sofern durch die äußere Herzmassage ein effektiver Ersatzkreislauf aufrechterhalten werden kann, erreichen i. v. gegebene Medikamente das Myokard in spätestens 2 Minuten. Andernfalls ist die intrakardiale Applikation angezeigt. Die Injektion durch den kostoxiphoidalen Winkel umgeht die Pleura und vermeidet Verletzungen größerer Äste der Koronargefäße. Die vorherige Aspiration von Blut gewährleistet die Zufuhr ins Ventrikellumen. Folgende Medikamente sind empfehlenswert:

Kalziumglukonat 10%ig 5—10 ml zur Steigerung der Myokardkontraktilität und des Herztonus.

Alupent 0,5—1,0 mg mit 10 ml physiologischer NaCl-Lösung verdünnt bzw. Adrenalin 0,5—1,0 mg mit 10 ml physiologischer NaCl-Lösung verdünnt erhöhen die Reizbildung. Bei bereits bestehendem Kammerflimmern werden die Fibrillationen kräftiger und eine günstigere Ausgangssituation für die elektrische Defibrillation geschaffen. Die progressive metabolische Azidose ist mit 6 %igem $NaHCO_3$ anzugehen. Wir veabreichen 20 ml/5 min Kreislaufstillstand und Dauer der Herzmassage beim Erwachsenen.

Die elektrokardiographische Klärung des Kreislaufstillstandes erfolgt, sobald die vorstehende Notfallbehandlung eingeleitet und das Ekg-Gerät herbeigeschafft ist. Bei eröffnetem Thorax und sichtbarem Myokard erlaubt bereits der Augenschein, die kardiale Situation zu erfassen und gleichzeitig die Herzfüllung zu beurteilen, zwei wesentliche Vorteile einer blutigen Wiederbelebung des Herzens. Da unerwartete Kreislaufstillstände nicht nur im Operationssaal, sondern auf allen Abteilungen eines Krankenhauses eintreten können, haben wir einen Notfallwagen mit folgendem Zubehör eingerichtet:

Intubationsbesteck und Handbeatmungsbeutel nach RUBEN (AMBU-Beutel) Venae sectio-Besteck, Plasmaexpander (Rheomacrodex, Haemaccel).

Pharmaka: Kalziumglukonat 10 %ig, Alupent, Adrenalin, $NaCHO_3$ 6 %ig, Novocamid, Isoptin, Lidocain (Xylocain) 1 %.

Stabiles Holzbrett zur Unterlage bei äußerer Herzmassage im Krankenbett; Kombinationsgerät (Cardioverter) zur oszillographischen Registrierung des Ekg, zur internen und externen Defibrillation und mit externem und internem Schrittmacher.

Äußere Herzmassage (HM)

Nach Einleitung der künstlichen Beatmung und Anheben der Beine zur Förderung des venösen Rückstroms läßt sich bei Kreislaufstillstand ein für die Funktion vitaler Organe ausreichender Minimalkreislauf durch äußere Herzmassage aufrechterhalten.

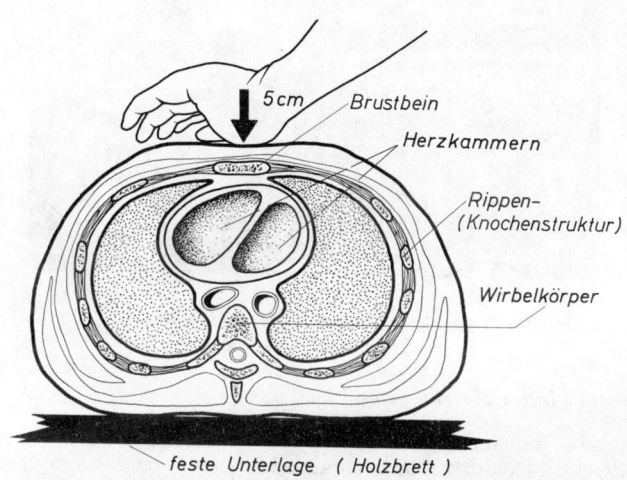

Abb. 104   Äußere Herzmassage; Thorax-Querschnitt.

Technik: Der Patient ist ggf. durch Unterschieben eines Holzbretts auf eine feste Unterlage zu verbringen. Durch federnden Druck auf das distale Brustbeindrittel wird das Herz mit einer Frequenz von 70—90/min zwischen Sternum und vorspringender Wirbelsäule passiv ausgedrückt. Der Erfolg der äußeren HM ist an der Pulsation der A. carotis bzw. A. femoralis abzulesen. In spätestens 3 Minuten sollen sich die Farbe des blaßzyanotischen Patienten bessern und die Pupillen wieder verengen. Eine wirkungsvolle äußere HM setzt eine elastische Thoraxwandung und gefülltes Gefäßbett voraus. Bei jeder Kompression muß das Brustbein der Wirbelsäule um etwa 5 cm genähert werden. An Nebenverletzungen kommen Rippenfrakturen, gelegentlich auch bei schlechter Technik Milz- und Leberrupturen zur Beobachtung. Nach erfolgreicher Wiederbelebung ist durch eine Röntgenaufnahme die Entstehung eines Pneumothorax auszuschließen.

Läßt sich innerhalb von 2—3 Min. kein gut tastbarer Arterienpuls unter der äußeren HM erreichen, so sind nach Möglichkeit Notthorakotomie und blutige HM auszuführen.

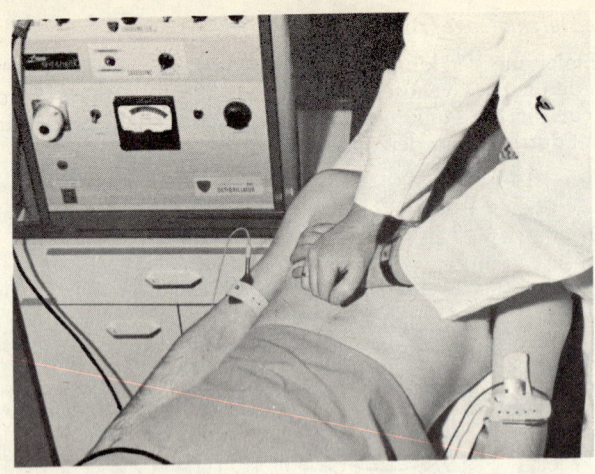

Abb. 105   Technik der äußeren Herzmassage.

„Offene" blutige Herzmassage

Beatmung und äußere HM gehen bis zum unmittelbaren Abschluß der Operationsvorbereitung voraus. In Seiten- oder Schräglage Eröffnung der linken Thoraxhälfte im 4. ICR. Nach Sperrung der Rippen erfolgt die rhythmische manuelle Kompression des Herzens gegen die Basis; bei anatomisch kleinen Verhältnissen können die Ventrikel digital gegen die Sternumhinterfläche ausgedrückt werden. Es ist daran zu denken, daß die Kompression der absteigenden Aorta (z. B. mit einem Stieltupfer) die Perfusion von Herz und oberer Körperhälfte wesentlich verbessern kann. Der Effekt der Massage ist an der Pulsation der A. carotis ablesbar. Beachtung des Zeitintervalls bis zur Verengung der Pupillen und bis zum Einsetzen erster Schnappatmung geben prognostische Hinweise über das Ausmaß des hypoxischen Zerebralschadens.

Elektrische Defibrillation

Auch wenn ein Kreislaufstillstand durch optisch oder elektrokardiographisch nachgewiesenes Kammerflimmern oder -flattern ausgelöst wurde, stellte die *Elektroschock-Defibrillation stets eine sekundäre Behandlungsmaßnahme* dar, dem neben der künstlichen Beatmung das Ingangbringen eines künstlichen Ersatzkreislaufes durch externe oder interne Herzmassage vorauszugehen hat! Bei schlaff dilatiertem, zyanotisch-hypoxischem Herzmuskel und gedämpfter, gerade mit dem

Auge noch wahrnehmbarer Herzfibrillation kann von der Verabreichung eines Elektroschocks allein keine Unterbrechung des Kammerflimmerns erwartet werden. Neben O_2-Beatmung und Herzmassage führen Kalziumglukonat 10 ^{0}/oig und Alupent 0,5—1,0 mg bzw. Adrenalin 0,5—1,5 mg, in das Ventrikellumen injiziert, zu einer zunehmenden Tonisierung des Myokards bei entsprechender Kräftigung der fibrillatorischen Kontrakturen. Außerdem ist zuvor die fortschreitende metabolische Azidose mit Natriumbikarbonat 6^0/oig (20 ml/5 Minuten Kreislaufstillstand i. v.) zu bekämpfen.

Die Defibrillation kann, — jeweils mit gesonderten Elektroden und unterschiedlichen Spannungen —, extern oder nach Freilegung des Herzens intern durchgeführt werden. Verwendet werden entweder hochgespannte Wechselstromstöße oder die Gleichstromentladung eines Kondensatorgerätes. Bei Wechselstromgeräten sind Spannung und Stromdurchflußdauer einstellbar, bei den Kondensator-Defibrillationen wird die elektrische Energie in Wattsekunden eingestellt.

Übersicht der erforderlichen Spannungen und Zeitdauer bzw. der elektrischen Energie bei Wechselstrom- bzw. Kondensatorgeräten:

	Externe Defibrillation	Interne Defibrillation
Wechselstromgerät	450—1000 Volt 0,1—0,25 sec	110—220 Volt 0,1—0,2 sec
Kondensatorgerät	150—400 Wattsec	25—50 Wattsec

Die erst im letzten Jahrzehnt entwickelten Kondensatorgeräte sind den Wechselstromdefibrillatoren überlegen, weil der Stromdurchfluß nur etwa ^{1}/100 sec erfordert. Es lassen sich daher thermische Schädigungen der Haut bzw. des Myokards weitgehend vermeiden. Die externe Defibrillation gelingt zuverlässig und kann auf Wunsch (z. B. zur Unterbrechung therapieresistenter Tachykardien) durch eine zuvor abgegriffene R-Zacke des Ekg ausgelöst werden (Kardioversion). Die Aufladung eines Kondensatorgerätes erfolgt aus einer normal abgesicherten Netzleitung oder aus portablen Batterien.

Bei äußerer Defibrillation ist auf guten Kontakt (feuchtes Tuch, Elektrodenpaste) und richtige Plazierung der Elektroden zu achten (I: Herzspitze, II: Manubrium sterni). Bei interner Defibrillation sollen möglichst großflächige Elektroden dem freigelegten Herzen breit angelegt werden. Die Handgriffe der Elektroden sind gut isoliert; sonst darf sich zum Zeitpunkt der Schockauslösung der Patient weder im direkten noch indirekten Kontakt mit dem Rettungspersonal befinden (Hochspannung!). In therapieresistenten Fällen ist u. U. noch

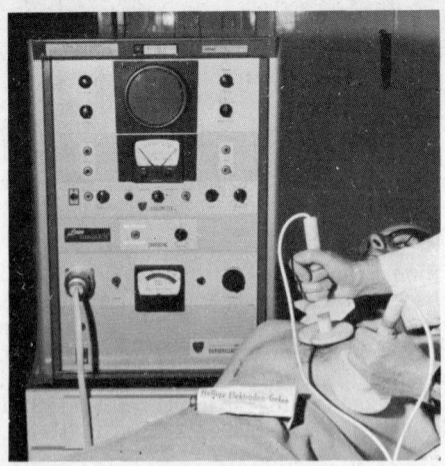

Abb. 106   Externe Defibrillation.

die Unterbrechung des Kammerflimmerns durch 3—4 in Serie einander folgenden Elektroschocks gelungen, wenn nach Ausgleich der metabolischen Azidose mit Natriumbikarbonat 3—5 mval KCl-Lösung und 1 mg/kg Lidocain (Xylocain) intrakardial in die linke Herzkammer injiziert wurden. Bei Hypothermie verbessern warme Thorax- und Perikard-Spülungen mit physiologischer NaCl-Lösung die Ausgangssituation. Bei sehr großem freiliegenden Herzen ist zur direkten Defibrillation die Erhöhung der elektrischen Energie bis auf 100 Watt-sec angezeigt.

Maligne Hyperthermie (Hyperpyrexie)

Die maligne Hyperthermie ist eine seltene, aber überaus gefährliche Narkosekomplikation, deren Häufigkeit mit 1 : 15 000 angegeben wird. Betroffen sind vorwiegend männliche Patienten zwischen 5 bis 40 Jahren. Bei den präoperativ normothermen Patienten werden folgende klinische Zeichen beobachtet: Puls- und Blutdruckanstieg kombiniert mit beschleunigter tiefer Atmung und gesteigertem Sauerstoffverbrauch. Die enorme Grundumsatzsteigerung führt zur Freisetzung großer Kohlendioxydmengen, so daß sich der Absorber in kurzen Zeitabschnitten verbraucht und ausgewechselt werden muß. Während die Puls- und Blutdrucksteigerung oft als Zeichen einer zu oberflächlichen Narkose mißdeutet wird, weisen im späteren Narkoseverlauf eine zunehmende Zyanose, Rhythmusstörungen und Hypotonie auf die bedrohliche Situation hin. Eine durch Muskelrelaxantien nicht zu durchbrechende Muskelrigidität und eine Körpertemperatur von 41 ° C und mehr bestätigen die Diagnose einer malignen Hyperthermie. Die Zyanose ist durch Hyperventilation mit Sauerstoff kaum zu beeinflussen. Wenn die Narkose nicht umgehend beendet und intensivpflegerische Maßnahmen ergriffen werden, droht in Kürze der Tod (s. S. 167).

Behandlung der malignen Hyperthermie

1. Narkose unterbrechen, Operation umgehend beenden. Kein weiteres Succinylcholin, keine halogenierten Kohlenwasserstoffe (Halothan)!

2. Hyperventilation mit 100 % O_2. AMV: 15—25 l/min.
   Reptilschläuche und Atembeutel des Kreissystems wechseln

3. Ausgleich der progressiven metabolischen Azidose mit Natriumbicarbonat, initial 2 mval/kg i. v.; wiederholte Blutgasanalysen!

4. Anlage eines zentralen Vena-Cava-Katheters: Hypertone Glukoselösung als Energiespender und Novocain-1 %-Lösung (1—2 mg/kg/min) i. v. unter EKG-Kontrolle, bis Pulsfrequenz unter 100/min

5. Effektive Oberflächenkühlung mit Eispackung bzw. Magenspülung mit kalter NaCl-Lösung; ggf. kalte Bauchhöhlen- oder Thoraxspülungen. 5—10 mg Dehydrobenzperidol zur peripheren Vasodilatation

6. Digitalisierung und Prophylaxe bzw. Therapie von Herzrhythmusstörungen (10—20 ml Xylocain 1 % Lösung auf 500 ml Glukose)

7. Während des terminalen Stadiums wird häufig eine Myo-globinurie mit Oligo-Anurie beobachtet: Dauerkatheter, Lasix (20—40 mg) und Sorbit (100—200 ml 40 %) i. v.

8. Intravasale Gerinnung im schweren Schock führt zur Verbrauchs-koagulopathie mit Blutungsneigung; Therapie: Heparin 100—200 E/kg/24 Std. und Substitution von Gerinnungsfaktoren, ggf. thrombozytenreiches Frischplasma

9. Bei Hyperkaliämie 250 ml 40 % Glukose mit 40 E Alt-Insulin i. v.

10. Wegen des drohenden Hirnödems im schweren Schock Kortiko-ide: Methyl-Prednisolon 30 mg/kg i. v. bzw. Dexamethason 0,2 mg/kg i. v.

Eine fehlende oder völlig unzureichende Relaxation der Kiefermusku-latur ist das erste Warnsymptom, das bei der Intubation unter Succinylcholin häufig beobachtet werden kann.

Abbruch der begonnenen Narkose, Verschiebung der geplanten Ope-ration, Kontrolle der Temperatur und der CPK im frischen Serum können den Tod durch maligne Hyperthermie verhindern, wenn die Verdachtsdiagnose *frühzeitig* gestellt wird.

Ursachen

Bei einigen Fällen wurde ein dominant vererbter Enzymdefekt nach-gewiesen. Erhöhte Werte von Kreatinin-Phosphokinase (CPK) kön-nen diese besondere Narkosegefährdung anzeigen (Kontrolluntersu-chungen von Blutverwandten nach Narkosezwischenfällen mit Hyper-thermie). Die von mehreren Anästhesisten beobachtete Wirkungslo-sigkeit von Muskelrelaxantien sowie die Ausscheidung von Myoglo-bin im Urin bei gleichzeitiger Kaliumfreisetzung weisen auf eine Stö-rung in der Sklettmuskelzelle hin. Nach einem Hyperthermiesyndrom in der Anamnese sind spätere chirurgische Eingriffe möglichst in Lo-kal- oder Leitungsanästhesie vorzunehmen. Ist eine Allgemeinnar-kose nicht zu umgehen, so ist die Neuroleptanalgesie unter Verwen-dung von Pancuroniumbromid zur Intubation und Relaxation indi-ziert. Durch präoperative Bestimmung der CPK können besonders gefährdete Personen ausgesondert werden. Da ein Überleben des Hyperthermiesyndroms nur bei frühzeitigem Erkennen des Krank-heitbildes und umgehender Behandlung möglich ist, sollte zumin-dest bei dem Auftreten von Komplikationen unter der Allgemein-narkose eine Temperaturkontrolle durchgeführt werden.

Eine fehlende oder völlig unzureichende Relaxation der Kiefermus-kulatur ist das erste Warnsymptom, das bei der Intubation unter Suc-cinylcholin häufig beobachtet werden kann.

Abbruch der begonnenen Narkose, Verschiebung der geplanten Ope-ration, Kontrolle der Temperatur und der CPK im frischen Serum können den Tod durch maligne Hyperthermie verhindern, wenn die Verdachtsdiagnose *frühzeitig* gestellt wird.

„Kontrollierte Hypotension"

Die „Kontrollierte Blutdrucksenkung" ermöglicht dem Chirurgen, ausgedehnte Radikaloperationen blutreicher Gewebe ohne größeren Blutverlust durchzuführen (Karzinomchirurgie an Kopf und Hals, Schilddrüse, Mamma und Beckenorganen).

Voraussetzung für die gefahrlose Durchführung einer arteriellen Hypotensionstechnik durch den erfahrenen Anästhesisten ist der präoperative Ausschluß arteriosklerotischer Gefäßveränderungen an Herz, Hirn und Nieren.

Neben Nieren- und Leberparenchymschäden sind daher Angina pectoris, Zustand nach Myokardinfarkt, Myodegeneratio cordis, Zerebralsklerose, renaler Hochdruck, Altershochdruck und „essentielle" Hypertonie absolute Kontraindikationen!

Technisches Vorgehen

Der Ganglienblocker Trimetaphan (Arfonad) ermöglicht als 0,5 ‰ Lösung (250 mg auf 500 ml phys. NaCl-Lösung) eine dosierbare und innerhalb von 3—5 Minuten reversible Senkung des art. Blutdrucks durch entsprechende Regulierung der Tropfenfolge (20—60 gtt/min) herbeizuführen. Der Filtrationsdruck der Nieren soll möglichst nicht unterschritten werden (80 mm Hg systolisch). Die absolute untere Grenze der künstlichen Blutdrucksenkung liegt bei 60 mm Hg systolisch; bei Schädel-Hochlagerung über die Herzebene sind pro 13 cm Höhendifferenz 10 mm Hg als Druckverlust zuzugeben. Nach längerer Anwendung des Mittels macht sich häufig eine Tachyphylaxie des Pharmakons bemerkbar. Zur Erreichung des gleichen Effektes wird eine zunehmende höhere Tropfenfolge erforderlich.

Langfristige kontrollierte Hypotension durch Arfonad-Dauertropf-Infusion über Tage ist unerwünscht und von Nebenwirkungen begleitet (Ileus).

Andere Ganglienblocker wie Pendiomid sind für den klinischen Gebrauch nicht so gut geeignet, da ihre Steuerbarkeit geringer und die Gefahr einer initialen Überdosierung höher sind. Die Sympathikolytika (Hydergin) zeichnen sich durch lange Wirkungsdauer aus.

Halothan führt insbesondere in der Kombination mit d-Tubocurarin als Muskelrelaxans zu einer regelmäßig zu beobachtenden und konzentrationsabhängigen Blutdrucksenkung, die im wesentlichen durch Depression der Myokardkontraktilität und zum geringeren Teil durch

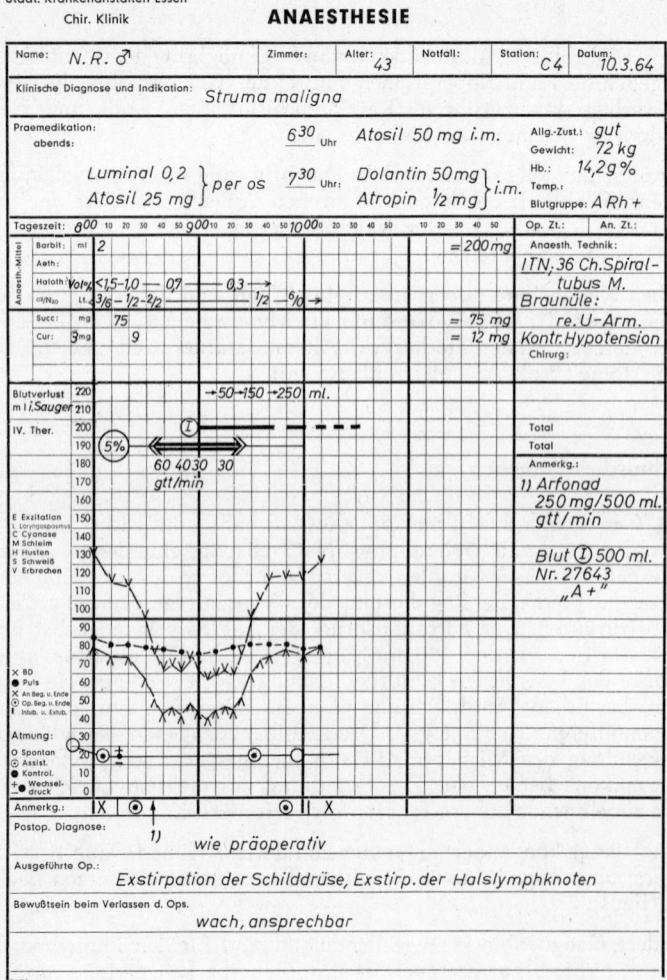

Abb. 107 Narkose-Protokoll bei kontrollierter Hypotension durch sympathische Ganglien-Blockade.

periphere Vasodilatation zu erklären ist. Häufig läßt sich durch entsprechende Lagerung allein unter einer Halothannarkose der gewünschte Blutdruckspiegel einstellen. Die Kombination der Ganglienblockade mit Sympathikolytika und der Inhalationsnarkose mit Halothan erlaubt bei mäßiger Hochlagerung des Operationsgebietes eine kontrollierbare Blutdrucksenkung durch Auswahl einer entsprechenden Halothankonzentration. Beide Mittel potenzieren einander.

Mit peinlicher Genauigkeit ist für mengen- und zeitgerechten Blutersatz zu sorgen. Das Ventilationsgemisch soll während der Hypotensionsphase 50 Vol $\%$ O_2 enthalten. Die untere Blutdruckgrenze von 60 mm Hg systolisch darf keinesfalls unterschritten werden. Der Radialpuls ist gerade noch tastbar, die Nagelbetten zeigen einen guten Kapillarpuls. Neben der fortlaufenden Blutdrucküberwachung ist Monitoring des EEG wünschenswert. Weitstellung der Pupillen oder unregelmäßige, sich plötzlich vertiefende Atemzüge sind höchste Gefahrenzeichen einer zerebralen Hypoxie und verlangen neben der sofortigen Unterbrechung der Arfonadzufuhr Kopf-Tieflage und Abflachung der Halothankonzentration. Ein Durchbrechen der künstlichen Hypotension ist mit Sympathikomimetika (Effortil oder Novadral fraktioniert i. v.) möglich. Vor dem Wundverschluß muß der Ausgangsblutdruck wieder erreicht werden, damit keine Nachblutungen auftreten können.

Richtlinien für die Tetanusbehandlung

Der Wundstarrkrampf ist eine stets lebensbedrohliche Allgemeininfektion mit hoher Mortalität, die in der Regel von banalen Verletzungen ausgeht. Weitere seltene Infektionsstellen sind Verbrennungen, der Nabel des Neugeborenen oder der Uterus nach krimineller Aborteinleitung. Bei einer Inkubationszeit unter 10 Tagen und bei Entwicklung von schweren, generalisierten Krampfanfällen innerhalb von 48 Std. nach Auftreten der Initialsymptome Trismus, Rigor und Opisthotonus ist ein besonders schwerer Verlauf der Erkrankung zu erwarten. Die sofortige **Überweisung aller Tetanuskranken bei den ersten Anzeichen** der Infektion an **Schwerpunktkrankenhäuser,** die über Beatmungs- und Intensivpflegestationen verfügen, ist erforderlich, um die Mortalität unter 50 % zu senken.

Die Gefahren des Wundstarrkrampfes resultieren aus der Hypoventilation, da der allgemeine Muskelrigor die Exkursionsfähigkeit von Thorax und Zwerchfell stark einschränkt. Generalisierte, tonische Krampfanfälle bedingen akute Lebensgefahr durch Asphyxie infolge Atemstillstand, Laryngospasmus und Aspiration von erbrochenem Mageninhalt. Bei Befall der Medulla oblongata durch das Neurotoxin drohen Hirnnervenlähmung, Depression der Schluck- und Hustenreflexe, Aspiration und Sekretverhaltung im Tracheobronchialbaum.

Der Patient ist ferner gefährdet durch Hyperthermie infolge sekundärer Bronchopneumonie, durch Kreislauflabilität infolge Dysregulation des Vasomotorenzentrums sowie durch Herzinsuffizienz und Rhythmusstörungen bei toxischer Myokarditis.

Tetanusprophylaxe

Die aktive Tetanusschutzimpfung mit Tetanustoxoid (Grundimmunisierung) hat sich als die wirksamste prophylaktische Maßnahme erwiesen. Das praktische Vorgehen ist in der Tabelle 10 aufgeführt. Bei nicht bzw. bei nicht vollständig gegen Wundstarrkrampf aktiv geimpften Patienten ist bei jeder Verletzung die Simultanimpfung mit 0,5 ml Tetanus-Toxoid plus 250 I. E. Tetanus-Hyperimmunglobulin humanen Ursprungs obligatorisch). Die Anwendung menschlichen Tetanus-Immunglobulins verhindert die Sensibilisierung durch tierisches Eiweiß, so daß weder Serumkrankheit noch ein akuter anaphylaktischer Schock ausgelöst werden können. Im Verletzungsfall ist die ausschließliche aktive Immunisierung auch in Form der Schnellimmunisierung durch viermalige s. c.-Injektion von je 0,5 ml Tetanus-Toxoid in Abständen von jeweils 48 Std. nicht in der Lage, Tetanuserkrankungen mit kurzer oder mittlerer Inkubationszeit zu verhüten.

Tabelle 10　**Tetanus-Prophylaxe**

	Aktive Schutzimpfung = Grundimmunisierung (möglichst im Kleinkindesalter, ggf. als Anteil eines Mehrfachimpfstoffes, z. B. Quatro-Virelon)	Im frischen Verletzungsfall bei	
		a) kompletter Grundimmunisierung	b) inkompletter oder fehlender Grundimm.
1. Injektion	0,5 ml Tetanol i.m. oder tief s.c.	0,5 ml Tetanol i. m. oder s.c.	0,5 ml Tetanol i.m. 0,5 ml Tetanol i.m. + 250 I.E. Tetanus-Immunglobulin (Tetagam oder Tetabulin)
2. Injektion	0,5 ml Tetanol i.m. (4—6 Wochen später)	─ ─ ─ ─ ─	0,5 ml Tetanol i.m. (2 Wochen später)
3. Injektion	0,5 ml Tetanol i.m. (6—12 Monate später)	─ ─ ─ ─ ─	0,5 ml Tetanol i.m. (4—6 Wochen später)

Auffrischung der Grundimmunisierung alle 3—5 Jahre (bzw. im Verletzungsfall) mit 0,5 ml Tetanol i.m.

Therapeutische Maßnahmen nach Ausbruch der Tetanuserkrankung

sie sind darauf gerichtet, dem Patienten das Überleben der Infektion zu ermöglichen.

Kausale Behandlung

Die früher übliche Serumtherapie mit tierischem Tetanusantitoxin (TAT) wurde inzwischen durch die Verabreichung von humanem Tetanus-Immunglobulin (Tetagam bzw. Tetabulin) ersetzt. Im Erkrankungsfall werden initial 5000—10 000 I. E. Antitoxin i. m. verabreicht. Zweitinjektionen in Höhe von 3000 I. E. pro Tag i. m. sind je nach Schwere des Krankheitsbildes am 2. und 3. Tag möglich; eine höhere Dosierung hat keine besseren Behandlungsergebnisse gezeitigt. Das humane Tetanus-Hyperimmunglobulin neutralisiert die im Blut zirkulierenden Neurotoxine, ohne daß eine Sensibilisierung gegen Tiereiweiß erfolgt. Gleichzeitig mit der passiven Antikörperübertragung wird die körpereigene Antikörperbildung durch Applikation von Tetanustoxoid angeregt und durch eine Repetitionsdosis nach 7 Tagen verstärkt.

Das menschliche Immunglobulin zeichnet sich vor dem heterologen Antitoxin durch seine ausgezeichnete Verträglichkeit und durch den langsameren Wirkungsabfall im Organismus aus. Wo menschliches Tetanus-Immunglobulin erhältlich ist, sollte ihm unbedingt der Vorzug vor tierischem Antitoxin gegeben werden.

Chirurgische Wundexzision

Sofern die Eintrittspforte der Tetanusbazillen erkennbar ist, wird die Wunde oder Narbe in Allgemeinnarkose ausgeschnitten. Einstellende Eingriffe oder Amputationen sind nicht angezeigt, da ein statistischer Beleg für den therapeutischen Wert dieses Vorgehens aussteht.

Antibiotika (Penicilline, Tetracycline)

können durch ihre Wirksamkeit gegen die vegetativen Formen des Tetanuserregers und durch Beseitigung der Mischinfektion wie der pulmonalen sekundären Komplikationen beitragen. Sie sind allerdings gegen schon gebildetes Toxin unwirksam. Werden Antibiotika angewendet, so sollte dies mindestens an 5 aufeinanderfolgenden Tagen geschehen. Wir beginnen mit 3 x 5 g Ampicillin/im Dauertropf oder 2 x 275 mg Tetracyclin. Später wird je nach Ergebnis der Erreger- und Resistenzbestimmung im Bronchialsekret gezielt antibiotisch therapiert.

Symptomatische Behandlung

Eine Verbesserung der Behandlungsergebnisse konnte bisher nur durch eine der Schwere der Infektion angemessene symptomatische Therapie erzielt werden. Für das praktische Vorgehen entscheidet daher der klinische Verlauf.

Bei leichtem Verlauf, d. h. einer Inkubationszeit von mehr als 10 Tagen und langsamer Entwicklung der Symptome über mehrere Tage **ohne generalisierte tonische Krampfanfälle** wird ein konservativer Behandlungsversuch eingeleitet.

Der Patient wird in ein ruhiges, abgedunkeltes Zimmer verbracht und ausreichend sediert. Wir verwenden bei Jugendlichen und Erwachsenen alternierend Barbiturate und Valium, bei älteren Patienten ist Chloralhydrat und Valium vorzuziehen.

Übliche Dosierung. Luminal 2—3 × 0,2 i. m.

Verophen 20 mg alternierend alle 2—4 Std. i. m. bzw. als Dauerinfusion; Valium: 2 × 20—40 mg als Dauerinfusion.

Chloralhydrat 3—6 g/die rektal.

Rp.: Chloral. hydrati 20,0; Mucil. Tub. Salep. ad 250;
MDS.: 2 × 25—50 ml als Klysma rektal.

Eine Potenzierung des sedativen Effektes mit Dolantin (50 mg i. m.) ist nur bei Wundschmerz und bei jugendlichen Patienten im Abstand von 2—3 Std. erwünscht.

Beachte: In den ersten Behandlungstagen ist eine Dauertropfinfusion fortlaufend zu unterhalten, damit durch eine intravenöse Kurznarkose (150—250 mg Evipan), ggf. unter künstlicher Muskelrelaxation (50 mg Succinylcholin) und Beatmung ein generalisierter Krampfanfall mit akuter Asphyxiegefährdung schnellstens unterbrochen werden kann. Intubationsbesteck und Beatmungsgerät sind an der Bettseite bereit zu halten (Subclavia-Katheter, s. S. 17).

Bei allen Patienten mit einem bereits durchgemachten **generalisierten tonischen Krampfanfall** und bei Anzeichen einer bulbären Beteiligung sowie bei Sekretverhaltung im Tracheobronchialbaum ist die **frühzeitige Tracheotomie unbedingt erforderlich,** damit die Freihaltung der oberen Luftwege gesichert und Möglichkeiten für Bronchialtoilette und sofortige Beatmung eröffnet werden. **Wegen der Aspirationsgefährdung** wird die **Verwendung einer Beatmungskanüle mit Abdichtungsmanschette** dringend empfohlen. Besondere Aufmerksamkeit ist einer ausreichenden Anfeuchtung der Inspirationsluft zu schenken und der Entwicklung einer hypostatischen Pneumonie durch Lagewechsel (alle 3 Stunden) vorzubeugen. Durch eine hohe Dosierung von Diazepam (Valium 10 mg/kg Körpergewicht/Tag) kann häufig bei assistierter Beatmung die Curarisierung des Patienten mit der damit verbundenen Gefährdung umgangen werden.

Bei schwerstem Verlauf (rezidivierende, generalisierte tonische Krämpfe) muß neben Sedierung und Tracheotomie eine Langzeitbeatmung unter künstlicher Muskelrelaxation durchgeführt werden, um die stete Gefahr der Hypoxie zu bannen und gleichzeitig den infolge der Muskelkontraktionen übermäßig gesteigerten Stoffwechsel und die Hyperthermie zu dämpfen.

Als Relaxans verwenden wir Imbretil (s. S. 93), das sich durch lange Wirkungsdauer, fehlenden paretischen Effekt auf die Darmperistaltik und stabilisierende Kreislaufwirkung auszeichnet, während d-Tubocurarin u. U. eine bedrohliche Blutdrucksenkung durch Ganglienblokkade und Histaminfreisetzung verursacht. Zur Beatmung sind volumengesteuerte Beatmungsgeräte mit adaptiver Anpassung an die sich ändernde Lungencompliance zu empfehlen (s. S. 234).

Nach frühestens 14 Tagen kann der erste Versuch gemacht werden, die Dauerbeatmung abzubrechen. Für den Übergang zur Spontanatmung läßt sich der BIRD-Respirator erfolgreich als Assistor einsetzen. Erfahrungsgemäß kann während der Dauerbeatmung und Relaxierung die Dosierung der Sedativa erheblich eingeschränkt werden.

Die Überwachung des Beatmungspatienten (s. S. 187) erfordert fortlaufend die Anwesenheit einer Pflegeperson und eines jederzeit erreichbaren Arztes, die mit dem Respirator und aufkommenden Ventilationsproblemen vertraut sein müssen. Erforderlich sind regelmäßige Bronchialtoilette mit sterilen (!) Absaugkathetern, Lagewechsel alle 3 Stunden mit intermittierender manueller Lungenblähung zur Verhinderung von Atelektasen und gezielte Inhalationstherapie.

Eine Hyperthermie wird durch Verstärkung der Muskelrelaxation, pharmakologische Dämpfung mit Irgapyrin oder Tomanol und physikalische Wärmeableitung über Eisbeutel oder Klimazelt abgefangen. Wegen der drohenden toxischen Myokarditis sind Herzglykoside auch ohne Zeichen der Herzinsuffizienz bereits frühzeitig indiziert. Die vitalen Größen (Blutdruck, Puls, Temperatur und Atem-Minutenvolumen) werden stündlich gemessen und festgehalten.

Ernährung. In den ersten 3 Tagen ist der Wasser-, Elektrolyt- und Kalorienbedarf ausschließlich parenteral zu decken. Sobald eine regelmäßige Darmperistaltik in Gang gekommen und damit die Gefahr einer Aspiration ausgeschaltet ist, wird über einen Polyäthylenschlauch eine Sondenernährung zugesetzt. *Die Fütterungen erfolgen in kleinen Portionen,* nachdem *zuvor* Lagewechsel, Bronchialtoilette und Atemgymnastik etc. ausgeführt worden sind. Vor jeder Instillation ist evtl. im Magen noch vorhandenes Sekret abzuziehen!

Allgemeinpflege. Wasserkissen, Lagewechsel alle 3 Stunden und Hautpflege schützen vor der Entstehung eines Dekubitus. Das Anlegen eines Cava-Katheters (s. S. 13) bereits zu Beginn der Tetanus-Erkrankung in der *oberen* Hohlvene wird empfohlen. Anderenfalls kann sorgsame Venenpflege mit antiphlogistischen Salben (Pergalen, Hirudoid) über dem Einstromgebiet und rechtzeitiger Wechsel der Infusionsstellen die Entwicklung von Thrombophlebitiden zurückdrängen. Eine ausreichende Hydratation und gute Mundhygiene schützen vor Soor und aufsteigender Parotitis. Einführen einer fetthaltigen Augensalbe beugt der Entstehung von Hornhautulzera vor. Der zur Bestimmung der Flüssigkeitsbilanz unumgängliche Dauerkatheter der Harnblase stellt eine weitere sekundäre Infektionsgefährdung dar.

Labor-Untersuchungen: Blutgase (P_aO_2, P_aCO_2), pH und Standardbikarbonat zur Kontrolle der Beatmung mindestens täglich;

Blutbild und Elektrolyte im Serum 2mal wöchentlich; Blutsenkung, Gesamteiweiß, Urinstatus 1mal wöchentlich;

Erreger- und Resistenzbestimmung im Bronchialsekret und Katheterurin nach Bedarf, desgleichen Röntgenkontrollen der Lunge.

Komplikationen. Bronchopneumonie, endobronchiale Aspiration, Lungenatelektasen, intestinale Blutungen (Streß-Ulkus), paralytischer Ileus, pseudomembranöse Enterocolitis; abszedierende Thrombophlebitis, Sepsis, aufsteigender Harnwegsinfekt, TAT-Allergie, Serumkrankheit.

Vergiftungen

Schlafmittelvergiftungen

Schlafmittelvergiftungen durch peroral aufgenommene Barbiturate stellen in hochzivilisierten Ländern die größte Quote unter den Suizidversuchen dar. Ferner sind in den letzten Jahren Intoxikationen mit barbituratfreien Hypnotika (Revonal, Doriden) und Sedativa (Meprobamate wie Miltaun, Aneural, Cyrpon; Librium und Valium) gehäuft aufgetreten. Eine Kombination mit akuter Alkoholintoxikation ist nicht ungewöhnlich.

Die Prävalenz der Mittel ist nach Land, Ort und Zeit sehr unterschiedlich.

Die Einteilung der Schlafmittelvergiftungen in die Schweregrade I—IV (nach REED und Mitarb.) erlaubt, allgemeine Richtlinien für die Behandlung und einen Vergleich der Therapieergebnisse aufzustellen.

Stadium 0. Der Patient ist somnolent, aber kurzfristig aufweckbar.

Therapie: Magenspülung zur Ausschaltung weiterer Resorption, Instillation von Tierkohle, abwartend. Toxikologische Untersuchung.

Stadium I. Patient reagiert deutlich auf Schmerzreize, nicht ansprechbar. Kreislauf, Atmung und Reflexstatus regelrecht (Stupor).

Therapie: Zusätzlich zu oben parenterale Infusionstherapie, nasale O_2-Insufflation.

Stadium II. Patient reagiert schwach auf stärkste Schmerzreize (Kniff in das Nasenseptum), deutliche Atemdepression.

Therapie: Magenspülung wegen erhöhter Aspirationsgefährdung ohne endotracheale Intubation nicht erwünscht. Sicherung der Luftwege durch Nasotrachealtubus bzw. Orotracheal-Tubus, Anfeuchtung und O_2-Anreicherung der Inspirationsluft, Lagewechsel alle 3 Stunden bei Seitenlagerung, forcierte Diurese unter Kreislaufkontrolle, Pneumonieprophylaxe mit Antibiotika.

Stadium III. Generelles Koma mit Depression der Husten- und Schluckreflexe, schwere Atemdepression, Hypotension, u. U. Hypothermie.

Therapie: Nasotracheale Intubation mit Portextubus über 48 Std., ausnahmsweise Tracheotomie, IPPB-Beatmung (kontrolliert ohne Steuerung durch den Patienten), forcierte Diurese und Behandlung der metabolischen Azidose, Dauerkatheter, u. U. Aufwärmen mit Wasserbeuteln bis 34 ° C rektal.

Stadium IV. Areflexie, präfinale Schnappatmung oder Atemstillstand, Kreislaufkollaps.

Therapie: Endotracheale Intubation und A. P.-Beatmung mit Luft/O₂ 60 : 40, Schockbehandlung mit Plasmaexpandern, Plasma und Bluttransfusion; parenterale Infusionstherapie und Bekämpfung der Azidose mit 6 %iger NaHCO₃-Lösung, Lagewechsel, Pneumonieprophylaxe; bei Fehlschlagen einer forcierten Diurese peritoneale oder extrakorporale Dialyse.

Erste und wesentliche Maßnahme ist bei **komatösen Patienten** die **Freihaltung der oberen Luftwege,** die in der Klinik am zweckmäßigsten **durch endotracheale Intubation** mit einem Portexkatheter sichergestellt wird. Durch Rückkehr des Bewußtseins nach intravenöser Eukraton-Injektion können leichtere Intoxikationen abgegrenzt werden. Analeptika haben in der modernen Behandlung der Barbituratvergiftung keine besondere Bedeutung. **Bei mäßiger Atemdepression assistieren** wir die **Spontanatmung patientgesteuert mit dem** Bird-**Respirator,** bis zu 4 Tagen über den einliegenden Endotrachealkatheter, bei längerer Beatmung über eine sekundär angelegte Tracheotomie. **Bei Atemstillstand,** schwerer Aspirationspneumonie und Kreislaufversagen ist die **Wechseldruckbeatmung,** möglichst mit einem volumengesteuerten Respirator indiziert. Vom ersten Tag an sind Maßnahmen zur **Prophylaxe bzw. Therapie der Bronchopneumonie** erforderlich:

Seitenlagewechsel alle 3 Stunden; intermittierende manuelle Überdruckbeatmung (IPPB) zur Verhinderung von Atelektasen; sorgfältige Bronchialtoilette unter sterilen Kautelen.

Ausreichende Anfeuchtung der Inspirationsluft, Aerosoltherapie, Antibiotika.

Wir beginnen mit 2 x 5 Mega Na-Penicillin im Dauertropf den Tag über; nach Bestimmung von Erregern — und Resistenz (Bronchialsekret) gehen wir gezielt gegen die Infektion vor.

Nicht selten werden komatös aufgefundene **Barbiturat-Vergiftete** mit einer Körpertemperatur unter 30 ° C und den unter der *Hypothermie* typischen Kreislaufregulationen (Bradykardie, Frequenz 30—40/min, periphere Vasokonstriktion, fehlender Radialispuls), mit Bradypnoe und weiten, anisokorischen Pupillen eingeliefert.

Unter assistierender Beatmung und intravenöser Traubenzucker- und Vitamin C-Zufuhr ist eine aktive Erwärmung durch Warmwasserbeutel bis etwa 34 ° C rektal angezeigt. Das weitere spontane Aufwärmen geht durch die Stoffwechselleistung des Patienten langsam im Bett vonstatten und vermeidet das bei zu schneller Erwärmung drohende Kreislaufversagen. Die bisweilen extreme Bradykardie ist für den hypothermen Zustand physiologisch und sollte keinesfalls zu einer u. U. zu Kammerflimmern führenden Zufuhr von Adrenalin oder Alupent Anlaß geben.

Bei der Aufnahme des Patienten wird der Magen mit einem weitlumigen Schlauch entleert; eine Spülung ist nicht angebracht, weil mit der Spülflüssigkeit u. U. ein erheblicher Teil des nicht resorbierten Schlafmittels in den Dünndarm gelangt; wir instillieren etwas suspendierte Tierkohle zur Adsorption der noch nicht resorbierten Pharmaka. Eine schwere Barbituratvergiftung führt über zentrale Depression der Vasomotoren und schleichende Hypoxie zu peripherer Gefäßdilatation mit sekundärem Kreislaufversagen. Bei länger bestehender Intoxikation ist die Hämokonzentration durch perorale Flüssigkeitskarenz zusätzlich in Rechnung zu stellen.

Maßnahmen. Dauerkatheter; Messung der stündlichen Urinausscheidung. Forcierte i. v. Dauertropfinfusion bei ausgebildetem Schockzustand mit Rheomacrodex 6 %ig, ggf. Plasma, anschließend bei stabilen Kreislaufverhältnissen 5 %ige Glukose und Ringerlaktatlösung in der Relation 2 : 1, Tagesmenge 2,5—6 l. Kaliumzusatz: 30 mval/l.

Nach Ausgleich der Dehydratation kann eine unzureichende Diurese durch 2 x 250 ml 10 %ige Mannitoldauertropfinfusion i. v. verbessert werden, sofern keine akute Niereninsuffizienz vorliegt.

Die „forcierte Diurese" gestattet bei intaktem Kreislauf und gesteigerter Zufuhr von Glukose- und Elektrolytlösungen durch Hemmung der tubulären Rückresorption eine Beschleunigung der renalen Barbituratausscheidung. Insbesondere bei Intoxikationen mit Langzeitbarbituraten (Veronal, Luminal, Phanodorm) kann eine Verkürzung der komatösen Phase herbeigeführt werden.

Voraussetzung für diese Behandlung ist der Ausschluß einer Herzinsuffizienz und die genaue Kontrolle der Flüssigkeits- und Elektrolytbilanz.

Intensivpflege. Durch Lagewechsel alle 3 Stunden und Antibiotikagaben werden Pneumonie und Dekubitalschäden zurückgedrängt. Drucklähmungen peripherer Nerven sind nur durch sorgfältige, sachgerechte Lagerung zu verhindern. Das Einführen einer fetthaltigen Augensalbe beugt der Entstehung von Kornealulzera vor. Eine mehrtägige Bewußtlosigkeit erfordert parenterale Ernährung mit Aminosäurengemischen. Auf Sondennahrung ist erst nach Einsetzen von Darmentleerungen und bei intakten Husten- und Schluckreflexen überzugehen.

CO-Vergiftung

Vergiftungsquellen. Leuchtgas, Motorabgase, Schwelbrände. Kohlenmonoxyd hat im Vergleich zum Sauerstoff eine über 200fache Affinität zum Hämoglobin, so daß bei längerer Exposition auch geringe Verunreinigungen der Luft zu Vergiftungen mit den Zeichen der Hypoxie führen. Das Hautkolorit ist bei den Vergiftungen nicht zyanotisch, sondern kirschrot. Bei Gegenwart von CO-Hämoglobin wird die Dissoziationskurve des Oxyhämoglobins nach links verschoben; die Folge ist eine erschwerte Sauerstoffabgabe im Gewebe mit niedrigerer O_2-Spannung, als es der Sauerstoffsättigung des arteriellen Blutes entspricht. Die kritische Hypoxieschwelle wird im Gehirn bereits bei einer Absättigung von 25 % Hämoglobin mit Kohlenmonoxyd überschritten.

Therapie *am Unfallort:* Sofortiges Verbringen des Verunglückten in eine CO-freie Umgebung. Bei Bewußtlosen Freihalten der oberen Luftwege; Seitenlagerung während des Transports zur Aspirationsprophylaxe.

In der Klinik: Ventilation oder künstliche Beatmung mit einem Sauerstoff/CO_2Gemisch (Carbogen = 97 Vol % O_2 + 3 % CO_2) im Nicht-Rückatmungssystem; Erleichterung der Dissoziation des Kohlenmonoxyds von Hb-Molekül durch Katalysin (Thioninlösung 5 ml i. v., ggf. wiederholen).

Bei allen komatösen Patienten möglichst rascher Ersatz des mit CO blockierten Hämoglobins durch gruppengleiche Austauschtransfusion. Die hyperbare Sauerstofftherapie — bislang nur in wenigen Zentren durchführbar — eröffnete in den letzten Jahren die erfolgreichste Behandlungsmöglichkeit.

Pflanzenschutzmittelvergiftungen

Pflanzenschutzmittel aus der Gruppe der Phosphorsäureester (E 605) wirken auf den menschlichen Organismus wie Nikotin und Cholinesteraseblocker. Dementsprechend bieten die klinischen Symptome das Bild der Acethylcholinintoxikation mit krampfartigen, intestinalen Schmerzen (Koliken), Erbrechen und Tenesmen, vermehrter Speichel-, Bronchial- und Schweißsekretion, faszikulären Muskelzuckungen, tonisch-klonischen Krämpfen, Bewußtlosigkeit und schließlich tiefem Koma. Die Dosis let. beträgt beim E 605 10—30 mg/kg; Giftkennfarbe: blau. Erbrochener Mageninhalt und Atem des Patienten riechen nach Knoblauch. Die Giftaufnahme erfolgt beim Unglücksfall in der Regel perkutan über die mit Lösung verschmutzte Kleidung oder über die Inhalation von Nebelschwaden während der Pflanzenbestäubung, bei Suizid- und Mordversuchen peroral. Die Latenzzeit ist von der Höhe der Dosis und der Aufnahmeart abhängig, übersteigt aber niemals 2 Stunden.

Die spezifischen therapeutischen Maßnahmen sind darauf gerichtet, eine weitere perkutane Resorption der Giftstoffe durch Entfernung der Kleidung und sorgfältige Hautreinigung mit Wasser und Seife zu verhindern. Nach peroraler Toxinaufnahme ist innerhalb der ersten 20 Minuten eine Magenspülung mit anschließender Instillation von Tierkohle erfolgversprechend.

Beachte: Der Kontakt mit dem Vergifteten, seiner Kleidung, erbrochenem Mageninhalt etc. bedeutet für den Helfer eine stete Gefahr, weil bereits geringe Mengen der Phosphorsäureester als Cholinesteraseblocker über die Haut resorbiert werden können und schädigen.

Bei der Magenspülung sollen daher Gummihandschuhe getragen werden. Anstelle der Atemspende von Mund-zu-Mund sollen am Thorax angreifende Verfahren nach Sylvester oder Holger Nielsen zur Anwendung gelangen, sofern die Intubation nicht möglich ist.

Der Muskarineffekt der Pflanzenschutzmittel auf Phosphorsäureesterbasis wird mit *hohen* Dosen Atropin antagonisiert (4 mg i. v., Gesamtdosis bis 70 mg/24 Std., Wiederholungsdosen ggf. im Abstand von 5 Min. unter Pulskontrolle).

Nikotinartige Nebenwirkungen lassen sich mit PAM (Pyridin-aldoxin-Methojodid), Bayer, 1—20 mg/kg i. v. blockieren. Akineton potenziert den Effekt des PAM, während Toxogonin (Merck) in Dosen von 0,25 mg i. v. den Organismus bei der Aufhebung der neuromuskulären Blockade unterstützt.

Die Anwendung von depolarisierenden Relaxantien wie Succinylcholin, Opiaten und Theophyllinderivaten ist kontraindiziert.

Allgemeine Behandlungsmaßnahmen umfassen bei Sekretakkumulation die Tracheobronchialtoilette. Ein toxisches Lungenödem wird durch IPPB-Beatmung, Aerosoltherapie mit Äthylalkohol und Prednisolon iv. bekämpft. Abdichtend auf die Alveolarendothelien wirken Tachostyptan 5—10 ml iv. und Kalziumglukonat 10 %ig iv. Pneumonieprophylaxe mit Antibiotika ist angezeigt.

Die pseudomembranöse Tracheobronchitis der Kleinkinder (Krupp)

Symptome

Die Angehörigen berichten über akut innerhalb von Stunden zunehmende Atemerschwernis bei bisher unauffälligen und gesunden Kindern. Wir finden Tachypnoe, Stridor und allgemeine, durch die Dyspnoe verursachte motorische Unruhe, sowie eine diskrete Zyanose der Körperakren. Infolge Stenosierung des oberen Luftweges führen forcierte Anstrengungen zur paradoxen Atmung mit inspiratorischer Retraktion des knorpeligen Sternum und Einziehung der Interkostalräume wie der Supraklavikulargruben. Plötzlich, und für den Unerfahrenen unerwartet, drohen muskuläre Erschöpfung und asphyktische Anfälle mit u. U. letalem Ausgang.

Diagnose

Die Diagnose durch Inspektion und direkte Laryngoskopie läßt einen katharrhalischen, pseudomembranösen und nekrotisierenden Verlauf abgrenzen. In der akuten Situation liefert die Halothane-Sauerstoff-Inhalationsnarkose bessere Untersuchungsbedingungen und zugleich eine steuerbare Einleitung der erforderlichen Sedierung als die parenterale Applikation von Sedativa oder die Schleimhautoberflächenanästhesie. Schleimhautnekrosen mit Membranbelägen, submukösen Hämorrhagien und typischer Mundgeruch wecken den Verdacht auf Diphtherie. Der Abstrich ermöglicht eine nachfolgende Erreger- und Resistenzbestimmung, bei der unspezifische Mundflorakeime vorherrschen.

Differentialdiagnose

Die Differentialdiagnose unterscheidet folgende Formen der mit Stridor verlaufenden Luftwegsstenosierung:

a) supralaryngeal: Zungengrund- und Kehlkopfeingangsödem entzündlicher, traumatischer oder allergischer Genese (Mundbodenphlegmone, perimandibulärer Abszeß, Schleimhautverbrühung oder Verätzung, QUINKE-Ödem und Penicillin-Allergie;

b) intralaryngeal: Larynxfremdkörper, Taschenbandpolyp, Polyposis, Larynxkontusion, N. Recurrens-Parese);

c) subglottisch: Folgen einer traumatischen oder prolongierten Intubation mit Ödem und ggf. sekundären Nekrosen der Schleimhaut, Perichondritis (Ringknorpel und 1. Trachealspange), Ankylose der

Arytaenoidknorpel; Endobronchiale Aspiration von Magensaft (bzw. Blut bei Schädelbasisbrüchen) mit spastischer „Bronchitis"-Reaktion.

Therapie des Krupp

Die Therapie erfordert eine klinische Behandlung mit kritischer und erfahrener Dauerüberwachung und sofortiger Bereitstellung von Intubationsbesteck und Beatmungsgerät. Die Bestandteile der Behandlung sind:

1. *Sedierung ohne zentrale Atemdepression.* Es eignen sich Diazepam (0,5 mg/kg Valium-Syrup per os oder 0,25 mg/kg i. m.), Barbiturate (Luminal 5 mg/kg per os; 1 Luminalette = 15 mg) oder 3 mg/kg i. m., Thiopental 25 mg/kg rektal) oder Phenothiazine (Atosil 1 mg/kg i. m. oder peroral). Die *intravenöse* Applikation von Sedativa, die sich bei der starken motorischen Unruhe aufdrängt, kann bei den dyspnoeischen Patienten durch zentrale Dämpfung (Barbiturate) oder durch Skelettmuskel-Relaxation (Valium) akut eine Asphyxie provozieren; sie erfordert daher besondere klinische Erfahrung, eine fraktionierte, der Wirkung angepaßte Dosierung und das Vorhandensein einer funktionierenden Beatmungsmöglichkeit nach vorangehender Intubation.

2. *Aerosol-Therapie* mit Kaltverneblern sichert eine maximale Anfeuchtung der Inspirationsluft. Die vernebelten Wasserpartikel verhindern eine Sekreteindickung und Borkenbildung bei der vorherrschenden Mundatmung. (Croupette-Zelt, BIRD-Makrovernebler, s. Abb. 98 a). Medikamentenaerosole können mit dem Mikronebulisator zugesetzt werden:

l-Epinephrin (1 ml Micronephrin 2,5 %/o auf 10 ml Aqua dest.) bewirkt temporäre Schleimhautabschwellung durch Vasokonstriktion in der Mukosa.

Alupent Aerosol (0,5 mg/10 ml Aqua dest.) übt bei minimalen Kreislaufeffekten eine nachhaltige Spasmolyse auf die glatte Bronchialmuskulatur aus (Asthma bronchiale).

Prednison 1 mg/kg oder Prednisolon (0,5 mg/kg) Aerosol blockiert die allergische Ödembildung und ist mit Vorteil nach endobronchialer Aspiration von Magensaft indiziert.

Im Verein mit Breitspektrum-Antibiotika (Totocillin 100 mg/kg Tag, Cephalosporin 25—50 mg/kg/Tag oder Tetracyclin 5 mg/kg) werden antiphlogistische Pharmaka (Prednison 1 mg/kg oder Prednisolon 0,25 mg/kg) und Kalzium-Glukonat als Dauertropfinfusion appliziert. Das Betten der Kinder soll jeweils nach der Sedierung mit Oberkörperhochlagerung erfolgen. Eine dünne Polyvinyl-Nasen-Magen-Sonde ermöglicht häufig vom 2. Behandlungstag an die enterale Ernährung und Sedierung. Die Verhinderung einer Hyperthermie ist wichtig und schließt u. U. die Verordnung von Pyramidon oder Irgapyrin als Suppositorium ein.

Intubation oder Tracheotomie? Die Wahl des Zeitpunktes für eine erforderliche endotracheale Intubation oder für die sekundäre Tracheotomie ergibt sich in erster Linie aus dem klinischen Verlauf. Anzeichen muskulärer Erschöpfung bei paradoxer Atmung sind ein Abfall der arteriellen Sauerstoffspannung ($P\,O_2 < 60$ mm Hg) oder ein Anstieg der Kohlensäurespannung ($P\,CO_2 > 50$ mm Hg), die vornehmlich bei übermäßiger Sedierung auftreten. Sie stellen dringliche Hinweise für eine Sicherung des oberen Luftweges dar, wenn die zuvor aufgezählten Maßnahmen zu keiner Besserung geführt haben. Die primäre, ohne vorausgehende Intubation, erfolgende Tracheotomie lehnen wir wegen des durch Hypoxie und Hyperkapnie erhöhten Operationsrisikos ab. Die *Intubation* wird in Sauerstoff/Halothane-Inhalationsnarkose *ohne Relaxierung* mit Succinyl-Cholin *mit einem manschettenlosen thermoplastischen Endotrachealkatheter aus Rüschelit nasal* durchgeführt, wenn als alarmierende Zeichen ein Anstieg der Puls- und Atemfrequenz und blasse, feuchte Haut die Dekompensation der Spontanatmung anzeigen.

Der Tubus wird mit zirkulär um Kopf und Hals geführten Gazebinden und mit Heftpflasterstreifen an den Gesichtsweichteilen *unverschiebbar* fixiert und zur Totraumverkleinerung bis auf 3 cm zurückgeschnitten. Der ausreichend sedierte Patient wird wiederum in einem wasserdampfgesättigten Aerosolzelt bei Spontanatmung belassen oder bei persistierender Hypoxämie oder Bronchopneumonie mit einem BIRD-Respirator, Mark 8, assistiert beatmet. Röntgenkontrolle der Tubusspitze, um eine endobronchiale Lokalisation auszuschließen.

Widersprüchliche Auffassungen bestehen zu der Frage, wie lange ein Endotrachealtubus belassen werden darf. Bei Verwendung eines manschettenlosen, thermoplastischen Tubus aus Rüschelit unternehmen wir jeweils nach 2 Tagen einen Extubationsversuch und reintubieren bei respiratorischer Insuffizienz. Bei Kleinkindern und insbesondere Säuglingen scheuen wir die hohe Komplikationsrate einer Tracheotomie und belassen in dieser Altersstufe den Endotrachealkatheter aus Rüschelit mindestens bis zu 10 Tagen. Nach erfolgter Extubation muß bei parenteraler Ernährung (ggf. mehrmals tgl. unter Halothan-Inhalationsnarkose) wiederholt endotracheal abgesaugt werden, um einer Sekretretention vorzubeugen.

Akutes Lungenödem

Ursachen

Die häufigste Ursache für das Auftreten eines Lungenödems ist das akute Versagen des linken Herzens; es kann durch unzulässige Belastung infolge Übertransfusion von Blut, Plasmaexpandern, durch onkotisch wirksame Substanzen wie Mannitol oder hochprozentige Sorbitlösung i. v. bei vorgeschädigtem Myokard provoziert werden. Ein toxisches Lungenödem tritt bei Inhalation von pulmonalen Reizgiften gelegentlich auf (Ammoniak, Chlor, Phenolkörper, Schwefelwasserstoff, Phosgen). Ferner kann ein herabgesetzter onkotischer Druck des Plasmas bei schweren Hypoproteinämien die Ausbildung eines Lungenödems begünstigen.

Symptome

Bei erhaltenem Bewußtsein bevorzugt der infolge Dyspnoe unruhige und ängstliche Patient sitzende Körperhaltung. Nagelbetten und Schleimhäute zeigen zunehmende Zyanose, die Haut ist mit kaltem Schweiß bedeckt. Bei gesteigerter Pulsfrequenz ist der Blutdruck anfänglich häufig hyperton, die Halsvenen sind bei kardial bedingtem Lungenödem auch in Kopf-Hochlagerung deutlich gestaut.

Charakteristisch sind generalisierte feuchte Rasselgeräusche über beiden Lungen und im fortgeschrittenen Stadium ein schaumiger, fleischwasserfarbener Auswurf.

Differentialdiagnostisch sind eitrige Tracheobronchitis und Zustände nach endobronchialer Aspiration abzugrenzen.

Therapie

Bei dem akut lebensbedrohenden Krankheitsbild gewinnen wir durch den Einsatz einer primär symptomatischen Behandlung Zeit für die kausal angreifende Therapie.

Symptomatische Behandlung. Entlastung des Lungenkreislaufs durch Sitzlage und „unblutigen Aderlaß" (= alternierende venöse Stauung von jeweils 3 Extremitäten über 15 Minuten mittels Blutdruckmanschetten, 60 mm Hg) oder durch den Aderlaß von wenigstens 300 bis 500 ml Blut (aus der Kubitalvene in eine Vakuumflasche). Durch medikamentöse Ganglienblockade (250 mg Arfonad in 250 ml 5 %iger Glukose) kann mit Regulierung der Tropfenfolge der art. Widerstand gesenkt und ein erhöhter Blutdruck normalisiert werden. Eine weitere

Reduktion der Herzarbeit ermöglicht die Verminderung des Plasmavolumens durch i. v. Gabe schnell wirksamer Diuretika wie Lasix oder Diamox.

Erhöhung des inspiratorischen O_2-Partialdrucks (nasale O_2-Insufflation, IPPB-Masken-Beatmung);

Sedierung unter Vermeidung atemdepressiver Pharmaka (Paraldehyd, Phenothiazine mit Antihistamineffekt wie Atosil oder Psyquil);

Sicherung der oberen Luftwege.

Bei schwerem Lungenödem ist der Tracheobronchialbaum mit schaumigem, eiweißhaltigem Transsudat ausgefüllt, das den alveolären Gasaustausch erschwert. Nach Einleitung einer oberflächlichen O_2/N_2O-Inhalationsnarkose und Muskelrelaxation mit Succinylcholin iv. wird die endotracheale Intubation durchgeführt; sie erlaubt die intermittierende Aspiration von Ödemflüssigkeit, künstliche Beatmung mit intermittierendem Überdruck (der dem Transsudationsgefälle entgegenwirkt), Einbringen von vernebelten Äthylalkohol als Antischaumfaktor in die tieferen Bronchialwege bei hohem O_2-Partialdruck des Inspirationsgemisches. Gute Erfolge haben wir mit dem vom Patienten gesteuerten BIRD-Respirator und der Vernebelung von 70 %igem Äthyl-Alkohol erreichen können.

Unter künstlicher Beatmung ist eine Sedierung mit kurzwirksamen Opiaten (i. v. (Fentanyl, Thalamonal) statthaft und myokardschonender als größere Dosen von Barbituraten oder Phenothiazinen. Wir bevorzugen für die kurzfristige Beatmung von Patienten im schweren Lungenödem 100 % Sauerstoff.

Kausal-Therapie. Lungenödem infolge akuten Versagens des linken Herzens ist eine Indikation zur Schnelldigitalisierung. Bei normaler Frequenz oder bradykardem Puls geben wir bis 3 x $^1/_4$ mg Strophantin i. v./24 Std. Bei Tachykardie oder tachykarder Arrhythmie ziehen wir Digitoxin (Initialdosis bis 3 x $^1/_4$ mg fraktioniert i. v.) vor.

Unter Bettruhe, Sedierung und Einschränkung der Kochsalz- und Flüssigkeitszufuhr wird eine diuretische Therapie (Lasix, Chlorothiazide) angeschlossen. Die Kapillarpermeabilität der Alveolarmembran kann durch Kalziumglukonat 10 %ig i. v. und durch Tachostyptan, 5—10 ml i. v., herabgesetzt werden. Die Eindämmung entzündlicher Reaktionen und Rückresorption des Transsudates verlaufen unter einer hochdosierten Cortisontherapie (bis 200 mg Prednison oder 40 mg Dexamethason/die) beschleunigt; eine Pneumonieprophylaxe mit Penicillin (2 x 1 Mega) oder einem Breitbandantibiotikum ist unerläßlich.

Zwischenfälle bei Lokalanästhesie

Sie gliedern sich in toxische Allgemeinreaktionen infolge absoluter oder relativer Überdosierung und in unspezifische Reaktionen, die auf Überempfindlichkeit des Patienten gegen ggf. zugesetzte Vasokonstriktoren (Adrenalinkörper), auf reflektorische Störungen bei vegetativ labilen Patienten und fehlende oder ungenügende Prämedikation zurückgeführt werden können.

Bei periduraler oder sakraler Leitungsanästhesie ist eine mäßige Hypotonie durch Ausschaltung der sympathischen Nervenbahnen zu erwarten. Bei fehlerhafter Technik führt die Perforation der Dura zum Aufsteigen hoher Dosen des Lokalanästhetikums bis zur Medulla oblongata (mit den klinischen Zeichen: Aufsteigende motorische und sensorische Lähmung, schwere Hypotension, Bewußtlosigkeit und Atemlähmung). Nur die u. U. mehrstündige Beatmung, Auffüllung des Kreislaufes und Gaben von Vasokonstriktoren vermögen die Beherrschung dieser schweren Komplikation herbeizuführen.

Spezifische toxische Allgemeinreaktionen

Sie sind nach Anwendung von Lokalanästhetika von der Höhe des erreichten Blutspiegels und der individuellen Empfindlichkeit des Patienten abhängig. Der Blutspiegel seinerseits wird von der Dosis, Resorptionsgeschwindigkeit, Größe der Resorptionsfläche und vom Gewicht und Stoffwechsel des Patienten beeinflußt, so daß zulässige therapeutische Maximaldosen auf Applikationsart und Vaskularisation des infiltrierten Gewebes Rücksicht nehmen müssen.

Die Schleimhautoberflächen-Anästhesie von Larynx, Trachea und Bronchien mit der Spray-Technik führt z. B. zu der gleichen Blutkonzentration wie die langsame intravenöse Injektion gleicher Dosen. Die Resorption von Lokalanästhetika über die Schleimhäute kann durch Zusatz von Vasokonstriktoren **nicht** verzögert werden. Fast ebenso hohe Blutwerte werden nach Infiltrationsanästhesie in gefäßreichen Geweben (Kopfschwarte) beobachtet. Durch Adrenalinzusatz kann die Resorptionsgeschwindigkeit verlangsamt und die Dauer der Lokalanästhesie verlängert werden. Kontraindiziert ist der Zusatz von Vasokonstriktoren bei Leitungsanästhesie an Endgliedern (Zehe, Finger, Ohr, Penis), da Durchblutungsstörungen und ggf. eine Gangrän ausgelöst werden können.

Die Zusammenstellung maximal **zulässiger** Gesamtdosen für Infiltrations- und Leitungsanästhesie des Erwachsenen in gutem Allgemeinzustand sind nicht als Richtwerte aufzufassen. In der Praxis ist die geringste Menge Lokalanästhetikum in niedrigst wirksamer Konzentration einzusetzen.

Maximal zulässige Dosen für Infiltrations- und Leitungsanästhesie des Erwachsenen in gutem Allgemeinzustand: Carbostesin 0,2 g; Novocain 1g; Pantocain 0,1 g; Xylocain 0,5 g; Scandicain 0,5 g.

Symptomatik. Eine toxische Allgemeinreaktion nach Überdosierung von Lokalanästhetika bildet sich kurzfristig, spätestens innerhalb von 20 Minuten aus. Während die zentralerregende Einwirkung auf das Gehirn den Ärzten allgemein bekannt ist, wird die kreislaufdeprimierende Komponente häufig übersehen. Die Reaktionen sind typisch für die Gruppe der Lokalanästhetika und nicht für ein besonderes Medikament spezifisch.

Klinische Zeichen. ZNS: Motorische Unruhe, anfänglich als „Hysterie" bisweilen verkannt, Kopfschmerzen, Bewußtseinsstörungen, tonisch-klonische Krampfanfälle von kurzfristiger Dauer, Koma.

Kreislauf: Blässe, Schweißausbruch, Hypotension, Tachykardie, Schock.

Respiration: Anfänglich Tachypnoe, dann respiratorische Insuffizienz und u. U. Atemstillstand.

Beachte: Tachykardie, Unruhe und pektanginöse Beschwerden können bei Anwendung adrenalinhaltiger Lösungen durch das Sympathikomimetikum ausgelöst werden. Häufig besteht ein Blutdruckanstieg.

Therapie. Horizontallagerung, Sauerstoffinhalation, Freihaltung der Luftwege und bei Atemlähmung O_2-Beatmung sind allgemeine Behandlungsmaßnahmen; ferner i.v.-Dauertropf mit Plasmaexpandern.

Bei Krampfanfällen dämpfen *kleine* intravenös verabreichte Barbituratgaben die zentrale Übererregung (Thiopental 200 mg, Hexobarbital 100 mg, Baytinal 250 mg s. c.). Bis zum Eintritt der maximalen sedativen Wirkung vergehen 2—4 Min. Da Barbiturate die Myokardkontraktion deprimieren und somit die Tendenz zur Hypotension bei Intoxikation durch Lokalanästhetika potenzieren, sind nur minimale Dosen zulässig. In der Klinik kann der generalisierte Krampfanfall durch kurzfristige neuromuskuläre Blockade mit Succinylcholin *und* künstliche Beatmung unterbrochen werden.

Bei Kreislaufversagen führen Hochlagerung der Beine und die Infusion von Plasmaexpandern zu einer besseren Füllung des Gefäßsystems. Vasokonstriktorische Sympathikomimetika sind indiziert bei Herzversagen und schwerer Hypotonie (0,5 mg Nor-Adrenalin s. c. oder als Zusatz zur Infusion von Plasmaexpandern); O_2-Überdruckbeatmung (ggf. nach endotrachealer Intubation) und äußere Herzmassage.

Zentrale Analeptika wie Cardiazol, Coramin, Lobelin oder Micoren sind bei der Behandlung toxischer Allgemeinreaktionen nach Überdosierung von Lokalanästhetika **kontraindiziert.**

Unspezifische Reaktionen

Unter den unspezifischen Reaktionen sind Überempfindlichkeit gegen Adrenalinkörperzusatz, Hypotonie und reflektorische Störungen von Atmung und Kreislauf zu erwähnen.

Adrenalinempfindlichkeit

Hautrötung, Tachykardie und Blutdruckanstieg kennzeichnen eine übermäßige Empfindlichkeit des Patienten gegen zugesetzte Vasokonstriktoren. Subjektive Klagen sind Luftnot, Enge über der Brust und Herzschmerzen.

Therapie. Sedativa, bei pektanginösen Schmerzen Nitrite sublingual. (Nitrolingual, Nitro Mack Retard).

Hypotension

In der Regel wird eine Hypotension unter Lokal- oder Leitungsanästhesie durch übermäßige oder ungeeignete Prämedikation, fehlerhafte Lagerung oder psychische Erregung vegetativ labiler Patienten ohne präoperative Sedierung verursacht.

Behandlung. Hochlagerung der Beine und O_2-Atmung; Vasokonstriktoren (Effortil, Novadral, sc.); Auffüllen des Kreislaufs mit Plasmaexpandern nur bei schwerer Hypotension erforderlich.

Reflektorische Störungen von Herztätigkeit und Atmung können bei Operationen in der Nachbarschaft großer arterieller Gefäße oder vegetativer Nervenbahnen (Halsbereich) auftreten. Sie sind durch eine präoperative Sedierung und Atropinprämedikation weitgehend zu blockieren.

Desinfektion von Narkosegeräten und -zubehör

Die Übertragung von Infektionserregern durch Narkosegeräte und Instrumente bildet eine ständige Gefahr. Eine der Ursachen des gefürchteten Hospitalismus ist die Kreuzinfektion mit weitgehend Antibiotika-resistenten Erregern über Beatmungsgeräte, wandseitige Sauerstoffsprudler, Absaug- und Narkosegeräte.

Da die Infektion des Tracheobronchialbaumes bei abwehrgeschwächten Kranken (Radikaloperationen, Intensivpflege-Patienten) erhebliche Komplikationen verursacht, aber nicht die häufigste Ursache für postoperative Pneumonien darstellt, ist möglichst steriles Arbeiten mit keimfreien Geräten eine Selbstverständlichkeit.

Die Säuberung und Desinfektion des Instrumentariums und des Zubehörs muß auf die Eigenschaften des jeweiligen Materials Rücksicht nehmen. Für die Sterilisation bzw. Desinfektion von Weichgummi- und Plastikgegenständen stehen uns folgende Verfahren zur Verfügung:

Das Auskochen. Nach Durchspülen, mechanischer Vorreinigung mit neutralen Seifenlösungen (Pril, Rei) und Nachspülen werden die entsprechenden Gegenstände 20 Minuten lang in entmineralisiertem Wasser gekocht, anschließend nach Abtropfen steril verpackt.

Die Heißdampfsterilisation im Autoklaven (20 Minuten bei 120 ° C und 1 Atü). Bei Weichgummi und Latexinstrumenten führt sie zu einer beschleunigten Alterung der Gegenstände infolge Nachvulkanisation. Nicht ganz trockene Ballonmanschetten von Endotrachealkathetern werden durch verdampfende Flüssigkeit überdehnt und geschädigt, insbesondere wenn durch Schnellbelüftung des Autoklaven nach der Sterilisation die Verdampfung schlagartig erfolgt. Materialien aus PVC nehmen bei der Heißdampf-Sterilisation Wasser auf; die milchig-trübe Verfärbung läßt sich durch Nachtrocknung (90 Minuten bei 70 ° C) beseitigen. Es ist darauf zu achten, daß eine Verformung der Gegenstände durch sachgerechte Lagerung ausgeschlossen wird.

Die Kalt-Desinfektion mit Lösungen. Lösungen von Phenol- oder Phenylverbindungen (z. B. Sagrotan) sind für die Desinfektion elastischer Instrumente und Gummiwaren *völlig ungeeignet*, weil sie sich im Weichgummi und insbesondere im Latex bereits nach kurzer Verweilzeit anreichern. Bei anschließendem Kontakt des Katheters mit der Schleimhaut werden durch den Austritt des Desinfektionsmittels schwere Schädigungen hervorgerufen, die u. a. nach endotrachealer

Intubation ein Kehlkopfeingangsödem auslösten und eine Nottracheotomie erforderlich machten.

Glutaraldehyd-Lösung (Alhydex, Fa. Johnson & Johnson) eignet sich als keimabtötendes Desinfektionsmittel für das Anästhesie-Zubehör besonders gut, da es weder Gummi noch Plastikmaterialien noch Metall angreift. Die Lösung ist nach Zusatz eines alkalisierenden Aktivators zwei Wochen lang zu verwenden. Die Aufbewahrung in abgedeckten Plastikbehältern mit Einlage-Siebkörben (Hersteller: Fa. Krauth, Hamburg 36) verhindert die Verdunstung des Glutaraldehyds, dessen Geruchsentwicklung gering ist und keineswegs die des Formaldehyds erreicht. Glutaraldehyd-Lösung kann für die Desinfektion von Tuben, Kathetern und endoskopischen Geräten eingesetzt werden. Seine sichere sporozide Wirkung nach 10 Minuten langer Einlagerung ist aber nur dann gewährleistet, wenn das eingelegte Anästhesie-Zubehör zuvor mit Wasser und Seifenlösung (Rei, Pril) von anhaftenden Eiweißschichten gereinigt wurde. Nach dem Bad in Glutaraldehyd-Lösung werden die Zubehörteile unter fließendem Wasser gespült und anschließend für 1 Std. gewässert.

Der sekundäre Keimbefall des desinfizierten Zubehörs während der Lagerung läßt sich durch Einschweißen in Plastikfolien verhindern (Fa. G. Widmann, Fellbach bei Stuttgart, Hersteller von Folien-Schweißgeräten).

Ist eine völlige Keimfreiheit (Sterilisation) und nicht nur eine Desinfektion des Materials erwünscht, so verzichtet man auf das Abspülen der Alhydex-Lösung und schweißt die Gegenstände nach dem Abtropfen noch feucht in Plastikfolien ein. Diese können dann allerdings erst nach 5—8 Tagen verwendet werden, wenn alle Lösungsreste durch die Folienwandung hindurch verdampft sind.

Die Gassterilisation mit Äthylenoxyd ist aufwendig und trotz Zumischung von 85 Vol% CO_2 nicht völlig frei vom Explosionsrisiko. Sie ist von der peinlich genauen Einhaltung der verschiedenen, automatisch von modernen Gassterilisatoren geregelten Faktoren abhängig (Temperatur: 55 ° C, Druck 5,5 Atü, relative Feuchte 70—80 %, Sterilisationszeit 75 Minuten bei 1200 mg Äthylenoxyd/l Gasgemisch-Zusammensetzung). Schäden an Gegenständen aus verschiedenen Materialien sind nicht mit letzter Sicherheit auszuschließen und durch die unterschiedliche Geschwindigkeit des Gaseindringens sowie des Entweichens bedingt. Daher sind die jeweiligen Vorschriften genauestens zu beachten. WOODBRIDGE-Spiralkatheter und Plastik-Tracheotomie-Katheter nach RÜGHEIMER eignen sich nicht für die Gassterilisation, weil das Aethylenoxyd die verschiedenen Schichten der Tubuswandung separieren kann.

Auch wenn durch ein automatisches Nachvakuum die Gasreste aus der Sterilisationskammer entfernt wurden, ist eine 12stündige Karenzzeit bis zur totalen Entgasung des Sterilisationsgutes möglichst einzuhalten, damit Zellschädigungen vermieden werden.

Der Gassterilisation werden mit Vorliebe temperaturempfindliche Gegenstände verschiedener Materialzusammensetzung zugeführt (implantierbare Pacemaker, Arterien-Katheter, BIRD-Respiratoren, Ambu-Beatmungsbeutel, Blasenkatheter usw.).

Der große Vorteil der Äthylen-Gassterilisation liegt in dem Diffusionsvermögen des Gases durch bakteriendichte Polyäthylenfolien von 0,08 mm Dicke hindurch. Die jeweiligen Geräte können also vor der Sterilisation in durchsichtige Polyäthylenbeutel eingeschweißt werden und verbleiben auch nachher bis zur Verwendung steril.

Die Reinigung und Desinfektion von Narkose-Respiratoren bereitet insbesondere dann Probleme, wenn moderne, Raum, Geld und Installationen erfordernde Einrichtungen wie eine formalinverdampfende Gerätekammer (Aseptor, Fa. Dräger) nicht zur Verfügung stehen. Eine Notlösung stellt die äußerliche Reinigung der Geräte mit den üblichen Desinfektionslösungen dar. Bei einfachen Narkosegeräten lassen sich die Reptilschläuche und Kreislaufteile mit gespanntem Dampf desinfizieren und sterilisieren, wenn zuvor die Ventilscheiben entfernt wurden. Die Atemgaswege im Inneren von Respiratoren, Spirometern etc. können durch ein Aerosol von 20—40 % Äthylalkohol desinfiziert werden, wenn man sie bei laufendem Motor über 60 Minuten im Kreislauf durchströmen läßt. Das Alkohol-Aerosol kann mit Hilfe eines Ultraschall-Verneblers erzeugt werden.

Übersicht wichtiger physiologischer Daten

Blut

Hb (Hämoglobin)

Männer	14,4—17,4 g⁰/₀
Frauen	12,8—15,8 g⁰/₀

Hct (Hämatokrit)

Männer	42—51 %
Frauen	38—46 %

Erythrozyten

Neugeborenes	4,6—6,8 (Millionen/mm^3)
Männer	5,4
Frauen	4,8

Leukozyten

Neugeborenes	15—45 000 (1. Lebenstag/mm^3)
Säugling	7—14 000
Erwachsene	5—10 000

Thrombozyten

Mittelwert 250 000—500 000/mm^3

Blutgerinnung

Blutungszeit	2,5— 7,0	Minuten
Gerinnungszeit	6 —12	Minuten (venöses Blut)
Rekalzifizierungszeit	1,5— 4	Minuten
Prothrombinzeit	10 —12	Sekunden

Blutvolumen

65—70 ml/kg Körpergewicht

Osmotische Resistenz der Erythrozyten

Beginnende Hämolyse	0,45—0,39 % NaCl
Totale Hämolyse	0,33—0,30 % NaCl

Plasmaproteine

    Gesamt-Eiweiß 6,5—7,0 g%
    Albumine   3,9—4,2 g% (= 60 % des Plasma-Gesamtproteins)
    Globuline   1,9—2,8 g% (= 35 % des Plasma-Gesamtproteins)

Stickstoff im Serum

    Rest-Stickstoff   28 —39   mg %
    Harnstoff-N   8,9—15,3 mg %
    Kreatin-N   1,0— 1,6 mg %
    Kreatinin-N   0,4— 0,6 mg %
    Harnsäure-N   0,3— 1,3 mg %

Glukose im Serum (Blutzucker)

    Erwachsene (nüchtern)   65—130 mg %
    Neugeborenes (bis 12 Std.)   30— 75 mg %

Serum-Elektrolyte

    Na   134 —154   mval/l
    K   3,3— 5,3 mval/l
    Ca   4,8— 5,2 mval/l
    Cl   97 —107   mval/l

Harn-Elektrolyte

    Na   180 mval/l bzw.   4600 mg im 24-Std.-Harn
    K   100 mval/l   2500 mg im 24-Std.-Harn
    Ca   10 mval/l   140—360 mg im 24-Std.-Harn
    Cl   200 mval/l

Normale Lungenfunktionswerte
des Erwachsenen

Ventilation

Atemfrequenz	12 —16
Atemvolumen (AV)	0,5— 0,8 l
Atemminutenvolumen (AMV)	6 —10 l
Inspirationskapazität (IK)	3,5 l
Exspiratorisches Reservevolumen (ERV)	1,2 l
Alveoläre Ventilation	4 —6 l/Minute
Physiologischer Totraum	150 ml

Atemmechanik

Funktionelle Residualkapazität (ERV + Residualvolumen)	2,4 l
Vitalkapazität	4,8 l
Atemstoßtest (bei maximaler Ausatmung)	3,8 l/sec.
Atemgrenzwert (AGW)	120—180 l/Minute
Resistance	1,0—2,5 cm HO_2/l/sec.
Compliance	0,18—0,2 l/cm H_2O

Atemgasdiffusion

O_2-Aufnahme	250 ml/Minute
CO_2-Diffusion in Ruhe	20—25 ml/Minute/mm Hg
CO_2-Diffusion bei Belastung	bis 40 ml/Minute/mm Hg

Blutgasanalyse

O_2-Sättigung in Ruhe und bei Belastung	97 % (96,6 ± 2,4 %)
Pa O_2	80—100 mm Hg
Pa CO_2	38— 44 mm Hg
Alveoloarterielle O_2-Druckdifferenz	4— 15 mm Hg
Standard-Bicarbonat	24—26 mval/l
pH (Wasserstoffionenkonz.)	7,35 (7,39 ± 0,03)
B.E. (Basen-Überschuß)	—0,5 ± 3 mval/l

Spezifische Kenndaten einiger herzwirksamer Glykoside

(nach KUSCHINSKY-LÜLLMANN)

Präparat	Resorptions-quote	Abklingquote	Wirkungseintritt nach	Initialdosis für mittelschnelle Sättigung	Erhaltungsdosis
Digitoxin Reinsubstanz	fast 100 %	7 %	12 Std. p. o. 8 Std. i. v.	0,2–1,0 mg p. o.	0,05–0,2 mg p. o.
Digoxin	50 %	15 %	6 Std. p. o. 3 Std. i. v.	0,5–0,2 mg p. o.	0,25–0,75 mg p. o.
Lanatosid C	10 %	—	—	0,9–1,5 mg p. o.	0,75–1,0 mg p. o.
Strophanthin	2 %	60 %*	1 Std. i. v.	0,375–0,5 mg i. v.	—

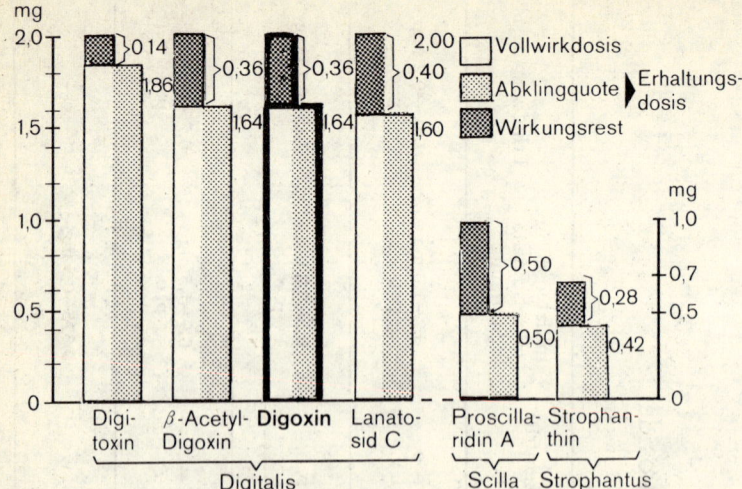

Abb. 108   Vollwirkdosis und tägliche Erhaltungsdosis von Herzglykosiden
(aus HILGER, H. H., Therapiewoche 18 [1968] 590).

Dosierungstabelle für Digoxin (Lanicor) bei Kindern

Die Vollsättigung ist auf 4–6 Einzeldosen (2–3 Tagesdosen) zu verteilen und in 48 Stunden zu geben.
Bei Bedarf Vollsättigung in kürzerem Zeitraum. Die Erhaltungsdosis ist auf 2–3 Einzelgaben zu verteilen.

Alter	Gew. kg	orale Voll-S mg	Tropf	Tabl.	orale Erhaltung mg	Tropf	Tabl.	i. v. Voll-S mg	ml	i. v. Erhaltung mg	ml
	1	0,15	9		0,03	2		0,1	0,4	0,02	0,08
	2	0,23	14		0,04	3		0,15	0,6	0,03	0,12
1 Monat	3,5	0,30	18	1	0,06	4		0,2	0,8	0,04	0,16
2 Monate	4,5	0,38	23	1½	0,07	4		0,25	1,0	0,05	0,20
3 Monate	5,5	0,45	27	2	0,09	5		0,3	1,2	0,06	0,24
6 Monate	7,5	0,53	32	2	0,10	6		0,35	1,4	0,07	0,28
9 Monate	9	0,60	36	2½	0,12	7	½	0,4	1,6	0,08	0,32
12 Monate	10	0,60	41		0,13	8		0,45	1,8	0,09	0,36
1½ Jahre	11	0,71	43	3	0,14	8		0,47	1,9	0,09	0,38
2 Jahre	12	0,77	45		0,15	9		0,5	2,0	0,1	0,4
2½ Jahre	13	0,83	49		0,16	10		0,55	2,2	0,11	0,44
3 Jahre	14	0,90	54		0,18	11		0,6	2,4	0,12	0,48
3½ Jahre	15	0,97	58	4	0,19	12		0,65	2,6	0,13	0,52
4 Jahre	16	1,05	63		0,20	13		0,7	2,8	0,14	0,56
5 Jahre	18	1,10	66		0,22	14		0,75	3,0	0,15	0,60
6 Jahre	20	1,2	72	5	0,25	15	1	0,8	3,2	0,16	0,64
7 Jahre	22	1,3	78		0,26	16		0,85	3,4	0,17	0,69
8 Jahre	24	1,4	84	6	0,28	17		0,9	3,7	0,19	0,74
9 Jahre	27	1,5	90		0,3	18		1,0	4,0	0,2	0,80
10 Jahre	30	1,65		7	0,33	20		1,1	4,4	0,22	0,88
11 Jahre	33	1,80		8	0,36	22	1½	1,2	4,8	0,24	0,96
12 Jahre	37	1,95			0,39	23		1,3	5,2	0,26	1,0
13 Jahre	42	2,10			0,42	25		1,4	5,6	0,28	1,1
14 Jahre	46	2,25		9	0,45	27		1,5	6,0	0,30	1,2

Name:		Chirurgische Klinik und Poliklinik
		Essen
Kr. Bl. Nr.		Laborbefunde

	Datum																

Vollblut	Hb (12–16 g %)																	
	Htk (35–48 %)																	
	Ery/ (3.5–5.0 10^6/mm³)																	
	Leuko (5–10 000/mm³)																	
	Baso (0–1 %)																	
	Eo (2–4 %)																	
	Myelo (0 %)																	
	Jgdl (0–1 %)																	
	Stab (3–5 %)																	
	Segm (51–67 %)																	
	Lympho (21–35 %)																	
	Mono (4–8 %)																	
	Thrombozyten																	
	Reticulozyten																	

Serum / Plasma	Na	(135–155 mval/l)																
	K	(3,5–5,5 mval/l)																
	Cl	(95–110 mval/l)																
	Ca	(8,5–10,5 mg/100 ml)																
	P (anorg.)	(2,4–4,4 mg %)																
	Harnstoff-N	(15–30 mg %)																
	Kreatinin	(0,8–1,2 mg %)																
	Harnsäure	(3–7 mg %)																
	Ges.Eiweiß	(6–8 g %)																
	Alb.	(55–70 %)																
	Glob. α_1	(2–4 %)																
	Glob. α_2	(3–8 %)																
	Glob. β	(6–12 %)																
	Glob. γ	(12–18 %)																
	Bilirubin	($<$1 mg %)																
	SGOT	bis 17 mU/ml																
	SGPT	bis 16 mU/ml																
	LDH	bis 195 mU/ml																
	LAP	8–22 mU/ml																
	CPK	bis 50 mU/ml																
	Cholesterin	(150–250 mg %)																
	Neutralfett	(74–172 mg %)																
	α Amylase	13–63 SCE/100 ml																
	Diastase	bis 64 WE																
	alk. Phosphatase	60–200 mU/ml																
	saure Phosphatase bis	12 mU/ml																
	Prost. Phosphatase bis	4 mU/ml																
	Blutzucker	60–100 mg %																
	Eisen	70–140 γ %																
	pO_2	85–100 mm Hg																
	akt. pH art.	(7.35–7.45)																
	pCO_2	(35–43 mm Hg)																
	B. E.	($\pm$ 2.5 meq/L)																
	Std. Bic.	(22–26 meq/L)																

Hämosthase	RZ	90–120 sec.																
	PTT	37– 52 sec.																
	PTZ	65–125 %																
	TZ	12– 15 sec.																
	Fibrinogen	180–400 mg %																

Weiterführende Literatur

Lehrbücher

ADRIANI, J.: The Pharmacology of Anesthetic Drugs, 4. Aufl. Thomas, Springfield 1962

BARTH, L., M. MEYER: Moderne Narkose, 2. Aufl. Fischer, Stuttgart 1965

CHURCHILL-DAVIDSON: A Practice of Anestesia. Year Book Medical Publishers Philadelphia, 1966, 2. Aufl.

DRIPPS, R. D., J. E. ECKENHOFF, L. VANDAM: Introduction to Anesthesia, 2. Auflage. Saunders, Philadelphia 1961

FREY, R., W. HÜGIN, O. MAYRHOFER: Lehrbuch der Anaesthesiologie und Wiederbelebung. Springer, Berlin 1971

HERDEN, H. N., LAWIN, P.: Anästhesie-Fibel, Thieme, Stuttgart 1973

HEWER, C. L.: Recent Advances in Anesthesia and Analgesia. Churchill, London 1963

KILLIAN, H. (Hrsg.): Lokalanästhesie und Lokalanästhetika. 2. Aufl. Thieme, Stuttgart 1973

KILLIAN, H., A. DÖNHARDT: Wiederbelebung. Thieme, Stuttgart 1955

KILLIAN, H., H. WEESE: Die Narkose. Thieme, Stuttgart 1954

LAWIN, P.: Praxis der Intensivbehandlung. 2. Aufl. Thieme, Stuttgart, 1971

LINDENSCHMIDT, Th.-O., E. CARSTENSEN: Kompendium der prä- und postoperativen Therapie. Thieme, Stuttgart 1966

MACINTOSH, R., W. W. MUSHIN, H. G. EPSTEIN: Physik für Anaesthesisten. Hüthig, Heidelberg 1965

PFLÜGER, H.: Kurzlehrbuch der modernen Anaesthesie, 2. Aufl. Schattauer, Stuttgart 1967

PRYOR, W. J., D. C. T. BUSH: A Manual of Anesthetic Techniques, 3. Aufl. Wright, Bristol 1966

STAUCH, M.: Kreislaufstillstand und Wiederbelebung. 3. Aufl. Thieme, Stuttgart 1973

TRUNIGER, B.: Wasser- und Elektrolythaushalt (Diagnostik und Therapie). 4. Aufl. Thieme, Stuttgart 1974

Zeitschriften und Reihen

Anaesthesiologie und Wiederbelebung (Anaesthesiology and Resuscitation), Bd. 1 ff. Springer, Berlin 1963 ff

Der Anaesthesist. Springer, Berlin

Clinical Anaesthesia. Blackwell, Oxford 1963 ff

International Anesthesiology Clinics. Little, Brown and Co., Boston

Zeitschrift für Praktische Anästhesie und Wiederbelebung. Thieme, Stuttgart

Zeitschrift für Intensiv-Medizin, Dr. Dietrich Steinkopf, Darmstadt

Sachverzeichnis

Die Zahlen in **Fettdruck** weisen auf hauptsächliche Darstellung im Text hin.